高等职业院校教材

体育健身与健康

主　编　董清正

副主编　吴桂叶　雷　刚

主　审　王贵生

编　委　（按姓氏拼音排序）

　　　　淳友忠　刘　彦　刘维思　龙政和
　　　　卢永平　彭　艳　谢光棋　尹如秋

U0351981

北京大学医学出版社

TIYU JIANSHEN YU JIANKANG

图书在版编目（CIP）数据

体育健身与健康/董清正主编 . —北京：
北京大学医学出版社，（2013.7重印）
高等职业院校教材
ISBN 978 - 7 - 5659 - 0431 - 8

Ⅰ.①体… Ⅱ.①董… Ⅲ.①体育锻炼—高等职业
教育—教材 ②健康教育—高等职业教育—教材 Ⅳ.①G806
②R161

中国版本图书馆 CIP 数据核字（2012）第 169339 号

体育健身与健康

主　　编：董清正
出版发行：北京大学医学出版社（电话：010-82802230）
地　　址：（100191）北京市海淀区学院路 38 号 北京大学医学部院内
网　　址：http://www.pumpress.com.cn
E - mail：booksale@bjmu.edu.cn
印　　刷：北京朝阳新艺印刷有限公司
经　　销：新华书店
责任编辑：韩忠刚　　**责任校对**：金彤文　　**责任印制**：苗旺
开　　本：787mm×1092mm　1/16　　**印张**：17.75　　**字数**：461 千字
版　　次：2012 年 8 月第 1 版　 2013 年 7 月第 2 次印刷
书　　号：ISBN 978 - 7 - 5659 - 0431 - 8
定　　价：32.00 元

前　言

"少年强，则国强"。广大青少年体魄强健、意志坚强、充满活力是一个民族旺盛生命力的体现，是社会文明进步的标志，是国家综合实力的重要方面。青少年的体质健康水平不仅关系个人的健康成长和幸福生活，而且关系整个民族的健康素质，关系我国人才培养的质量。

体育锻炼和体育运动，是加强爱国主义和集体主义教育、磨炼坚强意志、培养良好品德的重要途径，是促进青少年全面发展的重要方式，对青少年思想品德、智力发育、审美素养的形成都有不可替代的重要作用。学生们在增长知识、培养品德，学习职业技能知识、技能技术的同时，能锻炼和发展身体的各项素质和能力，成长为祖国的合格建设者。

21世纪对人才的要求是具有高尚的职业道德情操，良好的心理素质，健壮的体魄、高超的职业技能。健壮的体魄是人类生存的基础与根本。健壮体魄的形成，除先天生理遗传因素之外，更重要的是得益于后天科学的体育锻炼。因此，树立"健康第一"的思想意识，培养良好的体育锻炼习惯，掌握科学的锻炼方法，对于提高个人身体素质，提高全民族体质具有重要的意义。

高等职业院校体育课程是高职学生以身体练习为主要手段。通过合理的体育教育和科学的体育锻炼过程，达到提高身体健康水平、完善体育与职业岗位相适应的身体素质、提升体育和职业素养为主要目的的公共基础必修课程。

《体育健身与健康》校本教材为实现上述宗旨，在编写过程中重点强调了教材内容与职业技能的实用性。本教材体系、教材内容选择上具有一定实用性融"教、学、做"为一体具体表现在以下几个方面：

1. 融入职业要素：为贯彻"健康第一"现代教育理念，在理论知识篇编写了以职业性为特征的体能练习等内容。

2. 融入民族体育要素：黔东南州是民族自治州，以苗、侗少数民族居往为主，他们创造了黔东南独特的苗、侗民族文化，为了反映苗、侗民族文化特色，我们编写了反排木鼓舞、芦笙舞、板凳舞、水鼓舞、板鞋竞速等健身娱乐价值极高的民族传统体育项目。

3. 融入实践要素：根据高职院校培养学生职业技能动手能力的特点，本教材设置了知识窗、运动格言，体现了应知、应能的编写原则。

本教材共十八章。设置了运动健身基础理论篇、运动竞技与专业应用篇、运动兴趣爱好拓展篇。实现以身体练习为基本手段的体育教育功能。本教材是黔东南民族职业技术学院校本教材，由于我们对教材的创编尝试也是探索性的，需要有一个不断提高的过程，难免存在错误或不当之处，恳请广大同行读者批评指正，以便今后进一步加以完善和提高。

编者

黔东南民族职业技术学院
《体育健身与健康》课程标准

一、课程设置

1. 体育必修课：第一、二学期，学生按课程设置内容完成必修学习内容。病残及特殊群体学生可由个人申请，校医院签署意见，学习以康复、保健为主的适应性体育课程。

2. 体育选修课：第三学期，学生可根据自身特长兴趣任选一个专项作为体育选修课内容。

二、课程结构

1. 为实现体育课程目标，充分发挥学生主体作用和教师的主导作用，第三学期学生可逐步自由选择上课时间、自由选择体育学习项目、自由选择教师。

2. 根据学院的总体要求和体育课程的自身规律，体育选修各项目面向全体学生开设不同项目的初级班、提高班，以满足不同层次、不同水平、不同兴趣学生的需求。

3. 重视理论与实践相结合，在运动实践中注意渗透相关理论知识，运用多种形式和现代化手段，安排约 10％的理论教学内容，扩大体育的知识面，提高学生的认知能力。

4. 《体育健身与健康》课程将"健康第一"的指导思想作为教学内容的基本出发点，遵循大学生身心健康发展规律和兴趣爱好，坚持健身性与文化性相结合。

三、课程内容

1. 体育必修课主要教学内容

（1）基础理论：体育卫生与保健。

（2）身体素质练习与考核。

（3）国家大学生体质健康标准测试测评。

（4）各体育项目的基本技术、战术、理论、竞赛规则以及基层单项比赛的指导和组织方法。

（5）选修课开设的项目：①篮球；②排球；③足球；④乒乓球；⑤羽毛球；⑥武术；⑦体育舞蹈；⑧健美操；⑨形体；⑩体育保健。

（6）体育保健课的主要教学内容：体育理论基础知识、养身体育、运动处方、康复保健及适应性练习等。

四、体能测试标准

见表1。

表 1　体能测试标准

序号	项目	100 分	80 分	60 分
1	男子 3000 米跑	10 分 30 秒	13 分 30 秒	16 分 30 秒
2	男子俯卧撑（次/分）	45	35	25
3	男子 100 米跑	13 秒	15 秒	16 秒

序号	项目	100分	80分	60分
4	男子立定跳远	2.60 米	2.40 米	2.00 米
5	女子2400 米跑	9分00秒	12分30秒	18分00秒
6	女子跳绳（次/分）	160	120	80
7	女子100 米跑	17秒	18秒	19秒
8	女子仰卧起坐（个/分）	45	35	25

五、体能成绩项目分配

第一学期：男子项目：(1) 3000 米跑；(2) 1 分钟俯卧撑

女子项目：(1) 2400 米跑；(2) 1 分钟跳绳

第二学期：男子项目：(1) 100 米跑；(2) 立定跳远

女子项目：(1) 100 米跑；(2) 1 分钟仰卧起坐

六、体育课考勤制度

1. 体育课考勤有四种记录：到课、缺课、迟到、早退。

2. 缺课 3 次，该学期成绩记零分；缺课一次，在该学期总评成绩中扣 20 分；迟到或早退一次，在该学期总评成绩中扣 2 分。

七、体育课评价构成

1. 体育理论 10 分（课堂提问、学期理论考试）

2. 学习态度 30 分（出勤率、课堂表现、自觉锻炼、情意表现与合作精神）

3. 体育技能 30 分（运动能力水平）

4. 体能测试 30 分（参照体能测试标准评分）

体育课课堂常规及注意事项

1. 学生上体育课必须穿运动鞋、运动服或便于运动的服装。

2. 学生上体育课时要注意爱护器材，下课及时归还器材。丢失器材由责任个人或集体赔偿。

3. 学生上课应严格遵守体育课考勤制度。

4. 教师上课点名、下课清查人数，上课前师生要问好。体育委员协助教师开展体育教学工作。

5. 教师上课时第一项活动是带领学生做准备活动，最后一项活动是带领学生做整理活动。

6. 由于身体原因不宜参加正常体育课的同学可由体育工作部安排体育保健课。办理手续如下：①本人申请；②校医院证明；③所在院系签署意见。

关于体育课重修的规定

1. 体育课成绩不及格者，一律重修。办理重修手续的时间是每学期第2周。到公共教学部办理重修手续。重修时间从第3周开始。

2. 重修内容：男子3000米跑，女子2400米跑，合格标准见"体能测试标准"。

3. 重修次数：一学期。

4. 重修课负责教师：各任课教师。

5. 重修课时间：每周一、四下午4：30。

6. 重修合格后，由任课教师出具重修成绩反馈学生所在院系。

《国家学生体质健康标准》测试

1. 每学年都进行《国家学生体质健康标准》测试

2. 测试时间：一年级：每年11月上旬至12月中旬。二年级：每年10月中旬至11月中旬。

3. 测试地点：学院《国家学生体质健康标准》测试中心。

4. 测试工作人员：全体体育教师及学生会体育部成员与各班体育委员。

5. 《国家学生体质健康标准》测试是党和国家对每位大学生的测试要求，每人必须按规定测试五个项目（身高、体重、肺活量、台阶测试、立定跳远、握力）。

6. 数据上传、统计、分析、总结、认证由专人负责的报告。

《国家学生体质健康标准》测试意义

《国家学生体质健康标准》的实施，使体育教学和学生的身体锻炼回到了其本质状态。它是一种检测手段，对学生的锻炼进行有意识地干预，在针对个体锻炼方面发挥了优势。体质测试工作的实施，突出"健康第一"的指导思想，学校、教师、家长和学生个人，都更多地关注学生身体发展，身体健康素质的众多方面；体质测试工作标准、规范，它记录生长发育的全过程，并且建档归档，实行较为人性化的管理；在体育教学过程中，实现教、测分离；使评价更加合理，反馈意义明确；同时也增强学生强身健体的责任感。

《国家学生体质健康标准》的测试项目

测试项目	功能
身高	评定学生的身体匀称度，评价学生生长发育及营养状况。
体重	评定学生的身体匀称度，评价学生生长发育及营养状况。
肺活量	测试学生呼吸系统的肺通气功能。
立定跳远	测试学生下肢肌肉爆发力及身体协调能力的发展水平。
握力	测试学生上肢肌肉力量的发展水平。
台阶测试	测试学生的心血管功能。

目　录

运动健身基础知识篇

1

运动竞技与专业应用篇

运动兴趣爱好拓展篇

运动健身基础知识篇

情境1 体育与健康概述

【学习目标和要求】
- 了解体育的概念
- 掌握健康与亚健康的概念
- 学会健康的生活方式

任务1 体育概述

一、体育的概念与功能

（一）体育的概念

什么是体育？体育是指在人类社会发展中，根据生产和生活的需要，遵循人体身心的发展规律，以身体练习为基本手段，达到增强体质，提高运动技术水平，进行思想品德教育，丰富社会文化生活而进行的一种有目的、有意识、有组织的社会活动，是伴随人类社会的发展而逐步建立和发展起来的一个专门的科学领域。

体育的广义概念：是指以身体练习为基本手段，以增强人的体质，促进人的全面发展，丰富社会文化生活和促进精神文明为目的的一种有意识、有组织的社会活动。它是社会总文化的一部分，其发展受一定社会的政治和经济的制约，并为一定社会的政治和经济服务。

体育的狭义概念：是指以肢体运动来发展身体，增强体质，传授锻炼身体的知识、技能，培养道德和意志品质的教育过程；是对人体进行培育和塑造的过程；是教育的重要组成部分。

从古至今，任何时期的体育活动都是因社会的需求而产生与发展的。体育作为一种社会活动，也是随着人类社会的出现和演化而不断发展的。纵观体育的发展历程，它也经历了一个由萌芽、发展、不断完善，并随着社会的需求不断变化的过程。远古时代，人们依靠采集野果、狩猎、捕鱼等方法获得各种食物，维持生存，此时体育就已经萌芽了。只是那时人们的思维还停留在一种极不发达的状态；生活单调乏味、生产工具极其简陋的状态。所以此时的活动还不是真正的体育，只能称为生活和劳动。在这样简单而又极其艰苦的劳动中，娱乐性和竞技性一直存在，但体现的并不是体育的特征。原始社会萌芽时期的体育，我们可以更为确切地把它称为一种生活技能教育。从萌芽状态到今天体育运动的现状，体育经历了漫长的发展历程。总的来讲，体育大致可划分为古代体育、近代体育和现代体育三个发展阶段。

1. 古代体育

据史料记载，古代体育以古希腊体育和古罗马体育为代表。公元前9世纪，古希腊处于原始社会向奴隶社会过渡时期，史称"荷马时代"。这时期，古希腊城邦之间连年战争不断，奴隶主们十分重视"尚武教育"，那时的体育项目主要由战斗式体育项目组成，包括马车赛、摔跤、标枪、射箭和竞走等。当时的人们把体育作为增强国力和抵御入侵的手段，因此，体育得到了很大的发展。为了祭祀万神之王——宙斯，在希腊诞生了世界上最伟大的赛事——奥林匹克运动会，它代表了古希腊时代体育运动的最高成就。

2. 近代体育

近代体育始于19世纪初期，它是近代资本主义、政治革命、工业革命、近代体育理论和实践的产物，并随着它们的发展而发展。近代体育已不再是过去那种简单的生存、生活技能体育了。体育在逐步的发展过程中，不仅与教育的发展联系在了一起，同时还与军事、医学、艺术、宗教以及休闲娱乐等活动的发展密切联系着。体育也正是与这些活动相互影响和相互作用，才逐渐形成了自己的独立形态。近代体育比古代体育更注重教育性和阶段性，它的竞技性和娱乐性与古代体育相比有了很大的进步。

3. 现代体育

随着社会各方面的发展，体育也得到了很大程度的发展，并逐渐形成独立的学科体系。现代体育已成为不同地区、不同民族和不同国家普遍接受的一种独具魅力的现代生活方式。由于各国政治、经济等因素的不同，各国人民对体育的认识和理解也存在着一定的差异，人们对体育概念的认识也不尽相同，对"体育"也难以形成一个统一的、规范化的共识。体育是受社会政治、经济和文化等多方面因素制约的，所以随着社会的发展，体育概念的内涵和外延也会不断地变化。

（二）体育的功能

体育的功能是指体育在社会发展和人的自我完善过程中所表现出来的价值作用。随着社会的发展、科学的进步，体育自身的规律与其他各种现象之间的关系不断被揭示，体育的功能也在进一步被认识、被开发，体育本身也从单一的健身功能拓宽到一个多目标的综合性新兴科学。体育的功能主要分为生物功能和社会功能。生物功能是指体育本质的功能、固有的功能，不论什么形式的体育都有健身、健美、保健功能。社会功能是指利用体育达到某种目的，通常指的是教育功能、娱乐功能、政治功能、经济功能等。

1. 体育的健身功能

健身功能是体育最主要的本质功能。科学证明，经常从事体育运动能使青少年生长发育健全，体型健美、姿态端正、动作矫健；能促进中年人身体健康，调节心理，消除由于现代生活节奏过快、压力过大所形成的不良心理反应；对老年人可以防病治病，推迟衰老，延年益寿。总之，体育运动是促进身体发展、增强体质最有效的手段。

2. 体育的教育功能

体育作为社会文化教育不可缺少的组成部分，在培养全面发展的人才中，起着十分重要的作用。实施素质教育，就是全面贯彻落实党的教育方针，以提高全民族素质为根本宗旨，以培养学生的创造精神和实用能力为重点。学校体育教育活动还具有深刻的思想内涵，通过各种复杂的动作练习，可以克服来自生理、心理等各方面的阻力和困难，磨炼刻苦、勇敢、顽强、坚毅的意志；通过集体活动，可以树立服从大局、团结协作、密切配合等群体意识和观念；通过各种竞赛，能够培养奋发向上、拼搏进取、胜不骄败不馁、为集体荣誉而战的良好道德风尚。可以说，体育是提高人的思想品德素养的有效途径，对整个社会的教育起到广泛而深远的影响。

3. 体育的娱乐功能

随着社会的不断发展和进步，人们的观念和生活方式发生了很大变化。如何提高余暇生活的质量成了一个社会热点，而体育本身所显示的游戏性、竞赛性、艺术性和娱乐性，给人以健康享受并能够满足不同人群的需求。人们在紧张单调的劳动之余,结合自己的兴趣,参加一些个人喜爱和擅长的体育运动项目,在完成各种练习的体验中,去享受其中的自信心、自豪感,在与同伴的默契配合中,在与对手斗智斗勇的对抗中,体验一种美妙的快感和心理上的满足,尤其是胜利后的狂欢,将给人们带来巨大的心理陶醉,以达到松弛神经、调节心理、满足余暇生活的目的。通过观赏精彩的体育比赛使人赏心悦目,心旷神怡,给人带来精神上最大的享受。

4. 体育的政治功能

在体育的发展史中,无论是从奥运会历史和近代体育比赛中发生的许多事实都无可争辩地表明体育和政治有着密切的联系。

体育在宣传民族自强和爱国主义精神方面所起的政治作用也是不可低估的。国际体育比赛的胜负往往直接关系到国家的荣誉。如果比赛获胜,当升国旗奏国歌的时候,能提高民族威望,振奋民族精神;如果失败,往往令人感到沉重。例如:1981—1986年,中国女排勇夺"五连冠",对许多老华侨来说,是他们一生中还没有体验过这样兴奋激动时刻,这使他们在国外感受到祖国的强大和作为一个中国人的光荣和骄傲,这就是体育的政治功能。

5. 体育的经济功能

社会生产力是生产方式发展中最革命、最活跃的因素。生产力的提高是社会经济发展的重要标志;人是生产力中最具有决定性的因素;身体素质是人的各种素质的物质基础。体育能提高人的身体素质和基本活动能力,从而大大提高劳动生产力,促进社会经济的发展。

在高度发达的商品经济社会,体育的经济效益又取决于体育的"社会化"、"娱乐化"和"终身化"的进展程度以及竞技体育的发展水平。一次重大的体育比赛出售电视转播权、出售门票、发行体育彩票和纪念币、收纳广告费等可获得巨额的收入;重大国际比赛能促进旅游业、第三产业的发展;为大众开放体育场馆,提高体育设施的利用率等,这些都促进了国民经济的发展。

6. 体育的文化功能

体育本身就是一种文化现象。体育文化是现代文明的标志之一,主要从媒体传播、体育服饰、体育竞技、民间体育、体育表演、体育设施等方面反映一个国家的文明程度。体育还是一种高雅的文化生活,它与音乐、舞蹈、艺术、文学等有着不解之缘,它是人类文明与智慧的结晶。

(三)体育教育

根据体育教育的目的、对象和社会施予的影响不同,体育可以分为学校体育、竞技体育、大众体育三大类。

1. **学校体育**　是指在各级各类学校中开展的通过身体活动增强学生体质,并传授身体锻炼知识、技术和技能,培养其道德和意志品质的有目的、有计划的教育过程。它是教育的组成部分,是培养人全面发展的一个重要方面。学校体育的目的是完善人类的自身发展,使学生具有良好体质,并能掌握体育锻炼的相关知识、技能,使其终身受益。学校体育的主要形式是体育教学和校内体育竞技活动。

2. **竞技体育**　是指为了最大限度地发挥和提高人体在体格、体能、心理和运动能力方面的潜力,为取得优异竞赛成绩而进行科学系统的训练和竞赛活动。它具有以下特征:

(1)有激烈的对抗性和极高的观赏性,运动员最大限度地发挥潜能战胜对手。

(2)竞技比赛具有国际性,比赛规则国际通用。

（3）参加竞赛的运动员，代表的是一个国家或一个团体，加强了活动的严肃性。

（4）竞技活动是讲究功利的，不像休闲运动，仅仅是为了个人消遣和娱乐。

3. 大众体育　是指为达到强身健体、医疗保健和休闲娱乐等目的而进行的活动，它的内容广泛、形式多样。与人们的日常生活紧密相关，如娱乐、休闲体育、保健体育、养生体育、健身体育等。它具有以下特征：

（1）健身性：主要是指广大群众百姓参加体育活动为目的的体育健身活动。

（2）娱乐性：主要是指参加体育活动所能达到的体验身心快感为目的的健身活动。

（3）自主选择性：参加活动者根据自身的需要和实际情况，选择活动的时间、地点和内容。

（4）生活性：大众体育已经成为人们日常生活的一项内容，并且朝着日常化和生活化的方向发展。

（5）余暇性：大众体育是善度余暇的手段，是丰富业余生活的手段。

任务 2　健康概述

一、健康的概念

每个人都希望自己能拥有健康，从古至今，任何时代和民族无不把健康视为人生的第一需要，因为健康是生活幸福、事业成功的基础。古希腊苏格拉底曾说："健康是人生最可贵的；"我国著名教育家张伯苓指出："强国必强种，强种必强身。"人类身心健康理念的建立是社会进步的重要标志，无论是从人类自身的发展，还是从人生价值的实现上，都必须以身体健康为前提。只有追求健康才能追求社会的文明与进步。

什么是健康？健康是指一个人在身体、精神和社会等方面都处于良好的状态。传统的健康观是"无病即健康"，现代人的健康观是整体健康，世界卫生组织提出"健康不仅是躯体没有疾病，还要具备心理健康、社会适应良好和有道德"。因此，现代人的健康内容包括：躯体健康、心理健康、心灵健康、社会健康、智力健康、道德健康、环境健康等。

二、健康的标准

世界卫生组织（WHO）给健康所下的正式定义、衡量是否健康的十项标准：

1. 精力充沛，能从容不迫地应付日常生活和工作的压力而不感到过分紧张；

2. 处世乐观，态度积极，乐于承担任务而不挑剔；

3. 良好的休息习惯，睡眠良好；

4. 应变能力强，能适应各种环境变化；

5. 对一般感冒和传染病有一定的抵抗力；

6. 体重适当，体态匀称，身体各部位比例协调；

7. 眼睛明亮，反应敏锐，眼睑不发炎；

8. 牙齿洁白，无缺损，无疼痛感，牙龈正常，无蛀牙。

9. 头发光洁，无头屑；

10. 肌肉、皮肤富有弹性，走路轻松，有活力。

三、影响健康的因素

人类健康受各种因素影响，它们是相互交叉、渗透、制约和影响的。现在普遍认为影响人类健康的因素中较为重要的有生活方式因素、环境因素、工作因素、生物因素和综合因素等。

（一）行为和生活方式因素

所谓行为和生活方式因素是指由于人们自身的不良行为和生活方式，给个人、群体乃至社会的健康带来直接或间接的危害，它对机体具有潜袭性、累积性、广泛性和持久性的特点。现实生活中许多人存在健康问题，重要的原因是自己没有正确良好的生活方式，不良的生活方式是影响健康的重要因素之一，而良好的生活方式则是长寿的重要保证。不良的生活方式主要包括饮食不规律、暴饮暴食；蔬菜水果摄入不足，而糖类、脂肪，鸡鸭鱼肉摄入偏多，有些人喜欢吃垃圾食品如油炸类、烧烤类、腌制类等；抽烟喝酒；缺乏运动；睡眠不足；每日饮水不足等。这种不健康的生活方式是导致现代人各种亚健康和慢性病日趋加剧的最主要因素。

（二）环境因素

人类生活环境有自然环境和社会环境之分，它是直接影响人体健康的重要因素。

1. 自然环境是指自然界中的生态系统，它包括：空气、水、土壤、阳光等；是人类赖以生存的物质基础。在当今社会飞速发展的今天，人们的生存环境受到严重污染，环境污染必然对人体健康造成危害。研究发现，空气污染如重金属、大气微尘、水污染；食品污染如蔬菜中的农药、杀虫剂，肉类中的激素、瘦肉精，食品添加剂中的苏丹红，日用化学品中的许多化学物质如牙膏中的三氯生等，与各种癌症、各种代谢性疾病的发生有密切关系。

2. 社会环境是指政治、经济、文化、教育等因素构成的社会系统。社会环境对人体健康有重大的影响。社会制度确定了与健康相关的政策和资源保障，法律、法则确定了对人健康权利的维护，经济决定着与健康密切相关的衣、食、住、行。文化决定着人的健康观及与健康相关的风俗、道德、习惯，人口拥挤会给健康带来负面的影响，民族习惯影响着人们的饮食结构和生活方式，职业劳动决定着人们的劳动强度、劳动方式等。

【知识窗】

亚健康的典型表现

1. 心病不安，惊悸少眠：主要表现为心慌气短，胸闷憋气，心烦意乱，惶惶无措，夜寐不安，多梦纷纭。

2. 汗出津津，经常感冒：经常自汗、盗汗、出虚汗，自己稍不注意，就感冒，怕冷。

3. 舌赤苔垢，口苦便燥：舌尖发红，舌苔厚腻，口苦、咽干，大便干燥、小便短赤等。

4. 面色有滞，目围灰暗：面色无华，憔悴；双目周围，特别是眼下灰暗发青。

5. 四肢发胀，目下卧蚕：有些中老年妇女，晨起或劳累后足踝及小腿肿胀，下眼皮肿胀、下垂。

6. 指甲成像，变化异常：中医认为，人体躯干四肢、脏腑经络。气血体能信息层叠融会在指甲上成象称为甲象。如指甲出现卷如葱管、相似蒜头、剥如竹笋、枯似鱼鳞、曲类鹰爪、塌同瘪螺、月痕不齐、峰突凹残、甲面白点等，均为甲象异常，病位或在脏腑、或累及经络、营卫阻滞。

【知识窗】

7. 潮前胸胀，乳生结节：妇女在月经到来前两三天，四肢发胀、胸部胀满、胸胁串痛，妇科检查，乳房常有硬结，应给予特别重视。

8. 口吐粘物，呃逆胀满：常有胸腹胀满、大便粘滞不畅、肛门湿热之感。食生冷干硬食物常感胃部不适，口中粘滞不爽，吐之为快。重时，晨起非吐不可，进行性加重。此时，应及时检查是否胃部、食管有占位性病变。

9. 体温异常，倦怠无力：下午体温常常 37～38℃ 左右，手心热、口干、全身倦怠无力。

10. 视物模糊，头胀头疼：平时视力正常，突感视力下降（非眼镜度数不适），且伴有目胀、头疼。

（三）生物因素

生物因素主要指遗传和各种病原体等。

1. 遗传　遗传是先天性因素，种族的差异、父母的健康状况和生存环境等因素，都会对下一代的健康具有较大的影响。已经知道人类的遗传性缺陷和遗传性疾病近 3000 种（约占人类各种疾病的 1/5），据调查，目前中国出生婴儿缺陷总发生率为 13.7%，其中严重智力低下者每年有 200 万人。另外，遗传还与高血压、高血脂、高血酸、糖尿病、肿瘤等疾病的发生率有关。

2. 病原体　人们通过长期的研究发现，威胁人类健康的主要原因是病原微生物引起的感染性疾病。随着社会、经济的高速发展，人们的劳动方式和生活方式发生了巨大变化，行为和生活方式逐渐取代生物学因素成为影响健康的主要因素。

3. 个人的生物学特征　个人的生物学特征包括年龄、性别、形态和健康状况等。不同生物学特征的人处在同样的危险因素下，对健康的影响大不相同，例如：儿童、少年和成人、男性和女性、体质强壮和体质虚弱的人等。

（四）心理因素

心理压力主要来自于工作压力、生活压力、精神压力等几个方面。现因人口的增多，就业的压力不断增加，各阶层的人们每日都要忙于工作，没有闲暇时间锻炼身体，工作压力使得人们身心疲劳，成为亚健康和代谢综合征的高发人群。人长期处于较高的心理压力下，不仅会导致许多心理问题，而且对神经系统、免疫系统、内分泌系统都会有严重的损伤作用，进而对全身其他各系统产生影响。根据最新的"生物-心理-社会"医学模式，长期心理压力也是引起亚健康和各种慢性病的重要因素。造成慢性疲劳综合征、空调综合征、高楼综合征、计算机综合征、"黑色星期一"等症状经常发生。"三高"（高血脂、高血压、高血糖）现象也日趋严重，许多人发现癌症时已是晚期。

（五）卫生服务因素

卫生服务可分为两大类：一类是公共卫生服务，另一类是医疗服务。它们的主要工作是向个人和社会提供范围广泛的促进健康、预防疾病的医疗与健康康复服务，以保护和改善人体健康。

健康服务的功能可分为两个方面：即保健功能和社会功能。

健康服务的保健功能是显而易见的，健康服务通过预防保健、治疗、康复及健康教育等措施，降低人群的发病率和死亡率；通过生理、心理及社会全方位保健措施，维护人群健康，提高生命质量。

健康服务的社会功能常常被忽视，实际上，健康服务对社会的发展起着极其重要的作用。首先医疗保健服务使患者康复，恢复劳动力，延长寿命，延长劳动时间，能够有效地提高生产力水平；其次，消除患者对疾病焦虑和恐慌，不仅是维护健康的需要，而且有利于社会的安定；第三，健康服务部门是精神文明的窗口，良好及时的健康服务对患者也是一种心理安慰，使人们体验到社会支持的存在，有利于社会凝聚力的增强。健全的医疗卫生机构，完备的医疗卫生服务网络，一定的卫生投入以及合理的卫生资源配置，均对人体健康有促进作用；反之，如果卫生服务系统有缺陷，就不可能有效地防治疾病，促进健康。

（六）体育运动

社会的发展与进步极大地改变了人们的劳动方式和生活方式，工业化、现代化的进程解放了人们的生产劳动力，减轻了人们的生产劳动强度，因而，运动缺乏成为威胁人类健康的一个重要因素。体育它是以身体与智力活动为基本手段，根据人体生长发育、技能形成和技能提高等规律，通过身体运动的方式促进身体全面发育、提高身体素质和增强体质与提高运动竞技能力。在人类发展史上，体育作为一种积极的人类行为和特殊的社会文化现象，一直伴随着社会的发展、文明的进步而发展，并对人类的进化和社会的发展起到了巨大的促进作用。健康的生活方式可以预防"文明病"的发生，而体育健身作为健康生活方式的重要内容，对人类健康始终起着独特的支撑作用，是维护人类身心健康最有效、最有益的方法。以人类本能的运动方式和健康的生活方式去对抗不利于健康的因素，是维护身体健康的一个古老哲理的现实回归。

四、健康教育

（一）健康教育的概念

1. 健康教育的概念　通过有计划、有组织、有系统的社会教育活动，使人们自觉地采纳有益于健康的行为和生活方式，消除或减轻影响健康的危险因素，预防疾病，促进健康，提高生活质量，并对教育效果作出评价。健康教育的核心是教育人们树立健康意识、促使人们改变不健康的行为生活方式，养成良好的行为生活方式，以降低或消除影响健康的危险因素。通过健康教育，能帮助人们了解哪些行为是影响健康的，并能自觉地选择有益于健康的行为生活方式。

2. 健康教育的目的　①增强人们的健康，使个人和群体实现健康的目的；②提高和维护健康；③预防非正常死亡、疾病和残疾的发生；④改善人际关系，增强人们的自我保健能力，使其破除迷信，摒弃陋习，养成良好的卫生习惯，倡导文明、健康、科学的生活方式。

3. 健康教育的作用　①能够帮助人们建立健康的生活方式；②能够有效地预防慢性非传染性疾病；③能够有效预防与行为相关的传染病；④能够有效地维护高职学生身心健康；⑤能够满足全社会人群对保健知识的需要。

【知识窗】

有害健康的八种行为

1. 吸烟。

2. 饮酒过量。

3. 不恰当的服药。

4. 缺乏经常的体育锻炼，或突然运动量过大。

5. 热量过高或多盐饮食、饮食无节制。

6. 不接受科学合理的医疗保健。

7. 对社会压力产生适应不良的反应。

8. 破坏身体生物节奏的生活方式。

情境 2 高等职业体育教育

【学习目标和要求】
- 了解高职体育目标任务
- 理解高职学生体育素养
- 掌握职业体能对健康的影响
- 学会不同职业的健身方法

任务 1 高等职业体育的目标与任务

高等职业教育是以培养适应行业、企业生产、建设、服务、管理一线高端技术型人才为目标，以培养综合职业能力为核心，适应广泛就业需要的职业素质教育。与普通高中教育相比，在培养的对象和具体目标上有一定不同，反映在体育教育上的要求和节奏也必然有所不同。

（一）高等职业教育体育的目标

学校体育是国民体育的重要组成部分，是社会体育、竞技体育和终身体育的基础，全民健身的重点在学校。全国教育工作会议《关于深化教育改革，全面推进素质教育的决定》明确指出：健康的体魄是青少年为祖国、为人民服务的基本前提，学校教育要树立"健康第一"的思想。因此，职业教育应以职业与素质教育为主，全面贯彻党的教育方针，树立为行业、企业服务的思想，寻求有利于职业教育发展的模式，为了学生的身心健康，提高专业身体素质能力，为终身学习及走向社会打下基础。职业学校学生的培养目标是适应社会主义现代化建设需要的德、智、体、美、劳全面发展，能设计、能操作、能维修的高素质、高技能、高技术高端技术型人才，这样的人才深受社会的欢迎，如果没有一个健康、强壮的身体是很难适应未来行业、企业对身体体能要求的，健康的体魄是毕业生为行业、为企业、为社会服务的基本前提，是提高工作质量，实现个人价值观的重要条件。增强学生体质，促进学生身心正常发展，提高和增强身体素质，养成终身从事体育锻炼的习惯，向学生进行思想品德教育，使学生在德、智、体、美、劳几方面得到全面发展，达到身心健康和全面发展的教育目标。

（二）高职职业教育的体育任务

1. 通过体育教学和课外体育活动引导学生全面锻炼身体，培养学生自觉锻炼、终身锻炼身体的思想。身心健康是指生理和心理两个方面，生理健康的标志是发育正常、功能健全、体质强壮，对疾病有较强的抵抗力，对外部刺激有一定的适应能力；心理健康的标志是情绪稳定、思维敏捷、意志坚定、行为举止协调，对社会和生活中偶然发生或突然发生的事故表现出较高的自控能力。体育运动健身是促进学生正常生长发育的有效手段。人体从胚胎到成年不仅重量和体积增大（生长），而且构造和机能也发生从简单到复杂的变化（发育），这种生长发育的变化在青春期尤其明显。由于人体在进行体育锻炼时，新陈代谢作用旺盛，各器官系统都积极参与活动，这对人体，特别是对尚未发育成熟的器官的生长具有良好的促进作用。经常参加体育锻炼，可不断促进各器官、系统的发育，使之得到正常、健康的生长，形成强健的体格。强健的体格是发展体能的物质基础。

体育运动健身是促进学生身心健康最积极、最有效的手段。通过体育锻炼促进身体技能、身体素质和基本活动能力全面发展，选择多种运动项目进行科学系统的锻炼和训练，能促进学生生理水平的提高，使学生身体素质和基本活动能力得到全面的发展。身体素质，是指在体育活动中，人体各器官系统所表现的力量、速度、耐力、灵敏、柔韧等机能能力。良好的身体素质，是掌握运动技能、技术，提高运动成绩的基础。人的基本活动能力是指走、跑、跳、投、掷、负重等能力，这些都是高职学生学习、生活和将来职业生涯中所必须具备的身体条件。

2. 通过体育技能的学习、训练、课外锻炼和体育竞赛等一系列活动，使学生养成良好的体育行为习惯，不断提高健康质量和对环境的适应能力，增强对疾病的预防和抵抗能力。通过体育理论的学习，使学生重视健康，树立"健康第一"思想，学会科学健身方法，预防运动损伤，从而以强健的体魄和充沛的精力保证学业的完成，为将来走向社会打下坚实的基础。

3. 通过体育锻炼对学生进行思想品德教育，促进学生个性的发展。学校教育要以育人为中心。在体育教学过程中，要教育学生为祖国社会主义现代化建设锻炼身体，培养学生遵纪守法、团结友爱、朝气蓬勃、勇敢顽强、拼搏进取等优良品质，形成良好的体育作风和文明行为，如胜不骄、败不馁、讲文明、讲礼貌、尊重裁判、尊重对方、与同伴协作等；培养学生对体育的兴趣与爱好，体验运动的乐趣，并通过体育运动，培养学生的自信心、自制力、独立性，使学生个性得到全面发展。

任务 2 高职学生应具备的体育素养

（一）体育素养概述

什么叫体育素养？体育素养是在先天遗传基因素质的基础上，通过体育教育与后天环境的影响所形成的，包括体质水平、体育知识、体育意识、体育行为、体育技能、体育个性、体育品德等要素的综合素质与修养。

（二）高职学生必备的体育素养知识

1. 树立"健康第一"的体育学习理念

健康是人类生存和发展的最基本的自身条件，健康也是创造社会物质文明和精神文明的基础，同时也是一个民族或国家整体素质与社会文明的重要标志。《中共中央、国务院关于深化教育改革，全面推进素质教育的决定》明确指出"健康体魄是青少年为祖国和人民服务的基本前提，是中华民族旺盛生命力的体现。学校教育要树立健康第一的指导思想，切实加强体育工作。"因此，高职学生要清楚地认识到，健康的身体是生命的本钱，是国家、社会对全面发展综合素质人才的要求。体育锻炼不仅对形态结构、生理功能、身体素质和适应能力有良好的影响，而且在丰富精神文化生活中会起到不可忽视的作用。

2. 掌握体育和健康的基本知识，提高自身体育活动的能力

高职学生在校的体育学习过程中，应注重体育对促进健康的重要作用，掌握体育健身的

基本原理，并能运用这些知识和原理指导自身的体育锻炼；要学会体育锻炼评价方法和身心健康的评价方法，把体育视为一种文化加以理解，不断提高自己的体育素养，同时还要注重提高自己的体育活动能力。体育活动能力的提高除了要掌握体育和健康的知识，还要学习一定的运动技术和体育锻炼的方法，形成一定的运动技能。要从增强体质的角度去学习运动技术，把运动技术看成是增强体质和提高健康水平的手段，把体育锻炼方法的学习过程看成是增强体质、增进健康、传播体育文化的过程，切实为终身体育锻炼奠定基础。

3. 坚持自觉锻炼身体的习惯，养成健康的行为生活方式

不良的行为和生活方式给健康带来不利影响。现代社会生活方式的多样性，行为方式的个性自由特征，使个人的行为和生活方式对健康的不利影响逐渐增加。对于持久的健康来说，无论是目前或将来使用的药物及保健药品，都没有健身计划和健康的体育锻炼方式更有发展前途，为此我们应养成坚持体育锻炼的习惯，培养自我健康的行为生活方式。

4. 培养自身的体育道德修养、合作精神和坚强毅力

体育是传播精神文明的重要载体，通过体育行为培养现代人高尚的道德情操是一条最有效的途径。因此我们应培养自身的体育道德素养，在体育运动竞赛中养成合作意识和坚强的毅力。高职学生要加深对体育的理解，领悟体育的真谛，这是培养良好体育素养的根本途径。

任务3　职业体能素质

一、职业的定义与分类

（一）职业的定义

职业是指从业人员为获取主要生活来源而从事的社会性工作类别。职业须同时具备下列特征：①目的性，即职业以获得现金或实物等报酬为目的；②社会性，即职业是从业人员在特定社会生活环境中所从事的一种与其他社会成员相互关联、相互服务的社会活动；③稳定性，即职业在一定的历史时期内形成，并具有较长生命周期；④规范性，即职业必须符合国家法律和社会道德规范；⑤群体性，即职业必须具有一定的从业人数。

（二）职业的分类

职业分类是以工作性质的同一性为基本原则，对社会职业进行的系统划分与归类。所谓工作性质，即一种职业区别于另一种职业的根本属性，一般通过职业活动的对象、从业方式等的不同予以体现。职业分类的目的是要将社会上纷繁复杂、数以万计的现行工作类型，划分成类系有别、规范统一、井然有序的层次或类别。对从事工作性质的同一性所作的技术性解释，要视具体的职业类别而定。而职业分类体系则通过职业代码、职业名称、职业定义、职业所包括的主要工作内容等，描述出每一个职业类别的内涵与外延。

高等职业院校学生的专业活动特点主要分为站立型、伏案型、动手型、户外综合型等。

1. **站立型**　主要指医护人员、宾馆管理服务员、厨师、礼仪、航空服务等专业，这些专业的学生，日后基本上以站立姿势工作为主。对身体素质能力的要求主要以下肢的力量与耐力为主，对身体的曲、伸肌的协调与平衡能力要求较高。体育运动锻炼适宜选择耐久跑、体操形体、远足、跳绳、瑜伽等项目练习。

2. **伏案型**　主要指文秘、电脑操作员、财会、金融等专业。这些专业的学生日后基本

上长时间工作以伏案静坐为主,对大脑工作效率以及手指、手腕灵活性要求较高,适宜选择有氧健身跑、球类、基本体操等项目练习。

3.动手型　主要指机电、机械、服装等专业的学生,日后工作主要是在生产加工、维修等,对手指、手腕力量、灵活性要求较高,适宜选择篮球、排球、乒乓球、羽毛球等项目的练习。

4.户外综合型　指导游、建筑、机电维修、营销、农、林、牧等专业的学生,日后工作范围广、劳动强度较大,对体力、耐力要求较高,适宜选择大球类、有氧耐力、定向越野等项目的练习。

二、体能的定义与分类

（一）体能的定义

体能是指人们在应付日常工作之余,身体不会感到过度疲倦,还有余力去享受休闲及应付突发事件的能力。体能在人们日常生活、劳动或运动中经常表现出来。高职院校以培养国家所需要的生产、服务、管理一线高端实用型高端技能人才为主要目标。学生毕业后所从事的职业岗位工作客观上对其体能提出了不同的要求,要适应紧张而单调的流水作业;要承受机械的振荡、噪声的干扰,要经得住特殊气味及高温强冷的侵袭,要能在高、难、险的环境下完成高精度的生产任务。这就需要未来的高职人才不仅具有较高的职业技术操作能力,而且还应当具备较强的体能,高职院校的体育就是要突出与职业技术密切相关的力量、耐力、速度、灵敏度等身体素质。

（二）体能的分类

中国台湾学者龚忆琳（1995 年）认为,体（适）能可分为竞技体（适）能和健康体（适）能。竞技体（适）能即运动体能,特指运动员为追求在竞技比赛中创造优异运动成绩所需的体（适）能。健康体（适）能是为促进健康、预防疾病和增进日常生活工作效率所需的体（适）能,包括心肺耐力适能、肌力适能、肌耐力适能、柔韧性适能、适当的体脂肪百分比。

中国学者熊斗寅认为,体能分为大体能和小体能。大体能泛指身体能力,它包括身体运动能力,身体适应能力,身体机能状态和各种身体素质。小体能即运动训练中的体能训练和体能性项目训练。

王兴认为,体能即体力与专项运动能力的统称。体力包括身体素质与潜力,身体素质特指专项身体素质;专项运动能力是指在对抗或与比赛相似的情境下掌握各种技术的能力。

袁运平认为,体能是人体通过先天遗传和后天训练所获得的形态结构、功能与调节方面及其在物质能量储存与转移方面所具有的潜在能力以及与外界环境结合所表现出来的综合能力。

王保成认为,体能包括人的有形体能和无形体能,前者指身体能力,后者指心智能力。体能由身体结构、身体机能和智力意志三部分组成。从社会生活角度而言,体能是积极适应生活的身体能力、工作能力和抵抗疾病的生存适应能力。

我国学者蓝荣认为,体（适）能特指身体健康方面的状态。人体对环境的良好适应,包括对基本生存的适应,对日常生活和基本活动的适应,对生产劳动的适应,对竞技运动的适应。对基本生存的适应、对日常生活和基本活动的适应、对生产劳动的适应是体能的最基本状态,对运动训练和运动竞赛的适应是体能的高级适应。

综上所述，体（适）能是人体对环境适应过程所表现出来的综合能力。体能包括两个层次：健康体能和竞技运动体能。

（三）职业体能锻炼

职业体能对于高职在校学生来说是重要的身体素质准备。这种准备是未来社会生活的基础、是未来职业工作的需要，是从事运动休闲健身的前提。良好的体能，不仅仅是自身健康水平的标志，它是改善生活方式、提高生活质量、胜任职业工作的基本保障。

人类生存技能中的走、跑、跳、投、攀爬、支撑、悬垂、滚翻等运动方式是人类生存发展的基本能力，高职学生在校期间应着重进行这类练习，可以有效地提高职业能力和发展身体体能素质。

1. 走

（1）走的锻炼形式与意义：走是一项简便易行的健身方法。长时间有节奏地走，对从事伏案工作脑力劳动者来说，是锻炼身体的很好方法，能起到理想的健身效果。

走的锻炼形式：多种多样，不受年龄、性别、场地、器材的限制；走的距离、速度、时间因人而异，从健身与健康的角度制订走的练习，可以进行普通走、快步走、特殊形式走、竞走等。

走的锻炼意义：

1）走是一种全身运动，它不仅能使腿和脚运动，而且它能使全身70％以上的肌肉都能得到运动。

2）走是一种缓和的运动，它能使肌肉发达，可消耗多余的热量，能有效地减肥，同时还能增强骨骼组织和心脏的力量，从而有利于减少心血管系统的"三高"。

3）通过散步可以怡情益智，解除忧虑紧张的不良情绪。

4）通过走是增强心脏功能的有效手段，大步快走可以使心脏跳动加快、血液循环加速。

5）走是最简便的一种运动，它适合各年龄层次人群锻炼，而且效果最佳。

（2）走的锻炼方法：走的锻炼方法有普通走与休闲散步走、健身走、远足与登山等。

正常人的生活中大部分时间离不开走，走与人的健康有着密切的关系，养成正确的走的姿势与习惯十分必要，它能提高较长距离走和在不同自然条件下走的能力，并能将走作为日常生活及健身活动的重要内容。

1）普通走就是人类通常进行的自然走。正确的走姿是：躯干正直，自然挺胸，头部与躯干保持一致，目视前方，两臂靠近体侧自然前后摆动；迈步时，膝关节和脚尖都正对前方，两脚内侧基本上是沿一条直线向前迈步，脚着地时，以脚跟先着地并过渡到全脚掌；脚着地后，脚尖向前略偏外。

2）休闲散步走是一种步伐轻松、步幅自然、步速缓慢、运动量较小的走步方法。散步的正确身体姿势是上体自然正直、抬头挺胸，收腹收臀，两肩放松，手臂自然下垂，并协同两腿迈步动作自然前后摆动。步幅因人而异，一般每步约1～2脚。

3）健身走是人们为了健康特设置的一种健身方法。健身走的姿势是在自然行走的基础上自我调节速度，它要求上体姿势基本上正直，目视前方，保持颈部肌肉放松；两臂自然地前后摆动。正确的步态感觉应是挺拔向上。健身走的方法有赤脚走、快步走、倒步走、上下楼梯走、弓步走等。

4）远足与登山是一项简单、经济、易行的绿色健身运动，它是朝着目标一步步前进和攀登，远足与登山首先选择在森林和草地及空气清晰的地方，在山间行走对改善肺通气量、增加肺活量、提高心肺功能很有益处。

（3）走的锻炼注意事项

1）走的运动时应穿透气性好的平底鞋，并穿好棉袜，避免脚掌受伤。

2）做好运动前准备活动和运动后放松活动。

3）运动中注意安全，选择在平整的道路上和空气清爽的地方进行活动。

4）运动应注意及时补充水分。

2. 跑

（1）跑的锻炼形式与意义

跑的锻炼形式：跑是人类生存中重要的技能之一，在人们的日常生活、生产劳动中，跑具有十分重要的意义。随着人类社会的发展和科技进步。跑已经成为人们健身增进健康、愉悦身心、展示体能的有效手段。

跑的形式有有氧健身跑、快速跑、耐久跑、越野跑、接力跑、障碍跑、定向跑等。

跑的锻炼意义：跑是一项全身运动，在跑的过程中，身体要消耗很多能量，这种能量消耗与跑的强度、持续的时间和距离有关。长期坚持跑的练习，可以有效地提高呼吸系统、循环系统的功能，对下肢骨骼、肌肉的增强有积极作用。还可以使大脑皮质、神经系统和感受器的机能得到提高，使人的反应敏捷、动作协调。

（2）跑的锻炼方法

1）有氧健身跑是一种较慢速度的健身跑，或者叫慢跑，跑的速度锻炼者可根据自已体能情况自我调节快慢，是适合于广大中老年人和体力较弱者参与的健身锻炼方式。它是使人保持青春活力的良方。

2）快速跑是发展速度和快速奔跑能力的有效手段。速度素质按其表现形式，一般可分为反应速度、动作速度和位移速度三种。

3）耐力跑是人们用一定的速度跑较长的时间或较长的距离来锻炼抗疲劳的能力。耐力跑是发展体能耐久能力及心肺功能最好的一项运动，按人体生理分类；耐力素质可分为肌肉耐力和心血管耐力。

4）越野跑是在野外自然环境中进行的一种中长距离的跑；既是独立的竞赛项目，也是各项运动经常采用的训练手段。越野跑没有固定的距离，也不受场地器材的限制，每次练习或比赛都是按当时当地的自然环境条件选择路线，决定起点和终点。

5）接力跑是田径运动中惟一的集体项目。它以队为单位，每人跑相同的距离。其起源有多种说法，有的认为起源于古代奥运会祭祀仪式中的火炬传递，有的认为与非洲盛行的"搬运木料"或"搬运水坛"游戏有关，也有的认为是从传递信件文书的邮驿演变而来。

6）障碍跑是人在跑的过程中，以踏上、钻过、绕过、跨越等方式通过障碍的一种跑。跨越障碍物是人类在长期生产劳动中以及与大自然斗争中所形成的基本活动技能，具有较高的锻炼价值，在生活、生产实践中具有很强的实用性。

7）定向跑是定向越野跑的比赛项目之一。参赛者借助指南针和地图，依靠地图标有若干检查点和方向线依次进行的比赛，运动员可自己选择行进路线，依次寻找各个检查点，用最短时间完成比赛者为优胜。定向越野需要的全部装备就是一幅地图和一个指南针，用它们来指导你找到指定的目标。它是不分年龄，不分性别，几乎任何人都可以乐在其中的一项运动。

（3）跑的技术动作要求

1）上体正直并稍向前倾，使头与身体基本成一直线，不要左右摇摆。眼平视前方，面部和颈部肌肉放松。两臂前后摆动，肩部放松，上臂自然下垂，肘关节的弯曲度稍小于直角。两手自然半握拳，前摆时手稍向内，后摆时肘稍向外，做到前摆不露肘，后摆不露手。并且注意不要低头弯腰、端肩，以免跑完后两臂肌肉酸痛。

2）两腿的后蹬动作是推动身体前进的主要力量，后蹬时要使髋、膝、踝三关节充分伸直，使后蹬的力量与运动方向相一致，以推动身体前移的速度。腿的前摆可以加大跑的步伐，前摆时大腿应该积极向前上方抬高，同时带动髋关节尽量前送，小腿要保持放松且自然下垂，前摆下落动作须用全脚掌着地，接着向后方尽力蹬伸。脚落地时，要注意缓冲，不要发出"啪嚓、啪嚓"的响声。双脚均应该落在同一行进线上，以保证身体向前运动的轨迹。

3）呼吸方法：注意掌握好呼吸节奏，一般采用2∶2的呼吸节奏，即"两步一吸、两步一呼"的方法。也可以采用自我感觉适宜的呼吸节律。最好在呼吸时口、鼻并用，单纯用口呼吸，尤其在寒冷的冬季，容易造成运动中的不适。

（4）跑的锻炼注意事项

1）做好准备活动防止运动中受伤。

2）在每次跑结束时不要立即停下，应做放松跑和慢走练习，多做深呼吸调节身体到正常安静状态。

3）空腹和进食过饱后不要马上进行跑的锻炼，正确的方法是就餐后休息30分钟再做运动。

4）跑的力量不可太大，也不可太小，应以自己体力为基准适度进行调整。

5）跑的练习时应穿运动鞋，鞋底以有弹性而厚最为理想。

6）每次锻炼结束前注重肌肉的放松和调理整理活动。

3. 跳

（1）跳的锻炼形式与意义

跳跃是人体的基本运动形式，田径运动中的跳跃项目，是各项跳跃形式及能力的典型表现，如：跳高、跳远、三级跳远，撑杆跳高等。健身性跳跃具有多样性、趣味性的特点，越来越受到人们青睐，健身性跳跃内容有立定跳、单脚跳、跨步跳、蛙跳、兔跳等。

进行跳跃练习，对发展力量、速度、灵敏、协调、柔韧等身体素质有着积极的促进作用，尤其对发展腿部力量，提高爆发力和弹跳能力，有着直接的作用。通过跳跃锻炼，可以为将来职业生活、劳动和工作奠定基础。

经常进行跳跃练习，可以有效地提高灵敏性，能改善位觉器官和前庭器官的功能，提高平衡与协调能力。能有效地发展腿脚力量，特别是下肢爆发力；提高下肢的柔韧性和运动幅度；连续跳跃则对发展呼吸系统、循环系统等内脏器官的功能有积极作用。

（2）跳的锻炼方法：跳跃锻炼的方法有单脚跳、双脚跳、行进间跳、负重跳、健身趣味跳等。

单脚跳练习有：向前单脚跳、向前单脚交换跳、跨步跳、单脚侧身跳等。

双脚跳练习有：原地跳远、原地多级跳远、原地连续跳越障碍、连续蛙跳、连续兔跳、原地蹲跳、原地团身收腹跳、原地直膝跳等。

行进间跳练习有：急行跳远、急行三级跳远、跳高等。

负重跳练习有：负重杠铃半蹲跳、负重杠铃全蹲跳、负重杠铃弓步跳、负重杠铃直膝跳等。

健身趣味跳练习有：跳越障碍、跳绳、跳橡皮筋、集体跳等。

（3）跳的技术动作要求

单脚跳的技术动作：左脚支撑，右脚自然屈膝抬起，左脚用力向前跳出，向前跳 3～5 次交换右脚向前跳跳动。

双脚跳的技术动作：两脚原地开立，双手协调预摆，两臂用力上摆的同时双脚用力蹬地向前跳出，当身体腾空到最高点时，收腹举腿前伸落地。

行进间跳的技术动作：快速助跑，用力踏跳，双手上摆配合身体腾空，当身体腾空到最高点时收腹举腿前伸落地。

负重跳的技术动作：肩负一定重量的杠铃，腰背正直，两手扶住杠铃下蹲，双腿用力蹬地跳起，身体下落时前脚掌先着地然后过渡到全脚掌。

（4）跳的锻炼注意事项

1）原地跳练习时必须注意起跳时向前用力动作以及腿用力过程中髋、膝、踝三关节的伸展程度，加强手与脚的协调配合。

2）练习时可采取多种练习方法改进用力蹬伸难度，进一步改进跳的技术。

3）规范练习技术要领和要求，行进间练习时更要注意加强动作的速度和动作幅度及节奏。

4. 投掷

（1）投掷的锻炼形式与意义

投掷是人体运用自身的能力，通过一定的运动形式，将手持的器械进行抛投并尽可能获得远度的运动项目。经常进行投掷运动的人可以促进和增强上、下肢力量和爆发力，改善身体的协调用力能力，对于全面发展腰、腹、背、腿的肌肉力量具有积极的影响，使之有一个强壮的体格和健美的形体。

（2）投掷的锻炼方法

人的投掷锻炼方式很多，有肩上和肩下、单臂和双臂、投远和投准的多种推、抛、投、扔等动作形式，田径运动比赛项目有铅球、铁饼、标枪、链球，这些是典型投掷方式。日常生活中的生活化、趣味性的投掷练习有沙包投掷、实心球投掷、投远、投准等。

（3）投掷的技术动作要求

双手向前投掷动作技术：两脚自然站立与肩同宽，双手握持球于头后，两腿弯曲挺髋，同时蹬地收腹双手用力向前将器械投掷出。

双手向后抛掷动作技术：两脚自然站立与肩同宽，背对抛掷方向，双手握持球于两腿间，两腿弯曲收腹前屈，然后两腿快速蹬伸展、腹后摆，双手用力向后将器械抛掷出。

原地单手投掷动作技术：身体朝前，两脚前后或左右站立，双手握持器械于肩上，双脚弯曲蹬地，腰部左右摆动获取动力贯性，然后双脚用力蹬地带动上体手臂快速用力将器械投出。

（4）投掷锻炼注意事项

练习时要先做好准备活动，使各关节肌肉活动开，避免伤害事故的发生，根据情况选择练习内容、方法、次数。器械重量选择要适当，开始练习时以完成动作为主，为使人体各部位肌肉均衡发展，练习时注意加强全身各部肌肉的锻炼；在投掷锻炼时应加强安全防范，防止器械伤害事故。

5. 支撑

支撑能力是反映人的上肢力量的一项重要体能指标。提高支撑能力能有效增强上肢的力量与灵活性，对职业工作能力有着积极影响。支撑锻炼练习方法主要有双杠上的支撑，倒立支撑、俯卧撑等。

双杠支撑练习主要是在负担自身体重情况下，发展支撑和支撑摆动能力，通过双杠练习，能有效地发展上肢、肩带、躯干肌肉群力量，对三角肌、胸大肌、腹背肌的发展有显著效果，使肘、肩、腰关节、韧带的柔韧性和灵活性得到增强。简单易行的支撑练习方法有支撑摆动、支撑屈臂伸、支撑移动前行、支撑摆越等。

倒立支撑练习主要是用手或头支撑全身，头朝下、两腿向上的一种运动。倒立支撑是一种牵动胸部、腹部、背部、手部肌肉的全身运动。倒立能充分展示上肢支撑能力、平衡能力和对身体肌肉的控制能力。倒立有助于人的智力和反应能力的提高，有助于人的体形更加健美。倒立支撑锻炼主要有手倒立、头手倒立、肩肘倒立等。

有人说"倒立5分钟，胜过睡眠两小时"。坚持长期倒立练习，能提高智力和反应能力；延缓衰老；预防和治疗各种长期直立及劳累带来的疾病，特别是脑血管疾病。

俯卧撑是一种最经济有效的练习方法；它具有一定的普遍性和实用性，而且因其所需空间小，又无需任何器械，练习时简单易行却十分有效；俯卧撑主要锻炼上肢、腰腹部的肌肉，尤其是胸大肌。

6. 悬垂、攀爬

悬垂是体操动作之一。指人体肩轴低于器械轴并对握点产生拉力的一种静止动作。只用手悬垂于器械的称"单纯悬垂"，如单杠上的悬垂。手和身体的一部分同时悬垂于器械或接触地面的称"混合悬垂"。如单挂膝悬垂。是器械体操练习的基本动作之一。

攀爬是人们现实生活中人体攀、爬越障碍一种全身运动技能，如攀爬树木、电杆、登山等，通过练习可以提高上肢手臂力和手指握力，同时对腰腹部及下肢肌肉有一定的锻炼作用。攀爬能力的练习方法有单杠的引体向上、屈臂悬垂、悬垂举腿、屈腿悬垂摆动、高杠悬垂摆动、平梯移动、爬绳、攀登等。

7. 翻滚

翻滚是竞技体操技巧动作的基本技术之一。指身体团身依次支撑接触地面的滚翻过程，从方向上有向前、向后、向侧滚翻；从动作形式上有团身、屈体、直体滚翻；滚翻是技巧运动动作之一，同时也是生活中一种自我保护的技巧方法，当人在走路、跑步或运动时，不小心摔跤或被绊倒时能及时、灵敏地进行翻滚则能有效地保护自己，避免受到伤害。

滚翻锻炼方法有滚翻类：如向前滚翻、向后滚翻、向侧滚翻等。手翻类：头手翻、前手翻、后手翻、侧手翻等。空翻类：前空翻、后空翻、侧空翻等。

情境 3　体育锻炼与身心健康

【学习目标和要求】
· 了解体育锻炼对身体各系统的影响
· 知道体育锻炼对心理健康的作用
· 理解体育锻炼的社会价值
· 学会健康生活方式
· 掌握体育锻炼原则和方法

任务 1　体育锻炼对生理健康的影响

身心健康包括生理健康和心理健康两部分。从生理方面来说人体是由神经系统、循环系统、呼吸系统、运动系统、消化系统、排泄系统、生殖系统、内分泌系统和感觉器官等组成。体育运动健身是通过人体各器官系统协调配合完成的。同时，适当的体育锻炼又可以对人体各系统、器官的活动产生影响。

一、体育锻炼对人体神经系统的影响

（一）神经系统的一般结构与功能

1. 神经系统分为中枢神经系统和周围神经系统

中枢神经系统包括脑和脊髓。周围神经系统联络于中枢神经和其他各系统器官之间，包括与脑相连的脑神经和与脊髓相连的脊神经。

2. 神经系统的功能

神经系统是由众多神经细胞组成的庞大而复杂的生物信息网络，以此来联络和调节机体的各系统和器官。在机体功能调节系统中起着主导作用，直接或间接地使机体的各种功能活动成为整体，以应付内外环境的变化，使得机体得以生存。从功能上讲，神经系统可以分为传入神经、中枢神经和传出神经。

（二）体育锻炼对神经系统的影响

通过体育锻炼，能使神经系统得到锻炼，提高神经工作过程的强度、均衡性、灵活性和神经细胞工作的耐久力；能使神经细胞获得更充足的能量物质和氧气的供应，从而使神经系统在紧张的工作过程中获得充分的能量和物质保证。据研究表明，当脑细胞工作时，脑耗氧量占全身耗氧的 $20\% \sim 25\%$。体育锻炼能使脑的兴奋与抑制过程合理交替，避免神经系统过度紧张，可以消除疲劳，使头脑清醒，思维敏捷。

随着神经系统功能的改善，有机体内各器官系统，尤其是运动系统的控制和调节能力也可得到不断提高和完善。经常参加体育锻炼的人，神经系统的兴奋性和灵活性的提高，使各

种各样的运动协调，不必要的多余的动作就会消失，对外界刺激反应更快、更准确；能够有效地节省体力和减少体能的消耗，使之从容不迫而又迅速地完成各种动作。

二、体育锻炼对人体心血管系统的影响

心血管系统是一个封闭的管道系统，由心脏和血管组成。心脏是动力器官，血管是运输血液的管道。通过心脏有节律地收缩与舒张，推动血液在血管中按照一定的方向不停地循环流动，称为血液循环。

（一）心血管系统的一般结构与功能

心脏主要由心肌组成，心脏位于胸腔内，两肺之间，它的大小与自己的拳头相似。心脏可分为左心房、左心室、右心房、右心室四个部分。心脏的主要功能：通过心肌的收缩与舒张活动，推动血液参加血液循环，以满足机体各组织细胞对氧气、营养物质的需要和代谢产物的排除。

（二）体育锻炼对人体心血管系统的影响

1. 心脏运动性肥大（心脏营养性粗壮）

经常参加体育锻炼的人，可使心肌壁增厚，心肌力增强，心脏体积和容积增大。因为它的心肌壁较厚且有力，每搏输出量就多，所以，运动员的心脏体积和容积较一般人大，这种现象称为"心脏运动性肥大"或"心脏营养性粗壮"。

一般人与经常参加体育锻炼者心脏相比，一般人心脏重量为 300 克，经常参加体育锻炼者心脏重量为 400～450 克；一般人心脏容积 700～780 毫升，经常参加体育锻炼者心脏容积 1000～1025 毫升；一般人心脏横切面 11～12 厘米，经常参加体育锻炼者心脏横切面 13～15 厘米。

2. 窦性心动过缓

一般人安静时心跳每分钟 70～80 次，经常参加体育锻炼的人安静时心跳每分钟 50～60 次。优秀长跑运动员每分钟 30～40 次，它使运动员每搏输出量的增加，减少心跳频率仍能满足全身代谢需要。如一般人每搏输出量为 60 毫升，则每分钟要跳 75 次，而经常参加体育锻炼的人，每搏输出量为 90 毫升，心脏每分钟只需搏 50 次就能满足需要。假如优秀运动员的心跳每分钟比一般人少 10 次，那么一天心脏就能少跳 14400 次，这就大大减轻了心脏负担，使心脏得到更多休息。

3. 心脏工作的"节省化"

进行轻度运动时，在运动量相同的情况下，经常参加体育锻炼的人，心跳频率和血压变化幅度比一般人小，不易疲劳，而且恢复较快。一般人就需要较大幅度地提高心跳频率，从而使心脏休息时间缩短，既容易疲劳，恢复时间也较长。究其原因是经常参加体育锻炼的人，心脏收缩能力强，每搏输出量大，只要稍增加心跳频率就能满足需要。由于体育锻炼使心血管保持良好的弹性，在剧烈运动时，训练有素的运动员，每分钟心跳可高达 200 次左右，这是一般人承受不了的。这使心脏具备了承担紧张工作的潜在能力，一旦需要就可以承担高强度工作。与此同时，经常锻炼的强有力的心脏，进行轻度运动或工作时，在负荷相同的条件下，心脏和血压的变化却又小于一般人，此现象被称为心脏工作"节省化"，是身体锻炼给机体带来的益处。

4. 血管弹性增加

体育锻炼可以增加血管壁的弹性，这对老年人来说是十分有益的。老年人随着年龄的增

加、血管壁弹性逐渐下降，因而易诱发老年性高血压等老年性疾病。老年人通过体育锻炼，可增加血管壁的弹性，以预防或缓解老年性高血压等症状。

三、体育锻炼对人体呼吸系统的影响

（一）呼吸系统的一般结构与功能

呼吸道是由鼻、咽、喉、气管和各种支气管组成的运送气体的通道，是气体进入肺组织的通路。呼吸系统的功能主要是与外界进行气体交换，吸进氧气、呼出二氧化碳。呼吸道能分泌黏液、浆液，具有过滤尘埃异物、湿润净化空气、抵抗病菌等功能。

肺泡是肺的主要结构和功能单位，是有弹性的薄壁囊状结构，是气体交换的主要场所。

（二）体育锻炼对人体呼吸系统的影响

1. 呼吸肌得到锻炼

呼吸肌主要包括膈肌、肋间肌以及腹壁肌肉。深呼吸时，肩部、背部的肌肉都起辅助作用，因此，经常参加体育锻炼能使呼吸肌增强，胸围增大。由于呼吸肌发达，强壮有力，提高了呼吸功能。呼吸的深度与胸廓有关，呼吸肌发达，胸围显著增加，如一般人的胸围呼吸差只有 5～8 厘米，经常参加体育锻炼的人，呼吸慢而深，胸围呼吸差可达到 9～16 厘米。

2. 肺活量增大

一般人肺活量只有 3000～4000 毫升，而经常参加体育锻炼的人，肺活量能达到 5000 毫升。所以不经常运动的人，呼吸肌不发达，肺活量小，肺泡中有一部分没有参加呼吸运动，是肺泡的"死角"，而经常参加体育锻炼的人，肺活量大的原因是因为肺泡能扩大到最大限度，空气无处不到，"死角"也就会消除，因而细菌的生存条件就不存在，这样肺就能保持健康。根据瑞典学者安德森等人的研究，在青春期接受游泳训练的女孩，较一般女孩肺总容量可增长 12%，肺活量可增长 13.4%，最大吸氧量可增长 10.2%。

3. 呼吸度加深

从呼吸频率看，由于深度不同，呼吸的频率也不同。一般人的呼吸短而急促，每分钟约 17～19 次，这样呼吸肌易疲劳且工作不能坚持长久。经常参加体育锻炼的人，呼吸深度缓畅，每分钟 8～12 次，由于吸进的氧气多，就能使呼吸肌有较长时间休息。在紧张而剧烈的运动时，肌肉工作大量需氧，一般人靠增加呼吸频率来供应氧气的需要，因此，运动时常气喘吁吁，而运动员由于呼吸系统功能好，呼吸慢且深，因此在同等条件下，只要呼吸频率稍稍加强，就可以满足气体交换的需要。

四、体育锻炼对人体消化系统的影响

（一）消化系统的一般结构与功能

消化道由口腔、咽、食管、胃、小肠、大肠、肛门组成。消化道的运动起着接收食物、将食物磨碎、搅拌，使食物与消化液充分混合，并不断向肛门方向推送的作用，这种作用称为物理性消化。

消化腺包括唾液腺、胃腺、胰腺、肝、肠腺等，它们分泌各种消化液，其中主要含有各种消化酶，将食物中的糖、脂肪、蛋白质等水解成为可吸收的物质，这种作用称为化学性消化。

人体必须不断地从外界摄取营养物质，供给新陈代谢的需要，才能维持生命活动。消化系统的功能就是消化食物，吸取营养物质，排出废物，所以消化作用是保证人体新陈代谢正常进行的重要环节。

（二）体育锻炼对人体消化系统的影响

体育锻炼时，新陈代谢比平时大大加强，体内营养物质大量消耗。在体育锻炼时新陈代谢作用要比安静时增加 10 倍，甚至 20 倍。当体育锻炼结束后，体内消耗的物质要及时得到补充，势必要从外界摄取更多的物质，经过消化系统的加工变成体内的物质，显然消化系统的工作要比原来大得多，这样日复一日，就提高了消化系统的功能。

经常参加体育活动，对胃肠及其消化腺功能有极为良好的作用。它可使胃容量增加、排空时间缩短（正常人胃容量为 1～5 升，排空速度进食后 30 分钟内食物便开始离胃进入十二指肠，约 4～5 小时内可完全排空），使胃肠蠕动增强，促使消化液分泌增多，食欲增加，提高消化吸收能力，有利于青少年的生长发育。

五、体育锻炼对人体运动系统的影响

（一）运动系统的一般结构与功能

1. 骨的结构与功能

正常成年人共有 206 块骨，其中头颅骨 29 块、躯干骨 51 块、上肢骨 64 块、下肢骨 62 块。骨的功能具体表现为：支持负重，运动杠杆，造血功能，保护功能。

2. 关节的结构与功能

骨与骨之间以结缔组织相连，构成骨连结，通称为关节。构成关节的主要结构为关节面、关节囊和关节腔，其主要作用有：关节面可减少相邻两关节之间的摩擦，并有缓冲震动和减轻冲击的作用；关节囊可分泌少量透明的滑液，在关节面之间起润滑作用，以减少摩擦；关节腔是由关节囊和相邻骨关节面软骨共同围成的封闭腔隙，关节腔内的压力较大、气压较低（此现象称为负压），负压对加固关节起着非常重要的作用。

3. 骨骼肌的结构和生理特征

人体的骨骼肌共有 600 多块。每块肌肉一般都可分为肌腹和肌腱两部分，肌腹一般位于肌肉的中部，主要由肌纤维（即肌细胞）和血管、神经等组成，肌纤维具有收缩功能。人体的肌纤维又可分为红肌和白肌两种，红肌的收缩速度较慢，耐力较好，可维持长时间的收缩；白肌的收缩速度快，力量大，但容易产生疲劳。肌腱是由致密结缔组织、神经纤维和毛细血管等构成，肌腱的韧性很大，能随强大的牵拉力将力传递给骨，肌肉借肌腱附着于骨。

（二）体育锻炼对人体运动系统的影响

1. 体育锻炼对骨的影响

人体长期从事体育锻炼，通过改善骨的血液循环，加强骨细胞的新陈代谢，使骨增粗，骨质增厚，骨质的排列规则、整齐，并对骨形态结构有良好影响，表现在骨的抗折、抗弯、抗压缩等方面的能力有较大提高。

人体从事体育锻炼的项目不同，对人体各部位骨的影响也不同。经常从事以下肢活动为主的项目，如跑、跳等，对下肢骨的影响较大；而从事以上肢活动为主的项目，如举重、投掷等，对上肢骨的影响较大。体育锻炼的效果并不是永久的，当体育锻炼停止后，对骨的影响作用也会逐渐消失，因此体育锻炼应经常化。同时，体育锻炼的项目要多样化，以免造成骨的畸形发展。

2. 体育锻炼对关节的影响

科学、系统的体育锻炼，既可以提高关节的稳定性，又可以增加关节的灵活性和运动幅度。体育锻炼可以增加关节面软骨和骨密质的厚度（人长高的重要条件），使关节周围的肌肉发达、力量增强、关节囊和韧带增厚，因而可使关节的稳固性加强，使关节能承受较大的负荷。在增加关节稳固性的同时，由于关节囊、韧带和关节周围肌肉的弹性伸展性提高，关节的运动幅度和灵活性也大大增加。

3. 体育锻炼对关节的影响

肌肉体积增加。体育锻炼可使肌纤维变粗，体积增大，弹性增加，肌肉活动的能力和耐力相应提高，经常锻炼者肌肉比较发达，一般人肌肉只占体重的 40％左右，而经常参加体育锻炼的人可达 50％。

肌肉力量增加。体育锻炼可以增加肌肉力量已被相关实验所证实，而且体育锻炼增加肌肉力量的效果也是非常明显的，数周的力量练习就会引起肌肉力量的明显增加。体育锻炼有助于肌力增强，据有关学者报道，15～16 岁的运动员右手平均握力达 42 公斤，而同年龄非运动员的少年右手平均握力为 34 公斤。

肌肉弹性增加。有良好体育锻炼习惯的人，在运动时经常从事一些牵拉性练习，从而可使肌肉弹性增加，这样可以避免人体在日常活动和体育锻炼过程中由于肌肉的剧烈收缩而造成各种运动损伤。

任务 2　体育锻炼对高职学生心理健康的影响

心理健康是指个体能善于调控自己的心情，保持相对稳定的情绪，使大脑思维始终保持活跃状态，并能正确理解生活的基本目标，关心和尊重所有的生命体，形成良好的自我意识和完整的人格力量。体育锻炼有助于身体健康，这是科学实验得出的结果，同时，体育锻炼是预防一些心理疾病、保证心理健康的最佳方式。

一、心理健康的标准

人们对心理健康的理解存在一定的差异，并且对心理健康的评价规范也受社会风俗习惯的影响，因此，心理健康标准也迥然不一。美国著名心理学家马斯洛等人提出了 10 条心理健康的标准：

(1) 有充分的安全感。

(2) 充分了解自己，并能对自己的能力做出恰当的估计。

(3) 生活目标及理想的确定切合实际。

(4) 与现实环境保持同步。

(5) 能保持个性的完整和谐。

(6) 具有从经验中学习的能力。

(7) 能保持良好的人际关系。

(8) 适度的情绪控制和表达。

(9) 在不违背集体利益的前提下，有限度地发展个性。

(10) 在不违背道德规范的情况下，适当满足个人的基本需要。

我国心理学工作者刘协和（1993）提出的 5 条心理健康的标准。

(1) 没有心理异常。

(2) 正常发育的智力。

（3）健全的人格。

（4）充沛的精力。

（5）丰富的情感生活。

综合国内外专家的观点，我们认为高职学生心理健康的标准主要包括下面几个方面：

（一）智力正常

智力是人的各种能力的总和，包括观察能力、记忆能力、思维能力、想象能力和实际操作能力，它是人进行生活、学习和工作的最基本的心理条件，也是一个人与周围环境取得平衡最重要的心理保证。智力正常的人才能有望取得成绩，并从中得到满足和快乐。同时，智力正常者才有可能挖掘潜能，充分实现自我。智力正常与否可通过智力测验来判定，若智商在 60 以下即属于智力低下。

（二）适当的情绪控制能力

人的情绪是所有心理活动的背景条件和伴随其他心理过程的体验。正如体温可作为生理健康与否的标志之一一样，情绪也是反映人的心理健康与否的晴雨表。心理健康的高职学生能经常保持愉快、乐观开朗、满足的心境，对生活和未来充满希望。虽然也有悲伤、哀愁等消极体验，但能主动调节，同时能适度地表达和控制情绪。

（三）恰当的自我评价

正确认识和客观评价自我，是对目前自我所处状态和环境、自我未来的发展方向有一个清醒的认识，摆正自我的位置，自信、自觉地发展自我。如果一个人没有发展目标，整天浑浑噩噩，或妄自尊大、好高骛远，或自轻自贱、悲观厌世，则是心理不健康的表现。

（四）能保持良好的人际关系

人际关系最能体现和反映人的心理健康状况。心理健康的学生乐于与他人交往，能用尊重、信任、友爱、宽容、理解的态度与人相处，能接受、给予爱和友谊，与集体保持协调的关系，能与他人同心协力，合作共事，乐于助人。

（五）心理行为符合年龄特征

在人的生命发展的不同年龄阶段，都有相应的心理行为表现。心理健康的人，其认识、情感、言行、举止都符合其所处的年龄段。心理健康的高职学生应该是精力充沛、勤学好问、反应敏捷、喜欢探索的。过于老成、过于幼稚、过于依赖都是心理不健康的表现。

二、体育锻炼对高职学生心理健康的影响

（一）改善情绪状态

体育锻炼可以使人获得一种美的享受。凡是美的事物都可以使人获得精神上的安慰，或使人兴奋，或使人忘记一切，或使人陶醉。通过体育锻炼，可以使自身更加健美、健康。由于体育锻炼大都在室外进行，因此，可以使人享受环境之美、大自然之美，感觉大自然的勃勃生机及旺盛的生命力。许多研究发现，体育锻炼可使个体产生良好的情绪状态。例如，Mclnman 等人（1993）对体育锻炼后的被试者立即进行了测量，发现他们焦虑、抑郁、紧张和心理紊乱等水平显著降低，而精力和愉快程度显著提高。相对而言，锻炼的长期情绪效用不曾得到很好的证明。但 Hayden（1984）研究发现，有规律的锻炼都比没有规律的锻炼更能降低人们的焦虑和抑郁感。

（二）改善身体表象和身体自尊

身体表象是指头脑中形成的身体图像。身体自尊主要是指个体对自己身体诸方面的满意

程度。关于身体表象和身体自尊的早期研究主要集中在有神经症或身体缺陷的人群，但是不久，人们发现正常人群中也普遍存在身体表象障碍。如 Mendelson（1985）报告 54％的高职学生对他们的体重不满意；与男性相比，女性倾向于高估自身的身高而低估自身的体重，且身体肥胖的个体更可能有身体表象和身体自尊方面的障碍。自 1983 年以来，一些研究发现，身体表象与身体自尊与一般的自我概念有关，无论男性还是女性，对身体表象的不满意会使个体的自尊心降低，并产生不安全感和抑郁症状。Turker（1983）的研究表明：肌肉力量与身体自尊、情绪稳定性、外向性格和自信心呈正相关，通过力量练习，个体的自我概念显著增强。

（三）增加社会交往，改善人际关系

随着社会经济的发展以及生活节奏的加快，人们越来越缺乏适当的社会关系，人与人之间关系也趋向淡化冷漠，体育锻炼是促进人与人之间相互交往的最好方式。体育锻炼能增进人与社会的联系，可以丰富个体的生活方式，有利于消除工作、学习和生活等带来的诸多烦恼，消除精神压力和孤独感；人在体育锻炼中是以个体或群体的形式参加体育运动活动，通过互相接触、切磋、合作、对抗等形式，使人际关系的交往更直接、更广泛；在这个特殊的社会课堂中，个人之间、集体之间发生着频繁而激烈的思想和行为上的交锋，使参加者会经常碰到如何处理人际关系的问题。如在体育竞赛中当对方侵人犯规时，是大方宽容，还是斤斤计较。经受这些考验，能使学生在各种场合下妥善地处理好人际关系，从而发展社交能力，提高灵活应变能力。体育活动中人与人之间通过手势、面部表情、肢体语言等进行交往沟通和交流，人们就会产生亲近，增进友谊，使社会交往的需要得到满足，给个体带来心理上的益处，有利于改善人际关系。

（四）治疗心理疾病

心理疾病，是指一个人由于精神上的紧张、干扰，而使自己思维上、情感上和行为上，发生了偏离社会生活规范轨道和现象。心理和行为上偏离社会生活规范程度越厉害，心理疾病也就愈严重。现代文明的发展使人类愈发脱离其自然属性，环境污染、生活快节奏、工作紧张、作息方式变化、消费取向差异、家长溺爱等，都使心理疾病逐渐增多。体育运动是有效的调节治疗心理障碍的最好手段，在激烈紧张的现代社会生活中，社会虽然为人们创造了广阔的行为空间，但人与人之间的关系却日益淡漠，在紧张的工作节奏和繁忙的生活压力下，人们背负着越来越沉重的心理负担，心灵空间也变得更加狭小和闭塞。人们需要一定的宣泄以求得心理健康，最好的方法就是体育运动。体育运动可以使紧张、忧愁、焦虑、抑郁等不良情绪得以宣泄，以调整失去平衡的心理。

（五）促进智力发展

体育锻炼是一种积极、主动的活动过程。在此过程中，练习者必须有目的地观察、记忆、思维。因此，经常参加体育锻炼能改善人体中枢神经系统，提高大脑皮质的兴奋与抑制的协调作用，使神经系统在兴奋与抑制的交替转移过程得到加强。从而改善大脑皮质神经系统的均衡性和准确性，使得大脑思维的灵活性、协调性、反应速度等得以改善和提高。

任务 3　体育锻炼对高职学生社会适应性的培养

人既是一个生物生理的人，又是一个社会的人，每个人都在社会中扮演着各种各样不同的社会角色。人在社会中生活，生活就是人与人相处，在形形色色的社会交往中表现出不同的社会适应性。人与人相处得好，就意味着他的社会适应性强，因而也必然活得好。社会适应不良，对人的身心健康会产生消极的影响。社会适应能力差的人常常因人际关系的矛盾而产生心理上的烦恼，并持续地出现焦虑、压抑、愤怒等不良情绪反应。不良的情绪反应可使人的免疫能力下降，进而使生理疾病的发病率大大增加。有研究显示，70%的高血压患者人际关系不好，经常处于紧张状态。英国哲学家弗兰西斯·培根有句名言："如果你把快乐告诉一个朋友，你将得到两个快乐。而你如果把忧愁向一个朋友倾吐，你将被分掉一半忧愁。"

一、体育锻炼的社会价值

（一）实现和平相处的愿望

体育活动是伴随人类物质与生存条件改变而逐渐发展起来的，就人的社会属性而言，它又是在语言、意识、情感、理性等各种文化产生之后，为享受精神文化生活的必然产物。原始社会后期，随着人类生活领域的不断扩大，原始人为表达对神灵的崇敬，通过祭祀而开展的舞蹈、角力等练习；为表达狩猎成功后的喜悦心情，通过集体游戏方式开展的身体娱乐活动等，都已不再单纯以求生为目的，而是集中反映了他们对参与社会生活所持的一种平和心态，即通过这些既不属于生存竞争需要，又高于一般生活技能的身体活动，达到在余暇与亲朋好友和同伴沟通情感、建立友谊、和谐相处的目的。

（二）建立和谐的人际关系

在现实生活中，人们需要通过各种方式相互表达情感和传递信息。社会学研究表明，影响人际关系的主要因素有沟通能力、对身体语言的理解和使用能力、自我抑制水平和迁移能力等。根据体育锻炼活动性质的动态性，追求目标的共同性，以及表现方式的群聚性等特点，体育在把握好影响人际关系的因素、促成良好人际关系的形成等方面，都具有重要的价值。

体育锻炼的最佳方式是置个体于社会群体之中。这种由共同运动欲望和追求目标维系的交往方式，既有利于身体运动的非语言接触和语言激励间的运动，也完全符合现代交往的基本要求，使之成为改善不同个性人群相互关系的纽带。在人际交往方面，大多数体育锻炼者，都希望与志同道合的同伴一起合作，通过身体练习，或一起交流健身经验，或进行一场体育友谊比赛，使同伴之间或对手之间进行这种感情沟通，都可以达到相互了解和增进友谊的目的。

（三）寻求社会支持的能力

在社会中，任何人都会遇到困难，是否具有为解决困难而寻求社会支持的能力，同样是社会适应性强弱的表现。体育锻炼作为一种个体行为，要想使它达到规范化要求，在寻求社会支持的努力中，除了需要加强与同伴之间的合作，还必须提高主动获取体育与健康知识，以及自我评价体育锻炼效果的能力。比如，在体育锻炼的实施过程中，我们无法事事依赖于课堂体育教育，只要设法求助于报刊、书籍、电视或互联网等大众传媒，通过查询与检索资料，或从多媒体虚拟技术中直接获取信息，同样能够从中受益，学会用科学的方法指导自己的体育实践，从而加强体育锻炼与社会之间的联系。

这种社会求助能力一旦在体育锻炼中得到提高，还可以通过迁移作用，间接影响人们的其他日常生活与工作。任何个体行为，如不能打破自我封闭的生活与教育环境、设法提高寻求社会支持的能力，那就无法改变孤立无援的处境，难以使个体从汲取社会的知识与经济中获得解决问题与适应社会的能力。相反，如果重视体育锻炼在主动获取知识方面的价值取向，就可以设法在指导自我体育锻炼的行为中，更广泛地了解社会传媒为之提供的信息资源，学会制订和改进体育锻炼计划等。总之，当有了这种求助社会支持的能力后，就可以突破传统教育模式的限制，很自然地把传播体育知识与体育健身、娱乐结合起来，不仅可以加强体育锻炼的社会适应性，还会加速个体的社会化进程。

（四）陶冶道德情操

21 世纪已进入人类精神发展的新纪元，为了适应更丰富的人文精神的科学时代对人格教育的要求，体育锻炼尽管以强身健体为目标，但仍必须重视它在陶冶道德情操方面所起的重要作用，按现代生活所追求的"走向繁荣和文化"的总目标，使之直接为完善"人的发展"服务。为此，不仅要重视知识获取与促进健康实效，还应关注人的个性发展与健康人格培养等非智力因素，并按照陶冶道德情操的要求，体验集体活动与个人活动的区别，强调健康与品德修养之间的关系，使体育锻炼既影响人的生长和发育，又影响个性的发展、行为规范和道德修养。显而易见，正是由于上述价值的充分肯定，故而要求每个体育锻炼者要把自己的视野扩大到社会领域，通过积极参与社会体育，了解国家的体育与健康政策，提高为公众服务的意识与信念；还应提高社会责任感，把自己的体育锻炼行为作为置身社会环境的一种集体活动，通过主动接受社会行为规范的约束，不断提高思想道德水平。

二、体育锻炼的社会适应性培养

（一）培养适应社会的参与意识

在现实生活中，任何人的某种行为，都必然指向明确的目标，并受自我意识的支配。体育锻炼中的参与意识，即指在实施该行为前对自身状态的确认。鉴于这种确认是在满足内在需要和外在刺激前提下，对什么是正当、合理与有益行为的一种判断，在正确动机产生的同时，使参与体育锻炼的主动意识得到不断提高。体育锻炼的形式多样，内容丰富多彩，且不受更多条件的限制，加之它有强身健体、娱乐消遣的特殊功能，不仅是人类提高生活质量的需要，也完全符合现代社会的生活理念，所以，不分肤色、种族、信仰、年龄和性别，几乎人人都有权利拥有并乐于接受。这表明，体育锻炼以它鲜明的公众效益和自由运动原则，为每个人提供了平等参与的机会。应该指出的是，尽管体育锻炼的开放性与包容性可以很容易吸引大多数人，但若仅凭一时兴趣，而无适应社会需要的主动参与愿望，那即便是从事跑步、做操、打拳这样简单的体育锻炼，也会因缺乏明确的参与动机，使参与者难以忍受锻炼中的艰苦、乏味，不能体味成功后的喜悦和领悟它对适应社会的真正价值。

（二）培养适应社会的个性特征

个性是个体在其生理和心理先天素质的基础上，受一定社会环境条件影响，通过实践锻炼和陶冶，逐步形成的观念、态度、习惯和行为。通常认为，个性又以个体在生活空间的人性或行为方式为基本特征，除具有相当稳定的统一性外，也是个体能否适应社会或被社会接受的关系因素。人们的个性心理特性包括人的能力、气质和性格等内容，其中尤以性格产生的影响最为重要。人的性格多种多样，有的人热情、坚定、果断，有的人冷漠、动摇、懦弱，有的人固执、自信、骄傲，也有的人优柔、谦和、自卑。但不管哪一种性格，都有很强的遗传倾向，且依它和环境因素的相互作用而形成和改变，至于和体育锻炼之间的联系，主要表现在对参与体育锻炼的兴趣、态度、动机与完成运动的能力等方面。研究表明，具有外向、活跃性格特征的人，通常易激发自己的运动兴趣；凡自卑感重、攻击少、不活跃、不稳定，具有温顺、内向等消极性格特点的人，则较少有主动从事体育锻炼的欲望。不同的性格，对运动态度的影响更为明显，如求胜欲望过高的人，往往在人与人之间的关系方面处于不适应状态，且具有以自我为中心、控制能力差、易出现冲动行为、对别人的需要和感情很少关心等特点。

实践中，若将个体锻炼与集体从事体育锻炼相比，通常个体行为易表现控制性、冒险性、感受性、内向性、急进性和自我满足性等特征；而集体锻炼则更具有社会的外向性，参与者大都能表现出比较开朗的性格，但想要取得主导地位的人也相对较多，致使他们经常会处于矛盾与冲突中。因此，为了培养适应社会需要的个性特征，在参加集体运动项目的锻炼中，强调相互协调与配合，加强个性的自我约束机制，不断提高公众意识、集体荣誉感、道德责任感……如此才能在复杂情感的体验中，按照集体利益的行为准则，使自己的个性获得理性的转移，最终在行动上达到与同伴合作的目的。

（三）培养适应社会的角色观念

在复杂的社会结构中，需要有多种特定权利、义务和行为规范的人员组成。每个人若要在社会中生活，就必须凭借自己的知识与能力，在工作岗位上充当一名角色，各司其职地为社会服务。体育锻炼的社会性功能，就在于它能为培养适应社会的角色观念创造优越的环境与适宜的条件，其中有许多特定的锻炼方式与组合，又为参与者提供了尝试充当各种角色的机会。假如，你采取的锻炼方式属于个体行为，那就需要有独立"扮演"角色的能力，学会按科学规律制订锻炼计划、掌握运动负荷与评价锻炼的效果，在遇到困难时，如何去寻求社会支持系统的帮助。但即使是独立的个体角色扮演，同样也会给你提供一种以自愿的方式与别人进行练习交流的机会。比如，你独自在篮球场练习投篮，一旦得到"三缺一"的信息，你就会非常乐意接受别人的邀请，加入群体活动的行列。这表明，体育锻炼的任何个体行为不可能完全脱离社会环境的制约，每个人都必须尽其所长为自己选择一个角色，并竭尽全力按所处地位体现其权利、义务和相应的行为，设法尽力显示自己的才华与能力，在竞争中巩固自己的角色地位。

必须指出，凡属群团组合的体育锻炼，无论个体想要扮演什么角色，他们都必须分工明确且又互相关联。至于其组合是否合理，也不完全取决于个人对承担角色的认可，而是要以被群体其他成员接受为前提，并以能否实现群团目标作为检验每个成员是否胜任角色的标准。这表明，在与同伴合作的体育锻炼中，唯有使个体的角色行为被同伴信赖、或能够产生良好的综合效应，才算这种角色分工具有真正的社会价值。比如，无论是组织锻炼小组、开展游戏活动，或相约同伴举行一场友谊比赛，究竟应由谁承担组织领导者，由谁充当追随支持者，都要根据每个人的特长与能力，事先有个明确的分工。各自的角色一旦确定，每个成员就有在该位置上发挥作用的权利，同时也要对角色要求承担相应的义务，这样才能通过不同角色行为的协调，产生利于互动的社会关系。其实，我们通常强调的协作意识和团队精神，就是通过体育锻炼培养角色观念的一种具体要求。

（四）培养适应社会的生活方式

人类进入 21 世纪，随着生产方式的转变，由高科技开创的文明与繁荣，使人们的生活水平有了极大的提高。此时，尽管空闲时间不断增多，但由于劳动性质改变、生活节奏加快与人际关系复杂等因素，导致现代文明病多有发生。基于这种现状，为了防止体力衰退，重新学会生存，提高生活质量，人们急需选择文明、和谐、健康、活泼的活动方式去善度余暇。人们在对各种活动方式进行认真比较之后，更寄希望于丰富多彩的体育锻炼，把它作为现代生活方式的一种重要手段，成了未来社会发展中人类最明智的选择。由体育锻炼表现的动态性、趣味性、娱乐性、保健性与休闲性，不仅可以通过人的肢体活动，使高度疲劳的身体得以休息，而且还有缓释精神紧张、调节身心平衡、提高健康水平的功能。

面对现代生活节奏加快的不可逆转性，为了解决身体对社会的不适应性，人们通过体育锻炼掌握运动技能，并以这种快速、敏捷的活动方式，提高人体对快节奏生产、生活的适应与耐受能力；为了消除精神对社会的不适应性，人们通过户外运动拓宽生活领域，并以这种回归自然的活动方式，克服对快节奏生活的抵触、恐惧、烦怨和焦虑等心理障碍。正是由于体育锻炼的这种特性，才使它在现代化生产劳动中，能够预防和消除许多精神和肉体上的不适应。实践证明，体育锻炼所具有的自我肯定和激励情感以及对抑制焦虑、缓释消极情绪所起的积极作用，体育锻炼在培养团结协作、改善人际关系方面所具有的功能，体育锻炼在转移受压抑、挫折心境时所起的良好作用，体育锻炼在改善血液循环和中枢神经系统功能等方面，都为建立"体育生活方式"、增进身心健康、适应生存竞争和享受生活乐趣提供了科学依据。

任务 4　高职学生与健康的生活方式

一、现代生活方式对健康的影响

所谓现代生活方式，指的是人类社会进入工业文明时代以后所形成的、有别于以前社会形态的基本生活方式。现代生活方式，就是现代经济基础在生活领域的体现。从生活方式与人类健康的关系来看，现代生活方式具有以下几个基本特征：

一是人与自然的疏离。这种疏离存在于两个层面。第一个层面是人与自然界的远离，这是形式化的疏离。随着大规模的城市化及各种工业污染，人们的生活环境发生了明显的变化。各种与人的生存息息相关的自然要素，如空气、水、森林及空间正逐渐从人们的感官和生活中退却，代之而来的是林立的高楼、喧嚣的街市、混浊的气体、生硬的地面以及各种噪声，特别是土壤、水、大气这些直接关系到人类健康的基本自然要素的质量正在急剧下降。第二个层面的疏离是人对自然性的疏离。人与自然界的远离，是一种生态性的疏离，而人与自然性的疏离则是心态性的。它主要表现为人的价值取向和生活观念受制于技术化和商业化的潮流，而使生活呈现出浓重的人文色彩。

二是物质与精神的失衡。工业文明的最大成就，就是创造了巨大的社会财富和发达的商业经济，但是伴随物质财富奇迹般的增长和经济的繁荣，精神却呈现出萎缩和疲软的趋势。在物质与精神的天平上，现代生活发生了严重的倾斜，"信仰危机"、"道德滑坡"、"价值失落"已经成为时代的慨叹，自私、狭隘、短视、肤浅等不健康的个性表现，在人与环境、人与社会、人与人之间蔓延。在物质重力的挤压下，人的精神生活成了感官刺激的代名词。

三是生存竞争的激烈化。当代社会生活的急剧变化、效率意识的空前增长、传媒的迅猛发展和信息流量的高度膨胀，更增加了现代人的生存负荷：而物质利益创分化、个人本位的突出，则使现代人际关系愈来愈复杂、难以把握。在这种大的生存态势下，现代人处于一种躁动不安的状态中，生活注入了更多的盲动性和竞争性。紧张的精神、波动的情绪、疲惫的心灵，使现代人失去了悠然闲适的心情，生活就像种单调的噪音，没有了节奏，没有了韵律，只是一味地喧嚣，于是"活得真累"是现代人的一种普遍性感受。

上述三个方面互相联系、互相作用，不仅带来了一系列生态和社会问题，也对人类自身的健康构成了威胁和隐患，导致生活方式疾病的大量出现。生活方式疾病具有多种表现形式。如高热量、高蛋白、高脂肪的"三高"饮食模式，对珍馐美味的贪嗜，食品添加剂的如影随形，都会不同程度地导致疾病。对感官刺激的追求、对营养的片面认识，使现代人的食物结构和饮食习惯中出现了很多不利于健康的因素。对此，美国专栏作家兰·依萨卡曾感叹道："文明人痛快地吞进了文明病。"

生活方式疾病的另一集中表现形式是在美容和保健方面。种种美容术的兴起，大量化妆品的采用，是在现代文化的影响下人们拒绝自然形态的一种表现。人们在追求外在"美"的同时把对健康的危害因素揽到了身上。有迹象显示，现代人的体质、体能以及抵抗疾病的能力与前人相比也有所退化。以车代步的生活方式，"四季如春"式的住宅，不加节制的夜生活，使人们付出了健康的代价。有人认为，现代生活方式使人类进入了"半健康时代"。

与主要仅仅操心狩猎和采集食物的原始人时代相比，现代社会中人的相互消亡和社会需求要复杂得多，因而现代社会中人的生活也要紧张得多。其实，问题症结不在于"紧张"的调节机制，而是这种现代式的"紧张"内化为一种巨大的心理压力，形成烦躁、抑郁、焦虑、悲观、孤独、寂寞等消极情绪，导致许多人心理失衡、精神紊乱、人格变态。

世界卫生组织的资料证实，人类的健康寿命问题40%在于遗传和客观环境条件，其中15%为遗传因素，10%为社会因素，8%为医疗条件，7%为生活环境和地理气候条件；而60%健康寿命需要自己的努力，去"建设"良好的健康生活方式。因此，从年轻时开始，就应该重视健康，选择健康文明的生活方式，懂得自我保健，让自己"不得病、晚得病、少得病"。正如一位健康教育专家所说："健康取决于自己的生活方式。"

综上所述，生活方式不能说明生命健康的一切，但是生活方式是对生命健康的一种最重要的说明。国内外大量的研究表明，影响人类健康的主要因素已经发生根本的变化。社会的发展和生活水平的提高、生活方式的改变，给人类的健康带来了一些不良的影响，产生了一些新的生活方式疾病，或称"现代文明病"、"富贵病"。生活方式疾病病原不是细菌、病毒，而是不良的生活方式，即营养不合理、吸烟、酗酒、缺少运动和心理不健康等多因素相互作用、长期积累的结果。幸福的人生，有着相似的健康生活方式，而不幸的人生，却也有着相似的"经历"——不健康的生活方式导致了不幸，不断产生疾病与痛苦。养成健康、文明、科学的生活方式，加强自我保健，是预防和治疗生活方式疾病的重要手段。

二、体育生活方式与健康

所谓体育生活方式是指在一定社会客观条件的制约下，社会中的个人、群体或全体成员为定价值观所制导的满足多层次需要的全部体育活动的稳定形态和行为特征。

（一）体育生活方式概念的涵义

体育生活方式的概念同社会科学范畴体系中的各种概念一样，都是人们借以认识和解释各种社会现象、社会过程的本质与规律的工具。在现代社会体育作为一种社会文化现象越来越渗透到社会生活的各个方面，体育已经越来越显示出它的多种功能与属性。正是客观存在的这些现象为人们确立认识和解释这些现象的科学概念奠定了基础。

体育专业学者指出，21世纪的体育是一种"文化生活方式"，即体育生活方式。体育文化是崇尚科学和文明的文化。它对生活方式起到优化的作用，引导人们从人的角度去理解生活，摆脱生活中的愚昧和落后，走向文明和健康。随着人们体育文化意识的加强，体育文化在潜移默化地影响着人们的社会生活方式的同时，自身也发展成为文明的重要组成部分。1978年联合国教科文组织颁布的《体育运动国际宪法》中，对体育做出不同于以往教育观和文化观的解释，"体育是种人权"、"体育是提高生活质量的手段"、"体育能培养人类的价值观念"、"体育对环境保护的意义"。从《体育运动国际宪法》中对体育的解释表明，随着社会的发展，人们正在重新认识体育。对个人来讲体育活动有助于维持和增进健康，提供多种有益的消遣，使人类能克服现代化生活所带来的弊病。对社会来说，体育活动能丰富社会交往和培养公正的精神，这种精神不但对体育活动本身是必要的，而且对整个社会生活秩序的良好发展也是必要的。

现代人对物质生活和精神生活需求的不断增加，使具有多种功能属性的体育逐渐走入现代人的生活。越来越多的人感到参加体育活动能给生活带来极大的充实、满足、幸福和自我实现感，对个人和社会"健康"均起到了积极的整合作用。正如原国家体委主任李梦华在1986年8月16日所讲的："体育会越来越成为提高生活质量，满足人机体需要和精神享受的一个重要阶段，成为人们文明、科学、健康的生活方式不可确缺少的组成部分，甚至可能上升为人们业余生活的第一需要。"

（二）体育生活方式是一种健康的生活方式

体育生活方式是有利于健康的现代生活方式。俄罗斯学者兹马诺夫斯基博士经过长期研究后，提出了一个健康长寿等式：健康长寿＝情绪稳定＋经常运动＋合理饮食/懒惰＋嗜烟＋嗜酒。

目前，我国由于生活方式引起的疾病死亡率已占患病死亡率总数的37%。高血压、冠心病、糖尿病等，呈明显上升趋势，已接近发达国家水平。

由于现代生活方式引起的"社会疾病"，至今全球都没有找到很好的根治方法。因此，当前唯一行之有效的方法就是很好地开展全民健康教育，防患于未然，选择良好的生活方式，用现代进步的生活方式来消除现代不良的生活方式所造成的危害。如果我们不能很好地、较早地理解治病不如防病，防病就是要形成良好的生活方式这一道理，那么就无法提高健康水平，无法提高生活质量。

我们之所以认为体育生活方式是一种健康的生活方式，是因为体育生活方式是与现代人生理、心理、社会健康息息相关的特殊生活方式。由于生活方式是影响和决定人类身心健康的重要因素，因而是否采纳体育生活方式与人的生命质量关系密切。所以体育生活方式是贯穿在整个生活方式系统中起着调节作用的重要组成部分，是生活方式系统中不可缺少的分支系统。

三、体育生活方式是一种文明的生活方式

体育生活方式不仅是一种健康的生活方式，同时也是一种文明的生活方式。体育生活作为恢复人的本质与体现人的价值的生命活动及社会实践，意味着人的解放，其目的在于人的全面、自由、和谐地发展，所以具有丰富的文化内涵，是人类文明的具体体现。体育生活方式具有生活方式的综合性、多层次属性的特点，它在现代人类生活中起着至关重要的、无可替代的作用。它能调节并改善人们由于现代文明所带来饮食、营养、工作、休息、娱乐、交往、社会化、身心发展等几乎包括所有人类生活方面存在着的不合理部分，为形成人类的健康生活，乃至培养具有适应不断变化的自然环境和社会环境能力的人类自身做出重大贡献。它在调整人类健康行为，满足人类生存、享受和发展需要方面做出其他领域所不能替代的贡

献。所以，体育生活方式是一种文明的生活方式。

体育生活方式理论建设的现实意义在于强调体育的多种功能、多种属性的同时，不仅仅要看到体育是教育、是文化、是人的权利、是提高生活质量和生命质量的保障，而且要看到体育还是实实在在的现代社会中的人的一种生活，是一种健康文明的生活方式。为了成为合格的现代人，为了生存、享受生活和人类的自身发展，我们应该选择体育生活，形成良好的体育生活方式。

总之，体育生活方式是解决现代"文明病"的最好方案已经成为不争的事实。我们说体育文化是一种进步的文化，是崇尚科学和文明的文化，它满足了人的某种生理和心理的需要，促进人的发展，引导人们从人的角度去理解生活，使人对其产生一定的依赖性。也就是说人的发展决定了体育文化的价值，体育文化的价值又决定了人们必须选择体育生活方式，从而对现代生活方式起着优化作用。

四、构建健康合理的生活方式

有研究表明，健康的生活方式可使高血压的发病率降低 55%，糖尿病的发病率降低 50%，冠心病的发病率降低 75%，肿瘤的发病率降低 33%，平均寿命延长 10 年以上。由此可见，只要遵循科学的健康理念，养成良好的生活习惯，把健康掌握在自己手中，就可以使人的生命保持活力。

（一）健康合理的生活方式之一：合理膳食

1. 人体所需要的营养

一般来说，食物中可以被人体吸收利用的物质除蛋白质、脂肪、糖类、维生素、矿物质和水六大营养素以外，还有一种不可缺少的"第七营养素"——纤维素。并不是所有食物都具备六大或七大营养素，这些营养素在不同的食物当中的含量是不一样的。其营养成分要合理搭配，过多或不足都会影响人的健康。

（1）蛋白质：动物蛋白来自畜禽肉类、鱼类、乳制品、蛋类；植物蛋白来自小麦、黑麦、玉米、燕麦、小米、食用菌、豆类和坚果等。健康成人蛋白质的摄入量每天每公斤体重 2~3 克。

（2）脂肪：饱和脂肪存在于牛肉、猪肉、鸡肉、鱼肉、乳制品、蛋类和热带可可油等食品中。一般正常活动的人每天摄入 25 克左右的油脂就可以满足生理需要，长时间参加体育活动可以增加到每天 30~36 克。

（3）糖类：糖是保护肝脏、维持体温恒定的必要物质。糖给人体提供 70% 的热量，存在于水果、蔬菜、糖、面粉、奶、小麦、玉米、燕麦和大米等粮食和坚果中。一般每天 250~750 克的主食，就可以满足人体热量的需求。

（4）维生素：一般天然食物中都含有一定成分的维生素，因此在合理膳食中就可以获得充足的维生素。其中水果和蔬菜的维生素含量最高，如胡萝卜、菠菜、蘑菇、蛋、奶、麦芽、柠檬、橙子、菠萝、甜瓜以及鱼肝油、蛋黄等。只有在持续的、高强度、大运动量情况下，热能营养不能满足需要，或蔬菜水果供应不足时，才需要额外补充维生素。要注意，过量摄入维生素和维生素缺乏一样，会导致不良后果。

（5）矿物质：所有食物中都含有少量的矿物质，水果和蔬菜的含量最高。对人体最重要的矿物质是铁、钙、磷、铜、碘和钾，矿物质主要存在于奶、乳酪、鱼肉、西红柿、菠菜中。健康成人每天的钙需要量为 600 毫克，来源于乳类、蛋类、鱼类、豆类、蔬菜中。在运动期间，由于大量排汗，导致盐分随汗液丢失，必须及时补充，才能预防肌肉痉挛，并帮助缓解身体的疲劳。也可以通过运动饮料补充无机盐。

（6）水分：水是机体的重要成分，约占体重的 60%～70%。健康成人每天的水需要量为 1500～2000 毫升，水主要来源于食物、水和饮料。

（7）纤维素：是指不被消化吸收的食物性物质，包括纤维素、半纤维素、果胶等。纤维素存在于豆类、粮食、水果的果皮、蔬菜和麦麸中。现提倡成人每天摄入 20～35 克纤维素。

2. 合理膳食

现代人的膳食不合理更多表现为营养过剩的问题，如摄取热量过多，脂肪、胆固醇、糖过高，相应摄入的膳食纤维少，同时运动少，消耗少。因此，科学合理的膳食非常重要。

合理膳食最突出的就是平衡膳食。中国营养学会于 1997 年 4 月公布的《中国居民膳食指南》一书中指出，中国居民膳食内容共有以下八条：①食物多样、谷类为主；②多吃水果蔬菜和薯类；③常吃奶类、豆类或其制品；④经常吃适量鱼、禽、蛋、瘦肉，少吃肥肉和荤油；⑤食量与体力活动要平衡，保持适宜重量；⑥吃清淡少盐的膳食；⑦如饮酒应限量，青少年不应饮酒；⑧吃清洁卫生、不变质的食品。

此外，并不是每个人有了自己合适的膳食就可以保证健康了。有了合理的膳食只是达到了健康的前提，但还不能完全保证人体对食物营养的吸收。因为合理膳食还受到一个人的饮食习惯、进食时间、烹调加工、消化吸收功能、精神因素等的影响，因此，应尽量创造有利于人体对食物营养吸收的条件，尽量做到合理饮食的习惯。

3. 建立良好的饮食习惯

如何养成良好的饮食习惯。专家也提出了各种建议，一般归纳如下：

合理的饮食是人类身体健康的重要因素之一，每个人都有义务保护好自己的身体，合理的膳食结构应该贯穿人的一生，人生的各个时期都有平衡膳食的问题，并有其各自的特点。当代高职学生正处于身体、力量等素质增长的高峰期，学习紧张，活动量大，对营养的需求也多。在此期间应多注意：

（1）饮食多样化，有主食有副食，有荤有素。

（2）营养要充分，各种营养素有机补充，多吃含钙的食品，来满足骨骼所需要的钙。

（3）安排好一日三餐，饮食有规律。

（二）健康合理的生活方式之二——适量运动

世界卫生组织在 1995 年就将运动不足、严重缺乏运动列为导致心血管疾病的主要危险因素，由于运动不足而造成的亚健康人群数量特别大，因此，不合理的生活方式发病率也很高。

1. 运动不足容易产生疾病

世界卫生组织发表的一份报告显示，全球每年有 200 多万人因工作紧张、生活节奏快、缺少运动而死亡。我国国民体质状况，尤其是青少年体质不断下降的事实也令人担忧。

医学专家提醒，久静不动的人容易发生以下几类健康问题：

（1）血液循环流通差，导致静脉曲张和痔疮。

（2）关节炎和颈椎病多发。

（3）容易引发心血管疾病。

（4）肌肉功能受到影响。

（5）消化功能紊乱。

为了健康的生活，适当的运动是非常必要的。运动的好处有很多，随着全身的运动加强，影响人体的各个器官，促进人体新陈代谢、充分吸收维生素和矿物质、减轻人的压力等，保证身体的健康和稳定。

2. 运动的关键在于适量

适量运动是指在运动后感觉舒服，不疲劳，不会造成过度疲劳或者气喘。不影响一天的工作、生活为宜。

当一个人知道自己的健康状况出问题的原因是长期缺乏运动时，起初大都表现出极大的决心与兴趣，准备开始运动，而且非常投入。这时运动量非常大，引起运动过量而发生身体不适等症状。如果运动后，一天感到疲劳、劳累、腰酸腿疼、什么也不想干了，那就是运动过量了。因此，运动要适量，即运动量和强度、运动持续时间、运动次数要适量，有一个循序渐进的过程。

运动适量的具体衡量标准一般为运动的强度和运动的频率，运动强度更为重要。一般来说，运动的强度主要是将运动时的心率控制在有效范围内，即最大心率次数的 60%～80%（最大心率次数＝220－年龄）。

第一，要学会选择适合自己的运动项目。可根据自己的兴趣爱好和现有的条件加以选择。如老年人可以选择步行、太极拳等运动强度较小的运动方式，中青年人可以选择慢跑、游泳、爬山、自行车、球类、健美操等运动方式。

第二，合适的运动量。运动量主要是由运动强度和运动时间决定的，其中运动强度决定运动的效果，可以通过自测脉搏的方法测量运动强度。正确的方法是运动结束后测 10 秒钟时间的脉搏数乘以 6，即 1 分钟的脉搏率（最佳的运动量 120～140 次/分）。运动后的自我检测，可以根据身体状态来判断，如果运动后轻松愉快，食欲和睡眠都良好，说明运动比较适当；相反，可能运动量过大，应减少运动量或暂停运动，待情况好转后再进行适量运动。

3. 有氧运动是最好的运动健身项目

最好的医生是自己，最好的药物是时间，最好的运动是步行或慢跑。

体育健身以有氧运动为主，主要是因为几乎所有运动的好处，有氧运动都具备，其运动项目也多种多样。每个人都可以根据自己的实际情况选择不同的运动项目。如老年人步行要注意"三五七"的要诀："三"指每次步行三公里，时间超过 30 分钟；"五"是说每星期最少运动 5 次；"七"指的是"年龄＋心跳"数不要超过 170。另外，还可以练练太极拳。研究表明，坚持练太极拳的人，其神经平衡功能可以年轻 3～10 年，可以延年益寿。

当然，根据个人目的不同，可以选择不同的运动方式，如快走、慢跑、骑自行车、太极拳、爬山、爬楼梯、跳绳、跳舞等有氧运动。当然，办公室人员应多做伸展运动。

（三）健康合理的生活方式之三——戒烟限酒

"烟"和"酒"对身体造成的危害较大。烟中的尼古丁、一氧化碳、焦油等可抑制内分泌激素的分泌。饮酒太多会刺激破坏胃黏膜，大量的酒精分解还会加重肝的负担，肝细胞大量分解酒精，会降低维生素 D 的加工与生成，对身体健康产生不好的影响，之所以说烟酒对身体不好，主要是因为不良生活习惯对它们依赖性很强，容易成瘾。

1. 戒烟

吸烟对人体"有百害而无一利"，可以引起慢性支气管炎和肺部疾病，增加心脏病和高血压发病的危险。另外，吸烟与癌症的关系十分密切，二手烟对周围的人也造成不小的危害，被动吸烟比主动吸烟对人危害更大，是危害健康的第一杀手。

据医学专家研究报告表明，青少年正处于生长发育期，各器官系统都尚未成熟，其对外界环境有害因素的抵抗力较成人弱，易于吸收毒物，损害身体的正常生长。青少年时期吸烟会导致体内器官功能紊乱，甚至在戒烟以后也难以治愈。专家认为，年龄越小，机体越能有效地修复因吸烟引起的损害，戒烟越早越好。

健康生活方式不吸烟的八大益处：

（1）可增寿。

（2）可以使人变得更美丽。

（3）远离疾病。

（4）环境更清洁。

（5）能防止脑血管硬化。

（6）远离癌症。

（7）身体更健康。

（8）家庭更美满。

2. 限酒

酒在我国有着悠久的历史，我国也有着悠久的酒文化。酒在某种程度上对身体有一定好处，那就是限量饮酒、少量饮酒对身体能起着舒筋活血的作用；但是过量饮酒就会对五脏的健康不利。过量饮酒的危害在于过量，俗称醉酒，实际上就是酒精中毒。酒精中毒对人体器官产生很多影响，对人体的心脏和大脑、消化系统、生殖系统、泌尿系统、皮肤等造成很大危害，影响消化吸收和营养物质的新陈代谢，对各种疾病的治疗和康复也有较大的负面影响。

（四）健康合理的生活方式之四——心理平衡

1. 心理健康

健康的一半是心理健康。古人云"恬淡虚无，真气从之；精神内守，病安从来"就是这个道理。健康的心理是健康身体的保证，其重要性不亚于生理健康。研究专家还认为，心理健康不但有利于预防精神病、神经症、人格变态一类的心理疾病，而且还能预防像高血压、冠心病、恶性肿瘤等疾病的发生。

现代社会的生活、工作节奏日益加快，压力增大，人们所承受的压力越大，就越感到心理不堪重负，如果心理不够健康，出问题是再正常不过的事情。可以说，现代社会谁能够学会自我调节疲劳，学会正确处理压力，保持情绪愉快、心态健康，谁就拥有一个健康的身体。

心理健康非常重要，如何达到心理健康，需做到以下几个方面：

（1）保持心情愉快，笑口常开。

（2）正确对待疾病。

（3）培养广泛兴趣。

（4）建立良好的人际关系。

（5）合理用脑。

（6）家庭和睦。

（7）保持充足睡眠。

（8）合理饮食。

2. 心理平衡

"心理平衡"就是指人们用升华、幽默、外化、合理化等手段来调节对某一事物得失的认识。

现代生活中如何保持心理平衡，这是人们共同关心的问题。美国心理卫生学会提出了心理平衡的 10 条要诀，值得我们借鉴。

（1）对自己不苛求：每个人都有自己的抱负，有些人把自己的抱负目标定得太高，根本实现不了，于是终日抑郁不欢，这实际上是自寻烦恼；有些人对自己所做的事情要求十全十美，有时近乎苛刻，往往因为小小的瑕疵而自责，结果受害者还是自己，为了避免挫折感，应该把目标和要求定在自己能力范围之内，懂得欣赏自己已取得的成就，心情就会自然舒畅。

（2）不要处处与人争斗：有些人心理不平衡，完全是因为他们处处与人争斗，使得自己经常处于紧张状态。其实，人与人之间应和谐相处，只要你不敌视别人，别人也不会与你为敌。

（3）对亲人期望不要过高：妻子盼望丈夫飞黄腾达，父母希望儿女成龙成凤，这似乎是人之常情。然而，当对方不能满足自己的期望时，便大失所望。其实，每个人都有自己的生活道路，何必要求别人迎合自己。

（4）暂离困境：在现实中，受到挫折时，应该暂将烦恼放下，去做你喜欢做的事，如运动、打球、读书、欣赏等。待心境平和后，再重新面对自己的难题，思考解决的办法。

（5）适当让步：处理工作和生活中的一些问题，只要大前提不受影响，在非原则问题方面无需过分坚持，以减少自己的烦恼。

（6）对人表示善意：生活中被人排斥常常是因为别人有戒心。如果在适当的时候表示自己的善意，诚挚地谈谈友情，伸出友谊之手，自然就会朋友多，隔阂少，心境自然会变得平静。

（7）找人倾诉烦恼：生活中的烦恼是常事，把所有的烦恼都闷在心里，只会令人抑郁苦闷，有害身心健康。如果把内心的烦恼向知己好友倾诉，心情会顿感舒畅。

（8）帮助别人做事：助人为快乐之本，帮助别人不仅可使自己忘却烦恼，而且可以表现自己存在的价值，更可以获得珍贵的友谊和快乐。

（9）积极娱乐：生活中适当娱乐，不但能调节情绪，舒缓压力，还能增长新的知识和乐趣。

（10）知足常乐：不论是荣与辱、升与降、得与失，往往不以个人意志为转移，荣辱不惊，淡泊名利，做到心理平衡是极大的快乐。现代生活中保持稳定的心态非常重要，我们将健康的心态归纳为三句话：正确对待自己，正确对待他人，正确对待社会。

任务5　体育锻炼的原则和方法

一、体育锻炼的原则

体育锻炼的原则是体育锻炼基本规律的反映，也是参加者安排锻炼计划、选择锻炼内容、运用锻炼方法所要遵循的原则。为了达到体育锻炼的目的，提高锻炼的效果，在锻炼中我们应遵循以下五条基本原则：

（一）自觉积极性原则

自觉积极性原则是指体育锻炼者有明确的健身目标，充分认识体育锻炼的价值，自觉积极地从事体育锻炼活动。体育锻炼是一个自我锻炼、自我完善，并需要克服自身的惰性，战胜各种困难的过程。如：自然环境、运动环境、心理环境等，同时，还要有一定的制度作保证，把体育锻炼健身当作生活中不可缺少的一部分，才能奏效。如何提高体育锻炼的自觉积极性？应注意以下几点：

1. 树立"健康第一"的思想意识，明确"生命在于运动"的科学道理，把体育锻炼当作是日常学习和生活的需要，养成锻炼的主动性和自觉性。

2. 培养运动健身兴趣，兴趣是人们认识事物和从事活动的倾向。当一个人对一项体育活动产生兴趣时，就会对这项体育活动表现出极大的主动性和自觉性，做到身心融为一体。

（二）讲求实效性原则

讲求实效性原则是指选择锻炼内容、方法和安排运动负荷时，应根据个人的性别、年龄、职业、健康状况，对锻炼的爱好、要求和原有的基础，以及生活条件等实际情况来确定，按科学方法进行锻炼，以取得最佳的锻炼效果。贯彻讲求实效性原则应注意以下几点：

1. 根据个人实际情况，制定一套适用可行的锻炼计划或运动处方，执行时应当严格遵守，并注意阶段性的调整。

2. 选择锻炼内容时，要注意它的健身价值，不要追求锻炼项目多样性的形式和动作技术的难度，应选择简便易行、锻炼价值大、效果好的健身体育项目练习，作为体育运动健身锻炼的主要内容。

3. 安排运动负荷时，以锻炼者能承受和克服的运动量为宜，一般自我感觉舒适和不影响正常学习、工作和生活为准则。

（三）持之以恒原则

持之以恒原则是指体育锻炼必须经常进行，使之成为日常生活中的重要内容。体育锻炼对机体给予刺激，每次刺激都产生一定的作用痕迹，连续不断的刺激作用则产生痕迹的积累。这种积累使机体结构和机能产生新的适应，体质就会不断增强，动作技能形成的条件反射也会不断得到强化。因此，体育锻炼贵在坚持，不能设想在短时间内取得显著效果，必须长久地坚持锻炼，才能达到有效的健身效果。贯彻持之以恒原则，应注意以下几点：

1. 根据个人情况力所能及地确立一个能够实现的体育锻炼目标，制订一个切实可行的锻炼计划。

2. 强化锻炼意识，把体育锻炼列为日常生活内容之一，定期保证有一定的体育锻炼时间，逐步养成习惯，使体育锻炼成为生活的重要组成部分。

3. 体育锻炼的效果并非一劳永逸，如果锻炼间隔时间过长，效果就会不明显。因此，锻炼计划要合理安排锻炼时间和次数（最少每周 3 次以上，每次 30 分钟以上），日积月累的锻炼可使健身之效显著。通过运动健身逐渐产生运动兴趣，从而养成经常参加体育锻炼的习惯，使身体健康身心愉快。

（四）循序渐进原则

循序渐进原则是指体育锻炼必须遵循人体自然生长发展和机体适应的规律，从不同的主、客观实际出发，合理安排运动负荷，在渐进的基础上提高锻炼水平。在体育健身过程中，运动负荷的大小直接影响人体机能的变化，负荷是否适宜，对锻炼效果起很大的作用。运动负荷的大小因人而异。即便是同一个人，在不同的机能状态下、不同的时间段，人体对负荷的承受能力也不尽相同。因此，进行体育锻炼时应循序渐进原则，并随时调整运动负荷，逐步提高锻炼水平。贯彻循序渐进原则，应注意以下几点：

1. 体育锻炼力戒急于求成，必须根据锻炼者自身的实际情况确定运动负荷的大小，做到量力而行，尤其要注意锻炼后疲劳感的恢复。

2. 运动负荷应由小到大，逐步提高。开始从事体育锻炼或中断体育锻炼后恢复锻炼时，强度宜小，时间适宜，密度适宜。

3. 注意提高人体已经适应的运动负荷，使体能保持不断增强的趋势。一般应在逐步提高"量"的基础上，再逐渐增大运动强度，使之适应感到胜任的愉快，然后做相应调整。随时加强自我监督，密切注意身体机能的不良反应。

4. 锻炼开始时，做好准备活动；锻炼结束后，做好放松整理活动。

（五）全面性原则

全面性原则是指体育锻炼必须追求身心全面和谐发展，使身体形态、机能、身体素质及心理素质等方面得到全面协调的发展。人体是由各组织系统构成的一个整体，各组织系统均按"用进废退"的规律发展，体育锻炼能促进新陈代谢的普遍旺盛，使身体各系统、组织、器官的和谐发展，达到身体相对的完善和完美。贯彻全面性原则应注意以下几点：

1. 身心的全面发展，要从适应环境、抵御疾病的能力，改善机体形态、提高机体功能、陶冶心情、休闲娱乐、丰富文化生活等方面着手。

2. 体育锻炼的内容、方法要尽可能考虑身体的全面发展，一般以一些功效大、兴趣较浓的运动项目为主，以其他项目为辅进行全面锻炼。

3. 注意全身的活动，不要限于局部。

4. 在全面锻炼的基础上，有目的、有意识地加强专业实用性的体育锻炼。

以上各项原则是相互联系的，在实际运用中，不可顾此失彼。

二、体育锻炼的方法

体育锻炼方法是指运用各种体育手段和身体练习，并结合自然力有效地增强体质的途径和方式。体育锻炼的方式多种多样，根据体育锻炼者的年龄、职业、工作和学习环境科学地选择锻炼内容。体育锻炼的方法，主要有以下几种：

1. 重复锻炼法

在体育运动锻炼的过程中，用多次重复同一项目练习的方法叫重复锻炼法。此方法的关键是一次练习后，间歇时间应当适当，不能过长或过短，这样可以有效提高锻炼者的无氧、有氧混合代谢能力，提高身体运动技术应用能力的熟练性与身体的耐久性。重复次数的多与少，对身体所产生的作用就不同，重复次数越多，身体对运动反应的负荷量就越大。如果重复次数不断持续增加，可能使身体承受的负荷超过极点，乃至破坏身体的正常状态而造成损害。

运用重复锻炼法的关键是掌握好负荷的有效价值（最有锻炼价值负荷量下的心率为120～140次/分），并据此调节重复的次数。

2. 间歇锻炼法

在体育运动锻炼的过程中，对多次锻炼时的间歇时间做出严格规定，使机体处于不完全恢复状态下，反复进行锻炼的方法叫做间歇锻炼法。该方法的关键是间歇时间严格控制，使机体处于不完全恢复状态，要求每次练习的负荷时间较长、负荷强度适中。此方法可使锻炼者的心脏功能明显增强，通过调节负荷强度，可使机体各机能产生与锻炼项目相匹配的适应性变化，提高有氧代谢供能能力，增强体质。

同重复锻炼方法一样，间歇的时间也要依据负荷的有效价值去调节。一般说来，当负荷反应（心率）指标低于有效价值标准时应缩短间歇时间，而高于有效价值标准时可延长间歇时间。实践中，一般心率在130次/分左右时，就应再次开始锻炼。间歇时不要静止休息，而应边活动边休息，如慢速走步、放松手脚、伸伸腰或做深而慢的呼吸等。

3. 连续锻炼法

在锻炼的过程中，为了保持有价值的负荷量而不间断地连续进行运动的方法叫连续锻炼法。此方法要求负荷强度较低、负荷时间较长、无间断地连续进行运动。连续锻炼时间的长短，同样要根据负荷价值有效范围而确定，通常认为在 $120 \sim 140$ 次/分的心率下连续锻炼 30 分钟可使机体的各个组织系统都长时间地获得充分的血液和氧的供应，因而能有效地发展有氧代谢能力，发展耐力素质。

4. 循环锻炼法

循环锻炼法是把不同的动作或训练内容编排成组，按照一定的顺序进行练习，依次完成每个练习点的练习任务。即一个点上的练习一经完成，练习者就迅速转移到下一个点，练习者完成了各个点上的练习，就算完成了一次循环。这种练习方法就叫循环锻炼法。其结构因素有：每点的练习内容、每点的运动负荷、练习点的顺序安排、练习点之间的距离、每遍循环之间的间歇、练习的点数与循环练习的组数等。

循环锻炼法对技术的要求不高，各项目都采用比较轻度的负荷练习，因此连起来简单有趣，可有效地提高不同层次和水平的练习者的运动情绪和积极性；可以合理地增大锻炼过程的密度；可以随时根据情况加以调整，做到区别对待；可以防止身体局部负担过重，延缓疲劳的产生，交替刺激不同的体位，有利于综合锻炼，从而达到身体全面发展的效果。循环锻炼时既要发展四肢，也要发展躯干；既要运动胸背部，又要运动腰腹部；既要追求形体的健美，也需要注意身体机能、素质的全面发展。为此，在做循环锻炼时就必须科学地搭配运动项目。根据已有的经验，一般选择 $6 \sim 12$ 个简单易行的项目为宜。

5. 变换锻炼法

变换锻炼法是指根据锻炼任务的需要，在变换的条件下进行锻炼的方法。通过不断变换运动负荷、练习内容、练习形式以及条件，以提高锻炼者的积极性、适应性及应变能力的方法称作变换锻炼法。此方法可以有效地调节生理负荷，提高兴奋性，强化锻炼意识，克服疲劳和厌倦情绪，以达到提高锻炼效果的目的。如刚参加锻炼时，可多做些诱导性练习和辅助性练习。随着锻炼水平的提高，应加大练习的难度，如用越野跑代替在田径场的长跑等。由于锻炼条件的变化，可使锻炼者的大脑皮质不断产生新异的刺激，提高兴奋性，激发锻炼的兴趣，从而提高机体对负荷的承受能力，提高锻炼效果。另外，不断地对锻炼的内容、时间、动作速率等提出新的要求，可有效地调节生理负荷，使机体不断产生适应性变化，达到更好的锻炼身体的目的。

体育运动锻炼应有针对性地安排变换练习，在安排变换锻炼时应注意以下几点：

（1）变换要以锻炼的实际需要为前提，不能随意变换。

（2）变换要有一定的科学依据，要做到这一点就必须在锻炼中注意收集反馈信息，加强医务监督，并根据自身的体会和感受随时记录资料，以便进行科学的变换。

（3）变换应因人而异，对于正处于生长发育时期的青少年可以多采用变换练习提高其兴趣。而对于成年人来讲，过多的变换不利于身体锻炼，要注意变换的时机和效果。

6. 负重锻炼法

负重锻炼法即身体在负重量的情况下进行锻炼，它要求锻炼者按一定的重量、次数和动作频率去刺激身体，达到增强体质的目的。负重锻炼法是使用杠铃、哑铃、沙袋、器械等进行身体运动来锻炼身体，负重的方法既适用于锻炼身体，又适用于各项运动员进行身体素质训练，还适用于患者康复。

情境 4　体育锻炼与卫生保健

【学习目标和要求】
· 了解体育锻炼的卫生常识
· 学习自我医务监督的方法
· 学会预防运动损伤
· 掌握常见运动损伤的简单处理方法

任务 1　体育锻炼卫生常识

一、体育锻炼的卫生要求

（一）定期进行身体检查

为了了解体育锻炼对增强体质的作用，了解运动中身体健康和技能的变化状况，检查锻炼的方法是否正确，运动量是否适宜等，应定期进行体格检查，从而进一步修订体育锻炼计划和改进锻炼方法。

（二）运动前要做好准备活动

1. 做好准备活动的作用

一是提高中枢神经系统的兴奋性，有利于调节中枢神经系统与肌肉活动有关的各器官系统间的联系，使机体发挥最佳工作效率，所以准备活动可缩短机体进入工作状态的时间，尽快达到最佳运动水平。

二是可预先克服人体各器官系统机能活动的生理惰性，使其尽快适应肌肉活动的需要。

三是提高全身能量物质代谢水平。准备活动使体温和肌肉温度升高，提高体内酶的活性，有利于肌肉中血流量增加，使肌肉获得更多的氧。同时减少肌肉的黏滞性，扩展肌肉活动的幅度，提高肌肉、韧带的力量、弹性和柔韧性，提高关节灵活性，以减少运动中肌肉、关节和韧带发生拉伤、扭伤等伤害事故。

四是提高心理上的适应性。准备活动吸引和诱导运动者集中注意力，减少外界环境干扰和自身情绪影响，从而发挥主观能动性，提高运动效率。

2. 准备活动的要求

准备活动的内容有一般性和专门性两种，其内容、顺序和时间因人、因地、因运动项目不同而异。一般是先进行一般性的准备活动，若参加竞赛可根据运动项目的特点，进行专门性准备活动。一般准备活动夏天约 15 分钟，冬天 25 分钟左右。准备活动应有一定的密度和强度，在 120～140 次/分心率时方能收到预期效果，但也不能过分消耗体力。一般活动应达到身体发热、微出汗、呼吸心跳加快、主要关节感到灵活、身体感到轻松有力、兴奋性提高为宜。

（三）运动结束时要做整理活动

1. 整理活动的作用

一是有助于人体机能尽快恢复常态，由运动引起的一系列生理、心理变化需要有一个逐步放松恢复的过程，整理活动可促使这一过程的转化。

二是有助于偿还氧债。整理活动是一个轻松、活泼、柔和的放松过程，有助于肌肉的血液畅流，排出二氧化碳，消除乳酸等代谢产物，以达到偿还氧债、调节机能、减轻肌肉酸痛、消除疲劳的效果。

2. 整理活动的要求

整理活动应着重于全身性放松，尽量采用轻松、活泼、柔和的练习，活动量逐渐减少，节奏逐步减慢，以促使呼吸频率和心率下降。如在长跑到达终点后，再慢跑一段，或边走边做深呼吸运动或放松徒手操，特别是在紧张剧烈的运动之后，一定要进行全身放松活动，以免身体受到损伤。整理活动后，还要注意使身体保暖，以防身体着凉，引起感冒。

整理活动应与结束时的运动相衔接，其内容有调整呼吸运动、自然放松走步、慢跑、徒手放松练习、简单的舞蹈动作、自我按摩和相互按摩等。

（四）饭后不宜剧烈运动

人在饭后不宜立即进行剧烈运动，这是因为人在进食后需要加强胃肠蠕动和消化腺体的分泌活动，以利于胃肠对食物的消化和吸收。饭后血液大量进入消化系统，循环血量增加，如果饭后立即运动，消化系统的血液就会被重新调剂到运动系统中去，从而使胃肠工作能力下降，对食物消化吸收不利，久之会使胃肠功能紊乱。

消化系统是受迷走神经控制的，当人体进行运动时，交感神经兴奋，而迷走神经却抑制，于是消化系统处于暂时休息状态，小血管关闭，血流量减少，胃肠蠕动变慢。如果进一步缺血，可能造成消化道管壁平滑肌痉挛，引起肠胃疼痛。由于剧烈运动，人体需要大量的氧气，肺通气量增加，这时膈肌的活动幅度加大。腹腔由于食物在胃内积存，如再剧烈运动，会造成呼吸困难，同时也影响心脏的正常工作。

人体运动时需要从肝脏调动大量血液参加循环，此时肝脏的血液减少，而饭后在肠胃消化吸收的物质大多需要肝脏进行分解和再加工，进食后肝脏的血量必定增加，以满足代谢的需要，这时进行剧烈运动，要从肝脏中调剂血液，会影响肝脏的正常功能。

饭后立即进行剧烈运动会引起呕吐和运动中的腹痛。进食后食物经过胃需要一段时间才能到达肠道，剧烈运动使胃受到震动、颠簸，易发生痉挛性收缩，造成食物逆行，同时肠系膜受到牵拉，刺激内脏感受器引起腹痛，因此，饭后不宜做剧烈运动。剧烈运动应在饭后1～2小时后进行，如在运动中出现呕吐或腹痛，应降低运动强度或暂时停止运动。

（五）运动时饮水要适量

水是人体的重要组成部分，它参与体内物质代谢、体温调节等生理过程。机体内的水分保持正常，才能保证身体健康。饮水要适量，过多或过少都对器官的正常功能有所影响，从而导致运动成绩降低。饮水过多，会增加消化器官的负担，大量的水进入血液，也加重了心脏的正常工作；饮水过少，使机体缺水，影响正常的生理机能，会出现口唇发干、全身无力、精神萎靡、容易疲乏等现象。

一般人每天需水量约 2500 毫升（含食物中的水分），运动时排汗较多，需水量亦多。尤其是剧烈运动，人体分泌大量的汗液，会觉得口干舌燥，产生喝水的强烈欲望。饮用的水一部分被吸收，一部分变为汗液携带盐分等物质一同排出体外。由于汗量的增加，实际上也就是降低了血液中盐的浓度，造成体内大量缺水缺盐，使血液的渗透压降低，破坏了体内水和盐的代谢平衡，从而影响了机体的正常生理规律。盐和水的过多损失，使人口渴想喝水，喝了水又大量排汗，如此形成恶性循环，严重时肌肉就会不由自主地强直收缩，引起痉挛。长此下去会影响食欲与消化，引起肠胃疾病。同时大量的水摄入人体，短时间也不能完全被吸收到血液中，过多的水积存在肠胃内，使胃沉重、闷胀，使人感到不舒服，更甚者妨碍膈肌运动，影响呼吸节奏和深度，所以在运动中和运动后不宜立即大量饮水。若感觉口渴并非完全表明体内缺乏大量水分，需要立即补充。事实上，口渴是由于剧烈运动时张口喘气，口腔、咽喉等呼吸道以及食管上部黏膜的水分散发，变得干燥所致，此时只需要用水漱漱口湿润一下咽喉即可，即使饮水也要多次少量饮用温开水，逐渐补充丢失的水分，每次 150～200 毫升为宜，每次间隔 15 分钟以上。在排汗多的情况下应配制一些淡盐水饮用，以补充损失的盐分。待机体平静后，可多饮水，以加速体液的恢复。

二、运动场地器材的卫生要求

（一）运动场地的卫生要求

为保证体育锻炼者在锻炼时的自身安全和卫生以及他人的安全与卫生，运动场地器材的卫生安全是极其重要的，作为运动者绝不能忽视，否则会造成伤害或染上疾病。在室内进行体操练习时要仔细检查调整器械的连接部分，助跑道表面及弹跳板是否光滑或有铁钉露出，海绵垫要有弹性且平展，杠面要平稳清洁，室内要采光明亮，无尘、无空气污染且通风良好。在游泳时应选择水质好的游泳池或水质好、无草、无漩涡的天然河流、湖泊等，以防被传染皮肤、眼睛、鼻腔和口腔等疾病或发生危险。在室外进行田径运动时要选择无凹凸、沟坎和碎石杂物的跑道，选择无砖头、石块、木棍、竹片、铁钉等杂物的沙坑，沙坑应掘松耙平。进行球类运动时应选择平坦、结实、无碎石且场地不过硬、过滑的球场。在练习健美运动时要选择平坦、环境清洁、空气流通、没有干扰的场地进行，一方面可以避免事故的发生，另外可集中注意力，使心情舒畅，有利于锻炼。

（二）运动器械的卫生要求

进行运动时使用的各种器械要符合卫生要求和技术要求，如使用的钉鞋要合脚，不能过大或过小，钉子要牢固地稳定在鞋底，不能使用断钉、缺钉或钉子歪斜的钉鞋，标枪的杆部无裂口，栏架的压砣视栏的高度要摆放在适当的位置等。又如单、双杠杠面除保证平整外，应经常将杠面的碳酸镁粉积物用砂纸磨除，各种海绵包垫要经常打扫除尘，并保持平展。又如使用的篮、排、足等球，应保持一定的圆度，表面光洁，皮块裂开的球不能使用。

（三）运动的服装要求

体育锻炼者对服装的选择应是衣料透气，疏松多孔，便于散热，便于吸收和蒸发汗液，要柔软轻松，否则会因多次重复摩擦而损伤肌肤。运动服大小要合适，夏天宜穿浅色单薄服装，可戴白色凉帽，冬天则应穿保暖服装，根据情况可戴手套和帽子。鞋袜大小要合脚，并要透气和富有弹性，穿着要舒适，运动时切勿穿凉鞋、皮鞋或赤脚。硬、滑或过松的鞋袜会造成运动损伤。不合脚的鞋袜易引起脚部疾患，如鸡眼、汗足、脚趾变形等。

三、女子体育运动卫生保健

女子经常参加体育锻炼，可以促进身体的生长发育、增进健康，提高身体各组织、器官、系统的生理功能水平，而且还可以使身体各部的肌肉得到协调均匀的发展。通过体育锻炼能使腹肌、腰背肌和骨盆底肌的肌肉力量得到增强，这对于女子妊娠期的身体健康和顺利分娩都有很大好处。

（一）女子体育卫生要求

1. 营养要求

女子的身体形态和生理上有两个鲜明的特点：一是女子的体态比较丰满；二是女子生理上进入青春期后出现月经。女子的体态比较丰满，主要是女子的皮下脂肪储存率高于男子。女子因生理特性每月都有月经，每次月经都有经血的流失，同时还伴有一系列的全身反应。这期间对女子食欲、睡眠、精神和体力均有一定的影响。可见月经对女子来说是一种体能的损耗，需要获得生理性的补偿，在膳食中应补充充足的蛋白质和铁，以保持合成血红蛋白的需要。含铁较多的食物为动物的肝脏、蛋黄、豆类、绿色蔬菜、五谷的外皮及胚叶部分。

2. 卫生要求

女子月经期间由于神经-体液（内分泌）调节变化的影响，抗病能力减弱，加上子宫颈口轻微张开，子宫内膜脱落，阴道酸性分泌物被经血冲淡，容易感染而引起疾病。因此在行经期间必须注意卫生；在平时或月经期，应经常用清洁的温水清洗外阴，月经期洗澡时不可洗盆浴，以免细菌进入阴道引起感染；月经期间要少吃生冷或有刺激性的食物，如辣椒、酒等，应多喝开水，以保持大便通畅。月经期间必须保持充分的睡眠，以增强身体抗病的能力。重体力劳动或剧烈体育活动容易造成经血过多或延长经期，对健康不利。因此月经期应停止剧烈体育锻炼，适当进行一些轻微的体育活动；保持愉快乐观的心情，心情波动会影响身体健康和月经状况。

3. 对健身运动的要求

青春发育阶段，由于女子在体格发育、内脏器官功能水平及身体素质方面逐渐落后于男子，出现了明显的性别差，而且女子有月经来潮，因此在体育课的教学内容与要求上应区别于男子。对女生的锻炼标准，运动成绩的要求应低于男生，女生使用的运动器械应轻于男生。

女子的心血管、呼吸系统功能较差，运动负荷安排要小于男生。女子肩部较窄，臂力较弱，做两臂支撑、悬垂和摆动动作吃力，在这类动作的学习中应加强对女生的保护。女子身体重心较低，平衡能力较强，柔韧性好，适合于平衡运动及艺术体操等项目的活动。

在体育运动锻炼中，应注意保持和发展其柔韧性，有目的、有步骤地加强肩带肌、腹肌、腰背肌和盆底肌的锻炼。女子不宜多做从高处跳下的练习，以免使身体受到过分震动，影响骨盆的正常发育和盆腔内器官的正常位置。因此，要多安排些增强腹肌、盆底肌的练习，以免由于跑跳等练习的剧烈震动引起子宫移位。根据体型和心理特点，女子适合于艺术体操、自由体操、健美操、慢跑、太极拳等项目的锻炼。

（二）女子月经期体育卫生

月经是女子正常的生理现象，在月经期间，人体一般不会出现明显的生理异常变化。身体健康、月经正常的女子，月经期参加适当的体育活动是有益的，因为体育活动可以调节大脑皮质的兴奋和抑制过程，改善盆腔的血液循环，减轻月经期的不适感。同时，由于腹肌和盆底肌肉的收缩与放松，对子宫起着轻柔的按摩作用而有利于经血的排出。月经虽属正常现象，但由于月经期子宫内膜脱落出血，生殖器官抵抗力较弱而易于感染等特点，故应特别注意下列卫生要求：

1. 适当减少运动量，运动时间不宜过长，特别是月经初潮不久的女性，由于月经周期尚不稳定，更应注意运动量不宜过大，要循序渐进，逐步养成经期锻炼的习惯。

2. 月经期不应从事剧烈运动，尤其是震动强烈、增加腹压的动作。如快速跑、跳跃及力量性练习等，以免导致子宫异位和经血过多。

3. 月经期要避免冷和热刺激，如冷水浴、阳光下曝晒等，特别是下腹部不要着凉，以免引起卵巢功能紊乱而导致月经失调。

4. 月经期不宜游泳，以免病菌侵入生殖器引起炎症。

5. 有痛经或月经紊乱的女子，月经期应停止体育活动。

任务 2　体育锻炼的自我医务监督

体育锻炼中自我监督的主要任务是对个人的身体健康和功能状况，以及在体育运动影响下发生的变化进行系统观察。通过自我监督帮助锻炼者把握自己的健康状况，粗略评价运动负荷的大小，分析自己选用的锻炼方法，了解对个人卫生、生活制度及体育锻炼的执行情况，以避免运动性伤病，锻炼过度及其他有损于身体健康的现象发生，并为及时发现问题，以便配合医务检查及合理处置创造必要的条件。

一、身体适应性诊断与处置

在体育运动锻炼过程中，由于每个人的身体情况、学习负担及机体承受能力存在差异，因此当运动负荷超过身体承受能力时，就会产生由身体不适应而引起的不良反应。为了免于出现伤病而使身体健康受损，有必要通过自身感觉和对客观指标的检查，得出反映身体状况的客观材料和数据，以判定运动负荷与自身承受力之间的合理界限，并最终达到正确指导体育锻炼的目的。

（一）日常精神情绪变化

1. 一般精神感觉

一般精神感觉是指体内感觉信息的一种表现方式，它由体育运动产生的负荷刺激所引起。通常认为，当运动负荷适宜时，人的精神感觉总是良好的，它表现为体力充沛，活泼愉快及精神饱满。如果身体患病或锻炼过度，则会出现身体软弱无力、倦怠或容易激动、精神萎靡不振等不良反应。如果将各种精神感觉作为评价体育锻炼是否适度的指标时，还应考虑日常学习与生活中出现的其他因素。如学习感到顺利、考试成绩优秀时，也可能导致精神异常兴奋，使之造成虽然身体状况不佳，但仍感觉良好的一种错觉。而与此相反，由于不愉快因素造成的原因，即使身体的感觉不好，但是机体状况正常，也不见得会出现什么问题。

2. 参加体育锻炼的愿望

体育锻炼的愿望和精神情绪是密切相关的，有无参加体育锻炼的愿望，是衡量日常状态是否健康的重要标志。因此，当一个心情舒畅乐意参加体育锻炼的人，一旦出现对体育运动健身不感兴趣，且表示冷淡厌倦时，就应该考虑这是否是锻炼方法不当，或是疲劳未及时消除而引起的，有时甚至可能是锻炼过度的一种早期现象。当然，由其他诸如身体疾病、学习负担过重、生活不规律、营养补充不充分等因素造成的锻炼积极性下降也是不容忽视的，但这些可作为附加因素考虑，在自我监督日记备注栏中标明。通常情况下，根据个人参加体育锻炼的愿望，分别用对锻炼有积极愿望、有一般锻炼愿望、不想参加体育锻炼、冷淡或厌倦等文字记录。

（二）日常睡眠食欲情况

1. 睡眠情况的诊断

为了保证机体的健康发育与生长，每天应保证有 8～9 小时的睡眠时间。正常睡眠的表现是，入睡快、睡得沉、少梦或无梦、晨起后身体感觉爽快、精神振奋且体力充沛。通常认为，合理的体育锻炼和生活制度改善睡眠状况，但只要身体状况稍有变化，正常睡眠又极易受到影响。因此，睡眠作为一种身体健康指标，可以为正确选用体育锻炼方法，合理安排运动负荷及判断身体疾病提供依据。例如：体育锻炼后，出现嗜睡、易醒、失眠、多梦或入睡迟等现象，以及晨起感到头晕或精神疲惫，即表明正常睡眠已受到破坏。

2. 食欲变化的诊断

食欲是反映机体状况十分敏感的一项适应性诊断指标。身体健康状况不佳、身体不适或睡眠不足、均可在食欲上反映出来。如果体育锻炼过度使身体健康状况受到影响，不仅食欲会减退，甚至还容易出现口渴现象，但是必须和锻炼刚结束产生的暂时性食欲减退有所区别。通常认为，早晨的食欲感特别重要，若睡醒后 30～45 分钟就有进食的欲望，表明身体状况良好；如果起床后 2～3 小时仍无进食要求，则被认为是一种不正常现象。

（三）体重增减规律

1. 体重增减的变化规律

每次体育锻炼之后，由于机体多余水分和脂肪的消耗，体重略有下降，特别是初锻炼者和身体较为肥胖的人，这种现象尤为明显。有时运动强度越大，锻炼持续时间越长，体重下降的趋势也会随着增加，因此，在合理范围内的体重下降是一种正常现象。通常情况，开始运动时体重会下降，随着体育锻炼时间的持续进行，由于机体内部产生一系列适应性变化，体重自然会处于一种相对稳定状况。通过长时间的体育锻炼，还会使骨的长度和直径增长、变粗，骨密质增厚，肌肉健壮，肌腱和韧带的抵抗力增强，从而形成体脂比例减少，体重相应增加。

2. 体重检查的注意事项

测量体重，最好在清晨起床或午餐前空腹进行，刚进行体育锻炼时，最好每周测量一次。以后随着锻炼时间的延长及运动负荷的增加，每周进行 2 次，以便做到精确地掌握体重的变化情况。通过体重的变化情况来判断运动负荷适宜程度，防止因体育锻炼过度影响身体健康。

（四）日常生理指标的检查

1. 心率　健康成年人安静时的心率为 75 次/分左右。日常的心率检查是测量一个人身体健康的重要指标，通过心率的检查可反映血液循环系统机能状态，在体育运动锻炼时，对运动强度的反应比较灵敏。故在自我监督中，常以此作为评定锻炼水平和身体健康状况的客观指标。一般认为，体育运动锻炼时心率达到 180 次/分以上为大强度运动；150 次/分左右为中等强度运动；120 次/分以下为小强度运动。这样在体育运动锻炼中，就可以根据上述参数监测运动负荷。据运动生理学研究表明，运动负荷大小与心率恢复的快慢成正比；运动负荷越大，恢复时间越长。通常情况下，体育锻炼后 20 分钟，心率逐渐恢复到正常水平，若 30 分钟仍未恢复，则表明身体运动健康能力欠佳，这表明还需经常体育锻炼来提高心脏功能水平。

2. 血压　血压也是检查人体机能的指标之一。血压是指血管内的血液对于单位面积血管壁的侧压力，通常指动脉血压。血压值随心动周期的变化而有所不同。健康成年人动脉血压的收缩压正常值为 100～120 mmHg，舒张压为 60～80 mmHg。体育锻炼后，血压的变化有不同的反应，其中以收缩压升高、舒张压下降，脉压增加为锻炼效果最好。收缩压的升高，表明心脏收缩力量增加；舒张压的下降，说明外周阻力减少；脉压增加表明运动时流向肌肉等外周组织的流量增加。运动后收缩压、舒张压都上升，但脉压升高，也是心血管机能提高的表现。

3. 肺活量　最大吸气后、尽力所能呼出的最大气量为肺活量。肺活量可反映人体呼吸运动的能力。它与年龄、性别、身高和体重等因素有关。正常成年男性的肺活量约为 3500～4000 毫升，女性约为 2500～3000 毫升。体育锻炼后，肺活量增加是机体机能反应的适应性变化。测定肺活量可通过测定胸围差的方式。胸围差越大，说明呼吸功能的潜力越大，表明体育锻炼的效果显著。

任务 3　运动损伤

一、运动损伤的概念和分类

体育运动过程中发生的损伤，称为运动损伤。与一般的生产或生活中的损伤有所不同，它的发生与运动训练安排、运动项目、技术动作、运动训练水平、运动环境及条件等因素有关。为了有效预防及及时处理好运动损伤，掌握运动损伤的分类、产生的主要原因和如何预防运动损伤是非常必要的。

一般而言，运动损伤可作如下分类：

1. 按损伤组织的种类分类

运动损伤按损伤组织分类，可分为肌肉韧带的挫伤、撕裂、挫伤、四肢骨折、颅骨骨折、脊椎骨折、关节脱位、内脏损伤、脑震荡、神经损伤、烧伤、冻伤和溺水等。

2. 按损伤组织创口界面分类

运动损伤按损伤组织创口界面分类，可分为开放性损伤和闭合性损伤。开放性损伤指损伤组织有裂口与外界空气相通，如擦伤、刺伤、切伤与开放性骨折等；闭合性损伤指损伤组织无裂口与外界空气相通，如挫伤、肌肉韧带损伤与闭合性骨折等。

3. 按运动创伤的轻重分类

运动损伤按运动创伤的轻重分类，可分为轻伤、中等伤和重伤。不损失工作能力的是轻伤；失掉工作能力 24 小时以上，并需要在门诊治疗的是中等伤；需要长期住院治疗的是重伤，这种分类法有助于了解工矿、农村、机关和学校等开展群众体育活动中的损伤情况。

4. 按运动能力丧失的程度分类

运动损伤按运动能力丧失的程度分类，可分为轻度伤、中度伤和重度伤。受伤后能按锻炼计划进行练习的是轻度伤；受伤后不能按锻炼计划进行练习，需停止患部练习或减少患部活动的是中度伤；受伤后完全不能锻炼的是重度伤。

5. 按损伤病程分类

运动损伤按损伤病程分类，可分为急性损伤和慢性损伤。急性损伤指人体在一瞬间遭受直接暴力或间接暴力的损伤；慢性损伤又分为劳损和陈旧性损伤，劳损是因局部负荷过度或多次微细损伤积累而成，陈旧性损伤常因急性损伤处理不当转变而成。

二、运动损伤发生的原因

造成运动损伤的原因是多方面的，既与锻炼者的运动基础、体质水平有关，也与运动项目的特点、技术难度以及运动环境等因素有关。其主要原因有：

1. 思想麻痹大意　这是所有运动损伤因素中最主要的因素。包括运动前不检查器械、预防措施不得力、好胜好奇，常在盲目和冒失行动中受伤。

2. 运动前准备活动不充分，特别是缺乏针对性准备活动，使运动器官、内脏器官机能没有达到运动状态而造成损伤。

3. 运动情绪低下，或在畏难、恐惧、害羞、犹豫以及过分紧张时发生伤害事故。有时因缺乏运动经验、缺乏自我保护能力致伤。

4. 内容组合不科学，方法不合理，纪律松散以及技术上的错误等。

5. 运动场地狭窄，地面不平坦，器械安置不当或不坚固，锻炼者拥挤或多种项目在一起活动，容易相互冲撞致伤。

6. 空气污浊、噪声、光线暗淡、气温过高或过低，以及运动服装不符合要求等原因，也可直接或间接造成伤害事故。

三、运动损伤发生的预防

1. 加强运动安全教育，克服麻痹思想，提高预防损伤意识。

2. 认真做好准备活动，对可能发生运动损伤的环节和易伤部位要及时做好预防措施。

3. 合理组织安排锻炼，合理安排运动量，防止局部运动器官负担过重。

4. 加强保护与帮助，特别要提高自我保护能力。如摔倒时，立即屈肘低头，团身滚动，切不可直臂或肘部撑地。由高处跳下时，要用前脚掌着地，注意屈膝、弯腰，两臂自然张开，以利缓冲和保持身体平衡。

四、常见运动损伤类型与处理方法

（一）软组织损伤

这类损伤可分为开放性损伤和闭合性损伤两类。前者有擦伤、撕裂伤、刺伤等，后者有挫伤、肌肉拉伤、肌腱腱鞘炎等。

1. 擦伤

因运动时皮肤受搓致伤。如跑步时摔倒、体操运动时身体摩擦器件受伤、擦伤后皮肤出血或组织液渗出。

小面积擦伤，可用红药水涂抹伤口。大面积擦伤，先用生理盐水洗净，后涂抹红药水，再用消毒布覆盖，最后用纱布包扎。

2. 撕裂伤

常发生在剧烈、紧张运动时，或受到突然强烈撞击，造成肌肉撕裂。包括开放伤和闭合伤两种。常见有眉际撕裂、跟腱撕裂等。开放伤顿时出血，周围肿胀。闭合伤触及时有凹陷感和剧烈疼痛。

轻度开放伤，用红药水涂抹伤口即可；裂口大时，则须止血和缝合伤口，必要时注射破伤风抗毒血清，以防破伤风；如肌腱断裂，则须手术缝合。

3. 挫伤

常因撞击器械或练习者之间相互碰撞而造成。单纯挫伤在损伤处出现红肿，皮下出血，并有疼痛，内脏器官损伤时，则出现头晕、脸色苍白、心慌气短、出虚汗、四肢发凉、烦躁不安，甚至休克。

发生挫伤后，可在 24 小时内冷敷或加压包扎，抬高患肢或外敷中药。24 小时后，可按摩或理疗。进入恢复期后，可进行一些功能性锻炼。如果怀疑内脏损伤，则做临时性处理后送医院检查和治疗。

4. 肌肉拉伤

通常在外力直接或间接作用下，肌肉过度主动收缩或被动拉长时会引起肌肉拉伤。准备活动不充分，动作不协调以及肌肉弹性、伸展性、肌力差者更易拉伤。损伤后伤处肿胀、压痛、肌肉痉挛，诊时可摸到硬块。严重的肌肉拉伤是肌肉撕裂。

对于肌肉拉伤，轻者可即刻冷敷，局部加压包扎，抬高患肢。24小时后可施行按摩或理疗。如果肌肉已大部分或完全断裂，在加压包扎急救后，应立即送医院手术治疗。

（二）关节、韧带扭伤

1. 肩关节扭伤

肩关节扭伤一般因肩关节用力过猛或反复劳损所致。也有时因技术错误，违反解剖学原则而造成损伤，如投掷、排球扣球、大力发球时常出现这类损伤。其症状有压痛、疼痛，急性期有肿胀，慢性期三角肌可能出现萎缩，肩关节活动受限。

对于单纯韧带扭伤，可采用冷敷，加压包扎。24小时后可采用理疗、按摩和针灸治疗。出现韧带断裂时，应立即送医院缝合和固定处理。当肩关节肿胀和疼痛减轻后，可适当施行功能性锻炼，但不宜过早活动，以防转入慢性。

2. 髌骨劳损

髌骨具有保护股骨关节面、维护关节外形、传递股四头肌力量的作用，是维护膝关节正常功能的主要结构。髌骨劳损是膝关节长期负担过重或反复损伤累积而成的，也可由一次直接外力撞击所致，如篮球滑步急停，跳高和跳远时踏跳不合理或摔倒受击都可导致这种损伤。

发生髌骨劳损后，可采用中药外敷、针灸、按摩等方法。平时加强膝关节肌群力量练习，如采用高位静力半蹲，每次保持3~5分钟。病情好转时，可逐渐增加时间，每日进行1~2次。

3. 踝关节扭伤

运动中跳起落地时失去平衡，使踝关节过度内翻或外翻致伤。在准备活动不充分、场地不平坦的情况下，更易发生这类损伤。主要症状为伤处疼痛、肿胀，韧带损伤处有明显压痛、皮下淤血。

受伤后，应立即冷敷，用绷带固定包扎，并抬高伤肢。24小时后，根据伤情采取综合治疗，如外敷伤药、理疗、按摩等，必要时采取封闭疗法。待病情好转后，施行功能性练习。对严重患者，可用石膏固定。

（三）骨折

骨折常由运动中身体某部受到直接或间接的暴力撞击而造成。例如，在踢足球时，小腿被踢造成胫骨骨折；摔倒时，手臂直接撑地引起尺骨或桡骨骨折；跪倒时，可造成髌骨骨折等。

骨折是比较严重的损伤，但发病率很低。骨折分不完全性骨折和完全性骨折两种。常见的骨折有肱骨骨折、前臂骨骨折、手骨骨折、大腿骨骨折、小腿骨骨折、肋骨骨折、脊柱骨折和头部骨折等。

骨折发生后，患处立即出现肿胀，皮下淤血，有剧烈疼痛（活动时加剧），肢体失去正常功能，肌肉产生痉挛，有时骨折部位发生变形，移动时可听到骨摩擦声。严重骨折时，伴有出血和神经损伤、发热、口渴甚至休克等全身性症状。

若伴有出现休克，应先进行处理，即点按人中穴，并进行对口人工呼吸或心脏胸外按摩；若伴有伤口出血，应同时实施止血和包扎。骨折后暂勿移动患肢，应用夹板或其他代用品固定伤肢，及时护送医院检查和治疗。

任务4　运动损伤的康复训练

一、什么是康复训练

运动损伤发生后，导致局部机体活动受阻，产生一定的功能障碍，特别是受伤比较严重时，如果仅仅是被动休息，就会造成机体功能的衰退，譬如肌肉萎缩等。这就需要在疗伤的同时，还要进行适当的功能恢复训练。而康复训练就是在运动损伤治疗的后期进行有益的合理的训练活动，促进肌肉、关节、韧带的功能恢复和强健，同时提高整个机体的健康水平。

二、康复训练的原则

运动损伤的康复训练，既有其治疗的原则，又有训练的原则；既要遵守体育锻炼的一般原则（全面性原则、循序渐进原则、区别对待原则、持之以恒原则等），又要遵守康复训练的特殊原则。

首先，根据患处的伤势决定局部活动的负荷大小，逐步加大全面活动。

第二，控制患处功能活动的质和量，以局部活动后患处不出现局部疼痛和练习后24小时不出现肿胀为度。

第三，每次康复训练后，做好放松练习及热敷或轻度按摩。

三、康复训练的手段与方法

康复训练具有明显的科学性和实践性，必须在教师或者医务人员的指导下科学地进行。同时，康复训练又必须发挥患者的主观能动性，要求积极主动、认真地做好每一项活动。防止康复训练中盲目、过早地进入大强度的负荷活动，是必须警惕的问题。

（一）主动活动与被动活动

1. 主动活动　患者依靠本身的肌肉力量做负重或不负重的功能活动，逐步恢复肌肉的力量，增强关节活动度及提高活动的速率。

2. 被动活动　依靠外力的帮助做患处的功能活动，通过被动活动使患处的功能范围逐步扩大，促进患处淤血、粘连物进一步吸收。

3. 主动活动与被动活动的练习次序　一般情况下，先做被动活动，再做主动活动。亦可在主动活动后再做被动活动。若被动活动后做，则负荷量要适当加大，最大不可超过正常的活动范围，否则，会造成患处的再次损伤。

（二）动力练习与静力练习

1. 动力练习　利用本身肌肉力量做肌肉、关节、韧带的负重或不负重的功能练习，如做关节绕环、屈伸、跑步、连续跳跃、投掷、拉力器练习、扩胸器练习等。

2. 静力练习　利用本身肌肉、关节、韧带的力量，使患处保持一定角度的功能位置，控制一定时间的练习。逐步提高强度（角度、时间），促进患处的新陈代谢，增强功能。练习时可控制负荷进行，但最大负荷不要超过本人健康时的强度。特别对关节、韧带部位的损伤,静力练习尤为重要。

3. 动力练习与静力练习的练习次序　先做静力练习,再做动力练习,也可在动力练习后再做一次静力练习,但时间要比第一次静力练习少 1/2。

（三）逆向练习

康复训练中的逆向练习,对大多数运动损伤的治疗大有好处。尤其对消除机体损伤部位的"痕迹",更具有独特的功效。

何为逆向练习? 简单地讲,腹部损伤的康复练习必做背部的练习;上肢部位的损伤必做下肢部位的康复练习;右侧损伤必做左侧的康复练习。另外,屈、伸肌群,外展、内收肌群,旋内、旋外肌群等,按同理应用。当然,这不是讲不要做患处的康复练习,而是强调做相应部位的练习,增加活动量,产生健侧机体的优势兴奋,从而淡化、抑制患侧机体的兴奋,并使之进入良性状态,达到修复损伤痕迹的效果。同时,练习健侧的肌肉群亦有利于放松患侧的肌肉、关节紧张度,促进患侧的血液循环,直接加速了患处损伤组织的修复。如果使用对抗性的康复练习,练习开始前,必须对患处做好保护工作,如贴好应力橡皮膏等,以免造成肌肉、关节的再次损伤。

任务 5　运动处方与常见慢性病的体育疗法

一、运动处方

运动处方最早是美国生理学家卡波维奇在 20 世纪 50 年代提出的。

（一）什么是运动处方

运动处方:是指根据体育锻炼者的年龄、性别、健康状况和体适能水平以处方的形式确定其运动目的、运动形式、运动强度、运动时间、运动频率和注意事项的系统化、个性化的运动方案。它是体育锻炼者进行身体活动的指导性条款。这就如同医院临床医生根据病人的病情开出不同药物和不同用量的处方一样,故称运动处方。但二者有所不同,运动处方是用来提高健康水平,促进健康和预防疾病;而临床处方是用来治疗疾病。

运动处方是指导人们有目的、有计划和科学地锻炼的一种方法。

（二）运动处方的基本内容

1. 运动目的　运动处方的根本目的是通过科学有序的身体活动给人体一定负荷的运动刺激,使机体产生反应与适应性的变化。依照不同的对象、不同的身体健康状况或不同的要求,运动处方的目的主要有以下几个方面:促进生长发育,提高身体素质;增强体质,提高健康质量,延缓衰老,防治疾病,保持健康,丰富生活,调节心理,提高生活质量,掌握运动技能和方法,提高竞技水平。

2. 运动形式　运动形式是指依据个体运动处方的目的而采用的专门运动种类或练习手段和方法。选择的条件是医学检查许可、本人喜欢并运动负荷适合本人体能。现代运动处方的运动形式包括三类:①有氧耐力运动项目。如:步行、慢跑、骑自行车、游泳、上楼梯、跳绳等;②伸展运动。如健身操、广播体操、健身气功、武术、舞蹈等;③力量性锻炼,如负重练习、器械练习等。

3. 运动强度　运动强度是指单位时间内的运动量。即:运动强度＝运动量/运动时间。运动强度是运动处方定量化与科学性的核心,是设计运动处方中最困难的部分,因此需要有适当监测措施来确定运动强度是否适宜。常用的运动强度确定指标是心率。研究表明，一般体育锻炼时的运动强度心率控制在 120～140 次/分是最适宜的运动强度。对身体健康有促进作用。

4. 运动时间　运动时间包括运动的持续时间和运动在一天中的时间安排。运动的持续时间是指除了必要的准备活动与整理活动，每次运动的持续时间。研究表明，每次运动的时间应在 30 分钟以上对身体健康有效。

5. 运动频率　运动频率是指每周运动的次数。每个人可选择适合自己情况的健身运动次数，关键是要持之以恒，使运动习惯性或运动生活化。研究表明，每周 3～4 次是最适宜的运动频率。

二、常见慢性病的体育疗法

（一）颈椎疾病

颈椎病是指因颈椎退行性改变压迫神经而引起颈、肩、肩臂部功能障碍和伤痛，伴有手部发麻的病症，在成年人中是一种常见病。其症状是：先有颈、背、肩臂似"落枕状"，很快就转到一侧臂沿神经分布区，直至手指感觉到痛、麻。有的病还可能并发有头昏、头晕、胸背部位痛等症状。治疗颈椎病的体育疗法有：

1. 颈部运动

（1）头前屈后仰：站立位或坐立位，双手叉腰，上体正直，头做前屈后仰动作。

（2）头左右侧屈：站立位或坐立位，双手叉腰，上体正直，头分别向左右侧屈。

（3）头左右转动：站立位或坐立位，双手叉腰，上体正直，头分别向左右转动。

（4）头绕环：（半闭目）站立位或坐立位，双手叉腰，上体正直，头沿顺、逆时针方向绕圈 360°。

经常活动以上四个动作有增强颈部肌肉、韧带力量，保持肌力平衡，提高和加强颈部功能的作用。练习时，要求动作绥慢有力，动作幅度逐渐增大。

2. 穴位按摩

根据颈部不同部位选择下列 3～5 个穴位进行按摩，按摩时按照穴位按摩的方法进行按摩治疗；如：百会、天柱、风池、大椎、肩井、天宗、后溪、落枕等。

（二）腰椎疾病

腰椎疾病包括：坐骨神经炎、腰椎间盘突出、腰肌劳损等。此病多发生在一侧腰部，先从臀部开始，然后沿着大腿后向下放射，直到小腿的外侧和脚跟，疼痛的性质是持续的或阵发的。夜间安静时疼痛程度更重。

腰痛的体育疗法有：

1. 腰腿运动

（1）体前、后屈伸：两脚开立，两手抱于脑后，身体向前屈，前屈后缓慢直立，身体直立后缓慢伸展，（向前挺髋）两膝伸直。

（2）左右转体：两脚开立，两手叉腰，身体左右转 90°以上。

（3）体侧屈：两脚开立，两臂侧平举，脚、臂不动，身体向左右侧屈伸。

（4）仰卧举腿：仰卧双腿伸直，两手向两侧伸直，双腿向上举起 90°放下，重复 8～12 次。

（5）腰绕环：两脚开立，两手叉腰上体以腰部为轴向前、后、左、右绕环。

以上练习的主要作用，在于帮助解除脊椎活动的功能障碍，促使残余渗出液的吸收，松解黏滞，增强腰腿肌肉力量，防止腰腿肌肉萎缩，矫正不良姿势，增大脊椎活动范围，加强脊椎的稳定性。练习过程中应注意，不能用力过猛，要缓慢、柔和、流畅，防止伤痛加重。

2. 穴位按摩

根据腰部不同部位选用下列穴位进行保健按摩治疗；如：昆仑、悬钟、承山、环跳、大肠俞、肾俞、人中等。

（三）神经衰弱

神经衰弱是一种常见的神经官能症，多见于长期神经负担过重或其他精神因素导致大脑皮质神经中枢兴奋和抑制功能暂时的失调所致。神经系统的紊乱是导致其他疾病的根本原因，是现代人群中常见的慢性疾病。常有头晕、耳鸣、眼花、心慌、精神不振、注意力不集中、情绪不稳定、易烦躁、多梦、失眠等症状。

神经衰弱的体育疗法：

1. 太极拳、瑜伽、八段锦、五禽戏等。练习时要求做到心静体松，以意导体，动静结合，排出杂念。练习功效，由于大脑皮质运动中枢处于兴奋状态，使病灶部位逐渐调节与抑制，大脑得到了充分休息。

2. 有氧运动：散步、慢跑、自行车等。每天坚持做有氧运动 30 分钟以上，运动强度每次心率控制在 120～140 次/分之间。有利于调节心情，缓解压力，促进睡眠。

3. 穴位按摩

每天睡前对下列穴位进行按摩：安眠、足三里、太溪、涌泉、神门、三阴交等，有助于睡眠。

（四）肩周炎

肩周炎主要是肩关节囊和关节周围软组织的慢性退化所引起的病症，一方面与轻度损伤和体质弱、代谢障碍有关；另一方面与肩关节周围软组织（肌腱、韧带、关节滑囊）的慢性损伤有关，是成年人常见的一种疾病，此病的特点开始为上肩部酸痛，逐渐发展为肩部周围的疼痛。表现为白天轻晚上重，当病痛逐渐减轻或消失后，残留在肩关节周围的黏液，还会引起肩关节功能障碍，影响工作和生活。

肩周炎的体育疗法：

1. 肩部运动：

（1）扩胸运动：两脚自然开立，两手屈臂肘关节与肩关节平向后振动拉伸；两手侧平举与肩平行向后振动拉伸。

（2）振臂运动：两自然开立，一只直臂上举，一只手直臂下伸同时向后振动。

（3）肩绕环：两脚开立，以肩为轴前后绕环。

（4）压肩：两脚开立，一只手掌与另一只手掌重叠，直臂扶栏杆或助木，挺胸抬头压肩。

2. 穴位按摩

经常按摩穴位能够有效治疗肩周炎，如风池、大椎、肩井、天宗、风门、肩内陵、曲池、足三里、落枕等穴位。

情境 5 竞技体能训练

在提高身体素质的过程中,体能训练是身体素质训练的重要内容,任何身体素质都需要体能的支持,在进行身体素质训练中,应学会科学锻炼方法,掌握提高身体素质能力的技能技术。

任务 1 体能训练概述

一、体能训练的释义

体能是指身体具备某种程度的能力,足以安全而有效地应付日常生活中身体所承受的动机和负荷,不会感到过度疲劳,并有体力享受休闲与娱乐活动的能力。体能训练是提高运动能力,提升运动成绩并避免运动伤害的重要步骤。进行体能训练,将可增加肌肉力量,心肺功能、敏捷度及自信心。

根据性质和需要的不同,体能主要分为健康体能和运动体能。健康体能是指与健康有密切关系的心肺功能及肌肉组织的功能;运动体能是指运动员机体的基本运动能力,是运动能力的重要构成部分。健康体能是运动体能的基础,运动体能是健康体能的延伸,两者相辅相成,关系密切。两种体能的构成要素为:身体形态、机能、素质。三个构成因素中,素质是体能的外在表现,所以在体能锻炼中多以发展各种素质为身体练习的基本内容,那么提高高职学生体能也以发展各种素质为练习的基本内容。

二、高职学生体能训练的必要性

青少年的成长是关系到国家和民族未来的大事,他们的身体素质如何将直接关系到中华民族的素质和竞争力。因此国家非常重视学生的体质状况,教育部、国家体育总局颁布了《国家学生体质健康标准》,每年对在校高职学生进行体质测量并利用《国家学生体质健康标准》进行检测。希望通过这种方法能够了解学生的现实身体状况,关注学生的健康成长,同时能够督促各高校的体育教育。

当今社会倡导终身体育思想,高职学生在学校中要养成从事体育活动的习惯,有一到二项喜爱的体育活动能为今后步入社会,锻炼身体打下基础,那么具备良好的体能就显得尤为重要了。因为体能是从事任何体育活动必备的基础条件,是掌握技术、提高技能的关键因素。无论从事任何体育活动都要具备速度、力量、耐力、柔韧性等基本素质。

高校体育课对体能锻炼的教学质量有待进一步提高,首先,体能锻炼相对枯燥一点,学生练习的积极性不高。其次,学生对体能课的认识不够,怕苦怕累,上课不认真,因而练习的质量下降。

任务 2　形态及锻炼

一、身体形态的释义

（一）身体形态及其结构

身体形态是指人体外部与内部的形状特征。反映外部形态特征的指标有：高度（身高、坐高、足弓高等），长度（腿长、臂长、手长、颈长、足长），围度（胸围、臂围、腿围、腰围、臀围等），宽度（肩宽、臀宽等）和充实度（体重、皮质厚度等）等。反映内部形态的指标有：心脏纵横径、肌肉的形状与横断面等。

（二）身体形态在体育锻炼中的意义

1. 某种身体形态在一定程度上反映着相应的生长发育水平、机能水平。

2. 身体形态分为外胚型、中胚型、内胚型，不同的身体形态表现出不同的外在气质。

二、身体形态的锻炼方法及要求

1. 手持轻器械训练法

手持哑铃、木棒、实心球、体操凳等轻器械进行训练方法。这种方法有不同的训练内容与运动方式，可训练身体的任何一个部位，能在一定程度上影响身体形态。

2. 舞蹈训练法

舞蹈动作是经过提炼、组织加工的人体动作，其基本要素有动作的姿态、协调能力、节奏等，对身体姿势的形成有特殊意义。

三、身体形态训练的基本要求

1. 根据不同生长发育阶段的形态特征安排身体形态训练

人体在不同年龄阶段的生长发育有着不同的特征。一般是先长高度、后长宽度、围度和充实度。心脏发育过程中先加大心脏容量，后增厚心壁肌肉，身体形态训练应与之相适应，而不可颠倒。高职学生的年龄段一般在 18～25 岁，处在青春期，身体发育到了完全成熟阶段，这一阶段的身体形态变化应侧重宽度、围度、充实度。

2. 采用多种方法和手段改善身体形态

影响身体形态的因素很多，如饮食、气候等都会影响外部形态，因而身体形态的锻炼也要注意其他手段与方法的运用，尤其要注意饮食和营养的控制。

任务 3　力量素质及其训练

一、力量素质的释义及分类

力量素质是指人体神经肌肉系统在工作时克服或对抗阻力的能力。以完成不同的体育活动所需力量素质的不同特点，可分为最大力量、快速力量和力量耐力。在日常健身时一般不做大力量训练。在本节中，根据高职学生的职业特点和对力量素质的实际需求，只对快速力量和力量耐力训练的方法和手段进行论述。

快速力量是指肌肉快速发挥力量的能力，是力量与速度的有机结合。力量耐力是指肌肉长时间克服阻力的能力。

二、力量训练的主要手段

1. 负荷抗阻练习　如运用杠铃、壶铃、哑铃等训练器械。可用于机体任何一个部位肌肉力量的练习，是力量练习常用的手段。

2. 对抗性练习　如双人顶、推、拉等，依靠对抗双方以短暂的静力作用发展力量素质。对抗性练习不需要任何训练器械及设备，又可引起练习者兴趣。

3. 克服弹性物体的练习　如使用拉力器、橡皮筋等，依靠弹性物体变形而产生的阻力发展力量素质。

4. 利用力量训练器械的练习　利用力量训练器械，可以使身体处在各种不同的姿势（坐、卧、立）进行练习，可直接发展各部位肌肉力量，使练习更有针对性。

5. 克服外部环境阻力的练习　如沙地和草地跑、跳练习等。做这种练习往往在动作结束阶段所用的力量较大，每次练习要求不用全力。

6. 克服自身体重练习　如引体向上、倒立推起、纵跳等。这类练习均由四肢的远端支撑完成，迫使机体局部承受体重，使机体局部部位得到发展。

三、力量训练的基本要求

1. 注意不同肌肉群的对应发展及练习的顺序

在主要发展机体大肌群和主要肌肉群力量的同时，也要重视小肌肉群、远端肌肉群、深部肌肉群的力量训练。练习的顺序应遵循先练大肌群后练小肌群，前后相邻运动避免使用同一肌群的原则。

2. 处理好负荷与恢复的关系

进行健身力量练习，一般每周安排2～3次，每次只发展一种力量类型。

（1）注意负荷的逐渐增加：在力量练习中，肌肉的力量会逐渐增长，肌肉对某一负荷会产生适应，对此要么变换练习方式，要么适量增加负荷，否则不利于肌肉力量的增长。对健康体能练习来说，每个负荷都要持续练习一段时间逐渐增加负荷。

（2）注意力量练习后肌肉的放松：肌肉在力量练习后会产生酸胀感，肌肉酸胀是肌纤维增粗现象的反应，也是力量增长的必然。但应采取积极措施消除肌肉的酸胀感，有利于减小能量的消耗，并更好地保持肌肉的弹性。

任务4　速度素质及其训练

一、速度素质的释义及分类

（一）速度素质的释义

速度素质是指人进行快速运动的能力或在最短时间完成某种运动的能力，按其在运动中的表现可分为反应速度、动作速度和周期性运动的位移速度三种形式。

（二）速度素质的分类

1. 反应速度是指人体对各种信号刺激（声、光、触）快速应答的能力。

2. 动作速度是指人体或人体某一部位快速完成某一动作的能力。

3. 位移速度是指人体在特定方向上位移的速度。

二、速度素质提高的方法

（一）动作速度提高的方法

1. 变换各种信号让练习者迅速做出反应的练习。

2. 各种高频率动作的练习。

3. 借助信号刺激提高动作速度。

（二）移动速度提高的方法

1. 采用短时间内的短距离反复快速跑来发展肌肉爆发能力，练习中保证组与组间休息充分，确保每组练习质量。

2. 各种爆发力练习。

3. 高频率的各种快速跑专门性练习。

三、速度练习中应注意的事项

1. 动作速度练习中，练习持续的时间一般不宜过长，

2. 动作速度练习中，每组之间的休息时间是由练习的强度所决定的，练习强度大，休息时间就应长些，但休息的时间过长会使神经兴奋性下降，不利于用速度练习的效果。

3. 速度素质练习应在练习者兴奋性高、情绪饱满、运动欲望强的情况下进行。

任务 5　耐力素质及其训练

一、什么叫耐力素质？

耐力是指人体长时间进行肌肉工作的运动能力，也叫抗疲劳的能力，按人体生理系统分类，耐力素质可分为肌肉耐力和心血管耐力。肌肉耐力也称力量耐力，心血管耐力又分为有氧和无氧耐力。有氧耐力是指人体长时间进行以有氧代谢（糖和脂肪等有氧氧化）供能为主的运动能力。而无氧耐力是指机体在无氧代谢（糖无氧酵解）的情况下较长时间进行肌肉活动的能力。

二、发展有氧耐力的方法

1. 各种形式的长时间跑，如匀速持续跑，心率控制在 120～140 次/分之间，每次锻炼时间应持续 30 分钟以上。越野跑，持续时间保持 1 小时以上，跑速可匀可变。在自然环境中练习可提高练习者的兴趣，有利于推迟疲劳的产生。变速跑，负荷强度可从较小强度提高到较大强度，持续时间应在 30 分钟以上。

2. 采用间歇训练法，提高练习者有氧耐力和无氧耐力水平，练习过程中提高两种耐力水平，对负荷强度和负荷量的要求是有所区别的。采用间歇训练法发展有氧耐力，在工作进行中，心率可达 170～180 次/分，持续工作时间不超过 2 分钟，少则只有几秒钟。间歇时间一般要求机体尚未充分恢复、心率恢复到 120 次/分左右时便可进行下一次练习。采用间歇训练法发展无氧耐力时训练强度为 80%～90%，心率可为 180～190 次/分，练习持续时间

40～90 秒。练习重复次数不必过多，以保持必要的训练强度。练习组数在 1～2 组。间歇时间可采用恒定不变的方式安排，一般每次练习之间休 2～4 分钟，心率达到 120～130 次/分，开始下一次练习。组间休息的时间要长于组内间歇的时间，以利于恢复。

　　3. 长时间进行的其他周期性运动，如滑冰、自行车等。

　　4. 反复克服自身体重的练习，坚持较长时间的抗小阻力练习。

三、耐力练习中应注意的事项

　　在耐力练习加，应加强练习者用鼻呼吸能力的培养，同时加强呼吸节奏和动作节奏协调一致的训练，使机体通过提高呼吸频率和加深呼吸深度来吸取氧气。

任务 6　柔韧素质及其训练

一、什么叫柔韧素质

　　柔韧素质是指人体关节在不同方向上的运动能力及肌肉、韧带软组织的伸展能力。

　　柔韧练习基本上采用拉伸法，分为动力拉伸和静力拉伸两种，动力拉伸是有节奏的，通过多次重复同一动作的练习使软组织逐渐地拉长的练习方法。静力拉伸练习是先通过动力拉伸缓慢的动作将肌肉等软组织拉长，当拉伸到一定程度的时候要暂时静止不动，使软组织持续被拉长。

二、柔韧练习方法

　　在练习时，应把动力拉伸和静力拉伸两种方法结合起来，在练习过程中可主动完成，也可被动完成。主动柔韧性练习是靠自己的力量将软组织拉长，如站立体前屈、后仰成桥等。被动柔韧性练习是在外力帮助下使练习者的软组织得到拉长，如同伴帮助下的压腿等。柔韧练习的主要手段有压肩、摆腿、压腿分腿跳、徒手操、站立体前屈、俯卧背伸、转体等。

三、柔韧性练习应注意的事项

　　1. 柔韧性练习应与力量素质相结合，不仅可以避免或消除两者之间的不良转移，而且有助于两种素质的协调发展。柔韧性练习后要注意放松练习。

　　2. 柔韧性练习应经常保持。柔韧性发展快，易见效，可是消失也快，停止训练时间稍长一些，就会消失，因此柔韧性练习应经常保持。

运动竞技与专业应用篇

情境 6 田径运动

【学习目标和要求】

• 了解田径运动的基本常识和锻炼价值
• 掌握主要田径项目的基本技术与练习方法
• 通过田径运动项目的训练发展速度、耐力、力量等身体素质的基本方法
• 熟悉田径运动的比赛规则

任务 1 认知田径运动

在远古时代，人类本身所具有的走、跑、跳、投等身体基本活动技能，是应付艰苦的自然环境及获取生活资料所必不可少的。由于生存的需要，使得人类不断提高身体基本活动能力，并向后代传授生活技能，原始教育通过游戏方式组织练习，逐渐将它演变成一种定期的比赛活动，由此构成了古代田径运动的雏形。随着阶级的产生和战争的出现，跑、跳、投又变成一种军事技能和身体训练的主要内容。这种运动最早起源于古希腊，且极具"竞争"和"对抗"性质的"操练"，在发展成以比速度、力量和灵敏为目的的"轻竞技"之后，终为现代田径运动奠定了社会基础。

现代田径运动得以发展的主要因素，在于它能全面提高速度，力量耐力和灵敏等身体素质，培养勇敢顽强的意志品质，并对促进心肺内脏功能具有重要作用。

田径运动，核心反映的是人体最基本的活动能力，它之所以能够得到不断发展，也是因为人类生存和社会的需要。因此，田径运动具有运动项目多样、动作技能自然、活动开展简单易行、运动价值实用、全面等特点。

田径运动由三大类项目组成，径赛（跑步、竞走）、田赛（跳跃、投掷）和全能比赛。通常把以时间来计算成绩的项目称之为径赛，以高度和远度计算成绩的项目称之田赛，以各单项成绩按《田径全能运动评分表》换算分数计算成绩的作为全能运动比赛。

任务 2 径 赛

跑是以最短时间跑完相应距离为目标追求。其全过程由起跑、起跑后的加速跑、途中跑和终点跑四个阶段组成。

径赛项目包括短距离跑、中距离跑、长距离跑、接力跑、跨栏跑、障碍跑等。

一、短距离跑、中距离跑、长距离跑

1. 短跑

短距离跑（简称短跑），是高速度的极限性运动项目。比赛项目有 100 米、200 米、400

米和接力跑，经常进行短距离跑项目锻炼能有效地提高大脑皮质的兴奋性、中枢神经的协调性和灵活性，能有效地增强呼吸系统和循环系统的能力。

短跑全程是由起跑、起跑后的加速跑、途中跑和终点跑 4 个阶段组成。

（1）起跑技术

起跑包括起跑前的准备姿势和起动动作。在短跑比赛中，必须用蹲踞式起跑，并使用起跑器。

如图 6-1 所示，起跑器的安装方法有普通式、接近式和拉长式 3 种。安装起跑器的目的在于蹬离时能充分发挥腿部肌肉的最大力量，从而获得向前的最大初速度，起跑后使身体能保持较大的前倾。

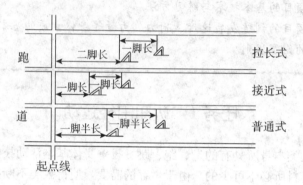

图 6-1 起跑器安装方法

起跑过程包括"各就位"、"预备"、"鸣枪" 3 个环节。

如图 6-2 所示，听到"各就位"口令后，可稍做放松（如深呼吸），然后俯身两手于起跑线后撑地，两脚依次踏在前、后起跑器抵足板上，脚尖触地。将有力的腿放在前面，后膝跪地。两臂伸直约与肩同宽，四指并拢或稍分开和拇指成"八"字形，身体重心稍前移，肩约与起跑线平行。背微弓，颈部自然放松，注意听"预备"口令。

听到"预备"口令后，后膝离地，抬起臀部，使之稍高于肩。重心适当前移，体重主要落于两臂和前腿上。两小腿趋于平行，前腿膝角约为 90°，后腿膝角约为 120°，注意力高度集中等候发令枪声。

听到枪声后，两手迅速推离地面，屈肘做有力的前后摆臂，同时两脚用力蹬离起跑器，使身体以前倾姿势向前上方运动，躯干与地面成 15°～20° 角。后腿迅速屈膝向前上方摆出，但不宜过高。后腿前摆并积极下压着地的同时，前腿快速蹬伸髋、膝、踝 3 个关节。躯干逐渐抬起，头部也随之上抬，视线逐渐向前移。

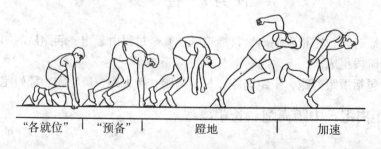

图 6-2 起跑过程

（2）起跑后的加速跑技术

加速跑的任务是充分利用起跑的初速度，在较短距离内尽快获得最高速度。

起跑后，第一步不宜过大，为3~4脚长，第二步为4~5脚长，以后逐渐增大。上体随着步长和速度的增加而逐渐抬起，两脚落点逐渐靠拢人体中线，形成一条直线（在起跑后10~15米处）。同时，两臂应积极摆动，上下肢协调配合。加速距离一般为25~30米。

（3）途中跑技术

一个跑的周期包括两个腾空时期和两个支撑时期（左支撑和右支撑）。单腿均要经历后蹬、摆动、着地缓冲等阶段。

途中跑指从完成加速跑开始，到距终点10米左右的一段距离，其任务是继续发挥和保持最高速度。进入途中跑时，应顺惯性放松跑2~3步，以消除肌肉的过分紧张。在百米跑中，途中跑的距离为65~70米。

摆臂动作：途中跑时上体稍前倾，两眼平视，颈肩放松，手半握拳，两臂屈肘，以肩关节为轴，用力前后摆动，如图6-3所示，前摆时，肘稍向内，肘关节角度变小；后摆时，肘稍向外，角度变大。手和小臂不能摆过身体胸前的中线形成两臂的交叉摆动。正确的摆臂动作能够维持平衡、调节节奏，有利于加快步频和步幅。

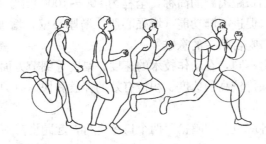

图6-3 途中跑技术动作

摆腿动作：①后蹬伸展阶段，支撑腿从伸展髋关节开始，依次蹬伸膝、踝关节，直到脚掌蹬离地面。后蹬动作中速度极为重要；②折叠前摆阶段，后蹬结束后，摆动腿（大小腿）尽力折叠，快速积极地向前摆动。同侧髋部随之前移；③下压缓冲阶段，前摆至大腿高抬后，随即积极下压，前脚掌积极"扒地"。着地瞬间小腿与地面接近垂直，迅速屈膝、屈踝缓冲，摆动腿随惯性快速向前摆动与支撑腿靠拢，使身体重心迅速前移，膝踝关节屈曲角度达到最大，转入后蹬待发状态。

支撑腿与摆动腿的蹬摆协调配合是途中跑技术的关键。一般情况下，摆动腿前摆速度快，步频也快，前摆幅度大，步幅亦大。

（4）终点跑技术

终点跑包括终点冲刺和撞线，其任务是尽量保持途中跑的高速度跑过终点。在距离终点约15~20米时，上体前倾，以增强后蹬力，同时加大摆臂的幅度和速度，在距离终点线最后一步时，上体达到最大前倾，用胸部或肩部撞线。通过终点后，要调整步频和步幅，逐渐减速。

（5）弯道跑技术

如图6-4所示，弯道起跑时，为了形成一段直线距离的加速跑，应将起跑器安装在跑道右侧、正对左侧弯道的切点方向。左手撑于起跑线后5~10厘米处，身体正对弯道的切点。加速跑距离较短，上体抬起较早，沿切线跑进。

如图 6-5 所示，从直道进入弯道，身体应有意识地稍向圆心方向倾斜。后蹬时，右脚前脚掌内侧用力，左脚脚前掌外侧用力。摆动时，右腿膝关节稍向内，左腿膝关节稍向外。右臂的摆动幅度和力量略大于左臂。尽可能沿跑道内侧前进。

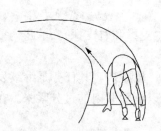

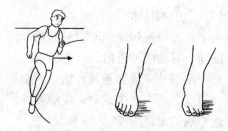

图 6-4　弯道起跑姿势　　　　　　　图 6-5　直道进入弯道

从弯道进入直道，最后几米，应逐渐减小身体内倾程度，惯性跑 2～3 步后转入正常途中跑。

2. 中长跑

中长跑是中距离跑和长距离跑的简称，全程为 800～10000 米。它能有效地改善呼吸系统和心血管系统的功能，促进心肺功能（增强心肌，增厚心壁，增加心脏容积），提高速度和耐力，培养坚韧不拔、吃苦耐劳的意志。

中长跑各项目因距离不同，在动作技术的速度、幅度等细节方面存在区别，但整体动作结构基本相同，均要求保持较高的速度、积极有效的伸髋和快速有力的蹬摆。

（1）起跑技术

中长跑的起跑按"各就位"、"鸣枪"两个口令进行，起跑姿势有"站立式"和"半蹲踞式"两种。

1）"各就位"时，先作一两次深呼吸，"站立式"起跑的运动员两脚前后开立，有力的腿在前，前脚尖紧靠起跑线后沿，全脚掌着地，后脚以前脚掌着地，两脚前后间距约一脚，左右间距约半脚，两膝弯屈，上体前倾（跑的距离越短，腿的弯曲度越大，上体前倾也越大），颈部放松，两臂在体前自然下垂或一前一后，身体重心落于前脚，保持稳定姿势（见图 6-6）。

"半蹲踞式"起跑的动作与"站立式"基本相同，但其前腿的异侧臂的拇指和其他四指成"八"字形撑在起跑线后。两脚均用前脚掌支撑，前后相距约一小腿长，左右间隔约一脚宽，两膝弯屈角略小，体重主要落在前腿和支撑臂上。

2）鸣枪：听到枪声后，后腿用力蹬地后积极前摆，前腿用力蹬伸。两臂配合腿部动作做快而有力地前后摆动，身体向前冲出（见图 6-7）。

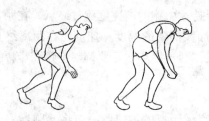

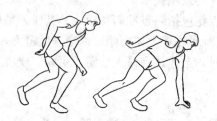

图 6-6　各就位时动作要领　　　　　图 6-7　鸣枪时动作要领

（2）起跑后的加速跑技术

起跑后，上体保持一定的前倾，两臂的摆动和腿脚的蹬摆都应迅速有力，逐渐加速，同时，上体随之抬起，跑向对自己有利的战术位置，然后转入途中跑。加速跑的距离和速度，应根据个人特点、战术要求和临场情况而定。

（3）途中跑技术

途中跑是中长跑技术中的主要部分，其任务是保持速度，节省体力，讲求节奏，并充分运用战术为获取优异成绩奠定良好基础。

如图 6-8 所示，就途中跑的技术而言，中长跑与短跑实质相同，但由于距离和速度的不同，两者仍存在一定差异。

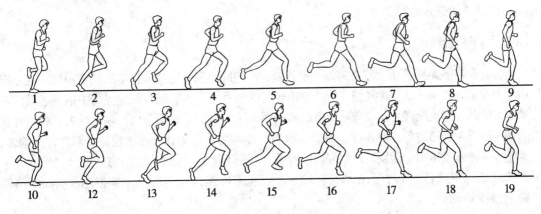

图 6-8　途中跑技术要领

1）上体姿势：中长跑的途中跑时上体自然伸直或稍向前倾，中跑上体前倾约 5°，长跑上体前倾 1°~2°。上体前倾的角度小于短跑。

2）腿部动作：后蹬时，角度较短跑稍大，用力程度和蹬伸幅度较短跑稍小。前摆时，大腿上摆的高度较短跑低，大小腿的折叠程度较短跑小。

此外，中长跑的途中跑中，特别强调动作与呼吸的配合，其身体重心的上下波动、弯道跑时摆臂幅度、跑的频率系数（腾空时间与支撑时间的比值）均小于短跑。

（4）终点跑技术

终点跑是临近终点前一段距离的加速跑。其任务是以顽强的意志，调动全部力量，克服高度疲劳，加大摆臂速度和幅度，加快步频，冲刺终点。

终点冲刺的距离应根据个人的体力情况、战术要求和临场情况而定，一般中跑为 200~400 米，长跑在 400 米以上。应注意观察对手情况，抢占有利位置，把握冲刺时机。速度占优势的运动员，宜紧跟且晚冲刺，一般在进入最后直道时开始冲刺；耐力占优势的运动员，宜早冲刺。

（5）中长跑的呼吸

中长跑途中，为了保证机体对氧气的需求，采用口鼻同时进行呼吸的方法。呼吸的节奏应和跑的节奏相配合，并注意加大呼吸的深度（特别是呼气，只有充分地呼出二氧化碳，才能吸入更多的氧气）。一般采用两步一呼，两步一吸（亦有一步一呼，一步一吸；三步一呼，三步一吸等）。

"极点"是一种正常的生理现象，是指中长跑途中，由于氧气的供应落后于机体活动的需要，代谢物质无法及时转移，而出现的胸部发闷，呼吸困难，动作无力、难以继续跑进等感觉。此时要以顽强的意志坚持跑下去，加强呼吸，适当调整步速。经过一段时间后，"极点"现象就会消失或减轻，身体运动能力逐渐提高，出现"第二次呼吸"。

【问题与实践】跑步中出现腹痛怎么办？

原因：准备活动不充分；饭后或大量饮水后立即运动；突然加速；呼吸节奏紊乱；有慢性疾病或心理方面因素。

处理：降低速度，加深呼吸，调整节奏；必要时用手按压疼痛部位，一般来说短时间内症状会减轻或消失。如仍不减轻，应停止锻炼进行休息，严重者需请医生检查治疗。

预防：做好充分准备活动；避免饭后进行剧烈运动；掌握好呼吸的深度和节奏；根据个人实际情况确定运动强度。

二、跨栏跑

跨栏跑是在规定距离中，跑并跨越一定数量、一定间距和一定高度栏架的径赛项目，也是田径运动中技术较复杂，节奏性较强，锻炼价值较高的项目之一。它能有效地提高中枢神经系统对运动肌群的调控和支配能力，改善呼吸系统和循环系统的机能，各关节活动幅度增大，肌肉和韧带的伸展增强，骨骼增粗，使速度、力量、耐力、弹跳力、柔韧性、灵敏性、协调性、准确性、节奏感等身体素质得到全面发展，培养勇敢顽强、不屈不挠、坚定果断的意志品质。

跨栏跑比赛项目有男子 110 米跨栏跑、400 米跨栏跑；女子 100 米跨栏跑、400 米跨栏跑跨栏跑技术动作。

表 6-1 跨栏跑比赛项目及要求

性别	项目	栏间距离（米）	起点到第一栏距离（米）	最后一栏到终点距离（米）	栏高（米）	栏数（个）
男	110 米栏	9.14	13.72	14.02	1.067	
	400 米栏	35	45	40	0.914	10
女	400 米栏	35	45	40	0.762	10
	100 米栏	8.50	13	10.50	0.84	

1. 起跑至第一栏技术

起跑至第一栏的任务是在固定的距离内用固定的步数完成加速跑，为全程过栏奠定良好的速度和节奏。

其技术与短跑基本相同。起跑采用蹲踞式，一般跑 7~8 步，采用 7 步上栏，应将起跨腿置于后起跑器上；采用 8 步上栏，则应将起跨腿置于前起跑器上。

这一阶段，跨栏跑与短跑动作技术的差异主要表现为：①预备时，臂部抬起相对较高；②起跑后，身体前倾角度较小，上体抬起较早，大约在第 6 步时，基本达到短跑途中跑的姿势；③加速中，后蹬角度较大，步长增加较快。跨栏前倒数第二步达到最大步长，最后一步是短步（比前一步短 10~20 厘米），起跨腿以前脚掌迅速准确地踏上起跨点。

2. 跨栏步技术

如图 6-9 所示，跨栏步是指从起跨脚踏上起跨点到摆动腿过栏落地的过程，距离为 3.30~3.50 米。其技术分为起跨攻栏和腾空过栏两个动作阶段。

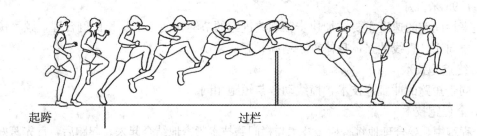

起跨   过栏

图6-9 跨栏步技术

(1) 起跨攻栏

起跨攻栏是指从起跨脚踏上起跨点开始至后蹬结束时止的整个支撑时期。起跨的动作质量直接决定过栏速度、下栏时间和栏间跑进,是跨栏步技术的关键。

起跨点距栏架的距离一般为2.00～2.20米。后蹬要求迅猛有力,起跨腿髋、膝、踝关节充分伸展,并与躯干、头部基本成一条直线,起跨角度(起跨离地时,身体重心与支撑点的连线同地面之间的夹角)约为70°。同时,摆动腿在体后屈膝折叠,足跟靠近臀部,膝向下,并以髋为轴,膝领先,大腿带动小腿充分向前摆超过腰部高度。上体随之前倾,摆动腿异侧臂屈肘向前上方摆出,肘关节达到肩的高度,另一臂屈肘摆至体侧,整个身体集中向前用力,形成良好的"攻栏"姿势。

(2) 腾空过栏

腾空过栏是指从蹬离地面身体转入无支撑阶段起,到摆动腿过栏后落地时止的动作阶段。

身体腾空后,摆动腿随惯性继续向前上方攻摆,膝关节高过栏架后,小腿向前伸展,脚尖勾起。其异侧臂前伸,与摆动腿基本平行,同侧臂屈肘后摆,上体达到最大前倾,角度为45°～55°。同时,起跨腿屈膝提拉,小腿收紧抬平,约与地面平行或略高,两腿在栏前形成一个约120°以上夹角的大幅度劈叉动作。

如图6-10所示,摆动腿的脚掌移过栏架后,起跨腿屈膝外展,脚背并外翻,以膝领先,经腋下迅速向前上方提拉过栏。两腿在空中完成一个协调有力的以髋关节为轴的剪绞动作。同时,两臂配合积极摆动,起跨腿同侧臂由前伸位置向侧后方做较大幅度的划摆,另一臂屈肘前摆,以维持身体平衡。

摆动腿膝关节过栏瞬间,大腿积极下压,膝、踝关节伸直,以脚前掌后扒着地,身体重心处于较高位置。上体保持适当前倾,起跨腿加速向前提拉,至身体正前方,大腿高抬,转入栏间跑。下栏着地点距栏架约1.40m。

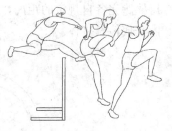

图6-10 腾空过栏

3. 栏间跑技术

栏间跑是从下栏着地点到下一栏起跨点之间的跑段。其任务是以正确的节奏,继续发挥和保持最快速度,为下一栏的顺利起跨创造有利条件。

栏间跑的技术同短跑的途中跑实质基本相同,但由于受栏间距离和跨栏步的限制,其节奏与短跑明显不同。栏间距离为9.14米,除去跨栏步5.30～5.50米,需跑三步。三步步长各不相同,第一步最小为 1.50～1.60 米,第二步最大为 2.00～2.15 米,第三步中等为 1.85～1.95 米。

提高栏间跑的速度主要靠加快步频和改进跑的节奏,使三步步长比例合理、频率快、节奏稳、方向正、直线性强,身体重心稍高、起伏较小。

4. 终点跑技术

类同于短跑的冲刺跑技术,撞线动作与短跑相同。

5. 全程跑技术

全程跑中,要合理地将跨栏步技术与栏间跑技术紧密地结合起来。起跑后,首先跨好第一栏并在第二、三栏继续积极加速,充分发挥出最高速度。第四至第八栏尽量保持速度,并注意控制动作的准确性。第九、十栏保持跑的节奏并准备冲刺。跨过第十个栏架后,把跨栏节奏调整为短跑节奏,加快步频,加大上体前倾,加强蹬地和摆臂力度,全力以赴冲向终点。

其他跨栏跑项目基本技术结构与 110 米栏相同,但上体前倾和手臂摆动较小,摆动腿抬起较低,起跨腿前伸幅度稍小,下栏着地点较近,整体动作更接近于短跑。

女子 100 米跨栏跑的起跨点距栏架为 1.95～2.00 米,起跨角度为 62°～65°,下栏着地点距栏架为 1.00～1.20 米,栏间跑三步步长为 1.60～1.65 米、1.95 米、1.80～1.85 米。

400 米跨栏跑,起跑之第一栏的距离为 45 米,男子 21～23 步,女子跑 23～25 步。起跨点,男子为 2.10～2.15 米,女子为 1.9～2.0 米。栏间跑距离为 35m,男子一般跑 15 ～17 步(部分优秀选手跑 13 步),女子一般跑 17～19 步(部分优秀选手跑 15 步)。弯道过栏时,以右腿起跨较为有利。起跨时,右脚前脚掌内侧蹬地,左腿向左前方攻摆,右臂内侧倾斜向左前上方摆出,上体前倾时略向左转,右肩高于左肩。下栏时,用左腿前脚掌外侧在靠近左侧分道线处着地,右腿提拉过栏时向左前方用力。

三、接力跑

接力跑是田径运动中唯一的集体项目。以队为单位,每队 4 人,每人跑相同距离。它能有效地发展速度、灵敏等身体素质,培养团结协作的集体主义精神。

比赛项目分男、女 4×100 米接力跑和 4×400 米接力跑。如图 6-11 所示,传棒人必须持棒跑完各自规定的距离,接棒者可以在接力区前 10 米内起跑,两人必须在 20 米的接力区内完成传、接棒。

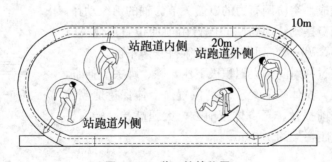

图 6-11 传、接棒位置

接力跑技术包括短跑技术和传、接棒技术。要求各队员在快速跑进的同时,配合默契。接力跑的距离越短,传、接棒技术要求越高。以 4×100 米接力跑为例,讲解接力跑技术。

1. 起跑技术

（1）持棒起跑

第一棒运动员通常采用蹲踞式起跑，其技术和短跑弯道起跑基本相同。如图 6-12 所示，用右手的中指、环指和小指握住棒的末端，拇指和示指分开撑地，接力棒不得触及起跑线和起跑线前的地面。

图 6-12　持棒起跑姿势

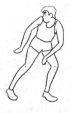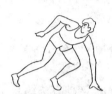

图 6-13　半蹲踞式起跑姿势

（2）接棒起跑

接棒人选择恰当的起跑姿势，标准有二：第一是否有利于快速起跑和加速跑；第二是否能清楚地看到传棒队员及设定的起跑标志线。

如图 6-13 所示，第二、三、四棒运动员可用站立式或一手撑地的半蹲踞式起跑姿势。第二、四棒运动员应站在跑道外侧，左腿在前（亦可右腿在前），右手撑地，身体重心稍向右偏，头转向左后方，目视传棒队员的跑进和自己的起跑标志线（见图 6-14）。第三棒运动员应站在跑道内侧，右脚在前（亦可左腿在前），左手撑地，身体重心稍向左偏，头转向右后方，目视传棒队员的跑进和自己的起跑标志线（见图 6-15）。

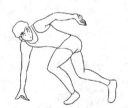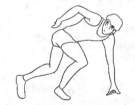

图 6-14　第二、四棒运动员接棒动作　　　图 6-15　第三棒运动员接棒动作

持棒运动员保持最快速度，接棒运动员根据持棒者的跑速有控制地进行加速，以便于顺利快速地接棒。

2. 传、接棒技术

（1）传、接棒的方法

1）上挑式：如图 6-16 所示，接棒人的手臂自然后伸，与躯干成 40°～45°夹角，掌心向后，拇指与其他四指张开，虎口朝下，传棒人将棒由下向前上方"挑"送入接棒人手中。上挑式动作自然，容易掌握，但第二棒接棒人手握棒的中段，第三、四棒传接时由于棒的前端部分越来越少而易造成掉棒。

2）下压式：如图 6-17 所示，接棒人的手臂后伸，与躯干成 50°～60°夹角，手腕内旋，掌心向上，虎口朝后，拇指向内，其余四指并拢向外，传棒人将棒的前端由上向前下方

"压"入接棒人手中。下压式，各棒次接棒人均能握于棒的一端，但接棒时手腕动作紧张，掌心向上引起身体前倾而影响加速跑。

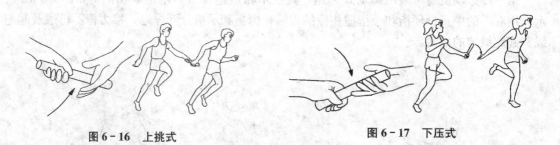

图6-16　上挑式　　　　　　　　　　　　　　图6-17　下压式

3）混合式：这种方法综合了上述两种方法的优点。第一、三棒运动员以右手持棒，沿弯道内侧跑进，用"上挑式"将棒传入第二、四棒运动员左手中；第二棒运动员左手持棒，沿跑道外侧跑进，用"下压式"将棒传入第三棒运动员右手中。

4×400米接力跑，多采用换手传、接棒技术。接棒人用左手接棒后，立即换到右手。也可以用右手接棒，跑至最后一个直道时再换到左手传棒（第四棒可免）。

（2）传、接棒的时机

为了集中精神保持高速度，4×100米接力运动员均采用听传棒人信号而不看棒的接棒方式。传、接棒运动员在20米接力区内，双方均达到相对稳定的高速时，便是传、接棒的最佳时机。此时，一般距接力区前端3～5米。

传棒人跑到标志线时，接棒人开始由预跑区内或接力区后端迅速起跑。传棒人跑至接力区内，距接棒人1～1.5米时，向其发出"嘿"或"接"等传、接棒信号，接棒人听到后迅速向后伸手接棒（见图6-18）。

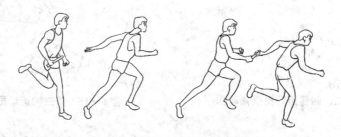

图6-18　传、接棒的时机

（3）起跑标志线的确定

起跑标志线与起跑点的距离，是根据传、接棒队员的跑速和传、接棒技术的熟练程度以及最佳传、接棒时机而定的，一般为5～6米。起跑标志线要在训练中多次实践反复调整才能准确确定。

（4）各棒队员的分配

接力跑要求各棒队员之间协调配合，并能够充分运用每个人的特长，保证在快速跑进中精确、默契、迅速地完成传、接棒动作。一般而言，第一棒应起跑好，并善于跑弯道；第二棒应速度快，耐力好，善于传、接棒；第三棒除应具备第二棒的长处外，还要善于跑弯道；

第四棒通常是 100 米成绩最好、冲刺能力最强的。

阅读材料：径赛项目竞赛规则要点

1. 短跑、中长跑的名次判定

在田径比赛中，所有竞赛项目参赛运动员的名次取决于其身体躯干（胸部）抵达终点线后沿垂直面时的顺序，以先到达者名次列前。在每一单项小组赛比赛结束后，取成绩列前的前八名运动员进行决赛，在取决赛参赛运动员过程中，如有多名运动员成绩相等时，则成绩相等的运动员要进行复赛，复赛成绩列前的运动员参加决赛。在决赛中第一名成绩相同，裁判长有权决定是否重赛，若无条件重赛，则并列第一，至于其他名次成绩相同，按并列处理。

2. 短跑及中长跑的起跑

在国际赛事中，所有 400 米或以下的径赛项目，必须采用蹲踞式起跑及起跑器。

发令员口令为"各就位"（on your marks）、"预备"（set），最后发令枪响。在"各就位"及"预备"口令之后，参赛者应立即完成有关动作，否则属起跑犯规。如果有运动员抢跑，发令员就会宣布起跑犯规。对第一次起跑犯规的运动员应给予警告，除了全能项目之外，每项比赛只允许一次起跑犯规而运动员不被取消资格，之后每次起跑犯规的运动员均将被取消该项目的比赛资格。

全能比赛中，如果一名运动员两次起跑犯规，将被取消比赛资格。

除此以外，在"各就位"口令发出后，以声音或动作扰乱他人，也判为起跑犯规。在枪声响起前有任何起跑动作，均属起跑犯规。如因仪器或其他原因而非运动员造成的起跑，应向所有运动员出示绿牌。

400 米以上（不含 400 米）的径赛项目，均采取站立式起跑。发令员口令为"各就位"，当所有参赛者在起跑线后准备妥当静止后，便可鸣枪开始比赛。

3. 分道跑

在分道跑和部分分道跑的径赛项目中，参赛者越出跑道，获得实际利益或冲撞、阻碍其他参赛者，会被取消资格。如果参赛者被推或挤出指定的跑道，只要未获得实际利益也未影响他人，可不取消其参赛资格。同样，任何参赛者在直道中越出其跑道或在弯道中越出其跑道的外侧，只要没有获得实际利益及阻碍他人，均不算犯规。

4. 赛次和分组

径赛一般分为第一轮（round 1）、第二轮（round 2）、半决赛（semi - finals）和决赛（finals）4 个赛次。而赛次的安排和分组，以及每一赛次的录取人数等将根据报名参加比赛的人数决定。预赛分组时要尽可能把成绩好的运动员平均分配到不同的小组中去。在其后的各轮比赛中，分组依据运动员在前一轮的比赛成绩。如果可能，相同国家或地区的运动员应分开。

5. 分道

运动员在所有短跑、跨栏和 4×100 米接力赛中自始至终都必须在自己的跑道里。800 米和 4×400 米接力赛，在自己的跑道里起跑，当运动员通过抢道标志线以后才能离开自己的跑道，切入里道。运动员的跑道由技术代表抽签确定。第二轮开始的各轮比赛，跑道的选择还需依据运动员在上一轮的比赛结果，如排名前 4 位的运动员抽签后分别占据第 3、5、6 跑道，后 4 名抽签排定第 1、2、7、8 跑道。

6. 接力赛

4×100 米接力跑是分道进行的，接棒者可以在接力区前 10 米内起跑。

接力赛中，运动员必须在 20 米的接力区内里完成交接棒。"接力区内"的判定是根据接力棒的位置，而不是根据参赛者的身体或四肢的位置。

在 4×400 米接力跑中，第一棒全程及第二棒的第一弯道是分道跑，第二棒运动员要跑至抢道线后方可自由抢道。第一棒的传接必须在参赛者指定的跑道内进行，其余各棒的传接，裁判员根据第二及第三棒运动员通过 200 米起点处的先后，按次序让其第三及第四棒的队友在接力区内，由内至外排列等候接棒。所有接棒者均不可在接力区外起跑。

接力棒必须拿在手上，直到比赛结束为止。完成交接棒后，运动员应留在本队的跑道中以免因影响他人而被取消比赛资格。任何人掉了棒，必须由其本人拾回，而且要在不影响别人的情况下，方可越出自己的跑道以拾回接力棒。

7. 跨栏

各参赛者必须在自己的跑道内完成比赛，当参赛者跨越栏架时，若其腿或足从低于栏架顶的水平线跨越，或跨越并非自己赛道上的栏架，或故意以手或足撞倒任何栏架，均取消其参赛资格。

8. 风速

在 100 米、200 米和 100 米栏、110 米栏比赛中，如果顺风超过 2 米/秒，运动员创造的成绩就不能成为新的纪录。

9. 公路赛

奥运会公路赛包括男、女 20 公里竞走、男 50 公里竞走以及男、女马拉松比赛。

（1）起跑：当发令员召集运动员到出发线以后，运动员按抽签排定的顺序排列。发令员枪响以后比赛开始，任何人两次抢跑都会被取消比赛资格。

（2）取胜：躯干第一个触到终点线的运动员为优胜者。

（3）饮料站：在比赛的起点和终点应提供水和其他饮料，在比赛路线上每隔 5 公里设置一个饮料站。每一个饮料站内分别设有组委会提供的饮料和运动员自己准备的饮料。在两个饮料站之间还要设置饮水用水站，运动员经过时可以取饮用水，还可以取浸了水的海绵为身体降温。除了已经设置的站点之外，运动员不能从比赛线路的其他地方获得饮料，否则将被取消比赛资格。

10. 竞走

竞走比赛有两个核心规则。首先，竞走运动员必须始终保持至少有一只脚与地面接触。其次，前腿从着地的一瞬间起直到垂直位置必须始终伸直，膝关节不能弯曲。

比赛中有 6～9 名专职的竞走裁判员监督运动员。按规则规定，他们不能借助任何设备帮助判断，只能依靠自己的眼睛来判断运动员是否犯规。当竞走裁判员看到竞走运动员的动作有违反竞走技术的迹象时，应予以黄牌警告，并在赛后报告给主裁判。当运动员的行进方式违反竞走技术的规定，表现出肉眼可见的腾空或膝关节弯曲时，竞走裁判须将一张红卡送交竞走主裁判。当竞走主裁判收到针对同一名运动员的 3 张来自不同竞走裁判员的红卡时，该运动员即被取消比赛资格，并由主裁判或主裁判助理向其出示红牌通知。

任务3 田 赛

田赛包括跳跃项目和投掷项目。跳跃项目分为高度类和远度类，其中高度类有跳高和撑杆跳高，远度类有跳远和三级跳远。投掷项目包括推铅球、掷铁饼、掷标枪和掷链球。

一、跳高

跳高要求运动员通过快速助跑，经单脚起跳，越过一定高度的横杆。它能有效地增强腿部肌肉力量，提高弹跳力、灵敏度和协调性，培养勇敢、果断的意志品质。

跳高的技术动作先后出现过 5 次重大演变，即跨越式（见图 6 - 19）、剪式（见图 6 - 20）、滚式（见图 6 - 21）、俯卧式（见图 6 - 22）和背越式（见图 6 - 23）。当代跳高运动趋向于速度核心，即要求助跑速度快、起跳速度快、过杆速度快。

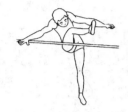
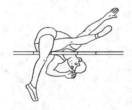
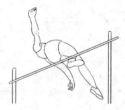

图 6 - 19　跨越式跳高　　　　图 6 - 20　剪式跳高　　　　图 6 - 21　滚式跳高

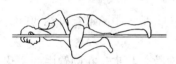
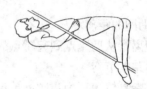

图 6 - 22　俯卧式跳高　　　　　　　图 6 - 23　背越式跳高

背越式跳高以特定的弧线助跑，起跳后背对横杆腾起，背越过杆（见图 6 - 24）。是现代最为常用的一种跳高技术，由助跑、起跳、过杆和落地几个不同的技术环节组成。

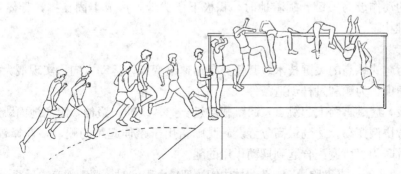

图 6 - 24　背越式跳高连续动作

1. 助跑技术

助跑的任务是获得必要的水平速度和蹬地力量，调整适宜的动作节奏，形成合理的身体内倾姿势，为起跳和顺利过杆创造有利条件。

（1）助跑的起动

助跑起动的方式有两种：原地起动（直接从助跑点上开始助跑的方式）和行进间起动（预先走动或跑动 3～5 步，然后踏上助跑点开始助跑的方式）。原地起动有利于助跑步点的准确性，步长相对固定，但动作较紧张，加速较慢。行进间起动则动作自然放松，加速较快，但助跑步点不易准确。

（2）助跑的路线

如图 6-25 所示，背越式跳高助跑的前段为直线或近似直线，后段 4～5 步跑弧线。如图 6-26 所示，直线助跑时，上体略前倾，步幅开阔，后蹬充分，身体重心平稳且保持高位；弧线助跑时，身体逐渐内倾，外侧的肩略高于内侧的肩，外侧臂和腿的摆动幅度较之内侧要大。

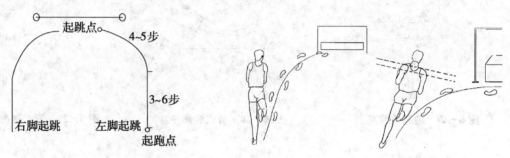

图 6-25 背越式跳高助跑路线　　　　图 6-26 助跑动作要领

（3）助跑的距离

助跑距离指从助跑点到起跳点的距离。全程一般 8～12 步，距离最长可达 30 米左右。

（4）助跑的节奏

助跑节奏具体表现为步频（单位时间内两腿的交换次数）与步长在助跑中的变化。背越式跳高助跑的节奏要求从慢到快，前几步慢，后蹬充分，腾空较大。最后 3～5 步加快频率，但步长变化要小。最后 1 步，争取最快。

（5）助跑的技术要点

整个助跑过程的动作应该自然、放松、快速、连贯，全程节奏明确、逐渐加速。最后 1 步，摆动腿的动作极为关键。腿着地时，积极下压拨地，形成牢固支撑，身体重心迅速前移，进入起跳状态。

2. 起跳技术

起跳是背越式跳高的关键技术。其任务是迅速改变人体运动方向，实现最大垂直速度和合理的腾空角度，为顺利过杆创造条件。

起跳阶段，起跳脚踏上起跳点，起跳腿经过支撑、缓冲、蹬伸，蹬离地面跳起，摆动腿蹬离地面和臂协调摆动，达到最高位置。起跳腿指用于蹬伸起跳的腿，多选择较有力的腿。摆动腿指起跳时用于协调配合起到摆动作用的腿。

如图 6-27 所示，在助跑最后一步身体内倾达到最大程度时，摆动腿有力后蹬，推动髋部迅速前移，使起跳腿快速踏上起跳点，形成肩轴与髋轴交叉扭紧姿势。接着，起跳脚以脚跟外侧着地并迅速过渡到全脚掌，脚尖朝向助跑弧线的切线方向，起跳腿自然屈膝并被压紧。随着身体由内倾转为垂直，起跳腿的髋、膝、踝 3 个关节依次迅猛发力，快速完成蹬伸起跳的动作。

如图 6-28 所示，蹬伸结束时，起跳腿的髋、膝、踝 3 个关节应该充分伸直，使身体垂直于地面，以保证身体向垂直方向充分腾起。

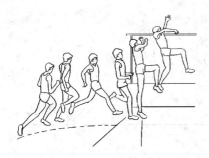

图 6-27　起跳阶段技术

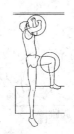

图 6-28　蹬伸结束动作

3. 过杆与落地技术

过杆与落地阶段指起跳腾空后，头、肩、背、腰、髋、腿等身体各部分利用合理的技术动作依次越过横杆，并安全地落在海绵包上的技术阶段。

如图 6-29 所示，起跳结束时，充分伸展身体，向上腾起。利用摆动腿的力量尽量提高髋部位置，然后以摆动腿同侧的臂、肩领先过杆，顺势仰头、倒肩、挺髋。头与肩过杆后下沉，髋部高过两膝，身体形成反弓形。当髋部越过横杆时，顺势收腹，带动小腿向上甩，整个身体越过横杆，保持屈髋、伸膝的姿势下落，以肩背先着垫。仰头过杆后顺势收下颌，避免头部最先落地，造成颈部受伤。

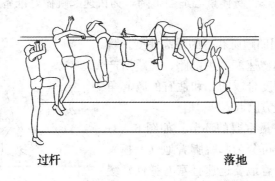

过杆　　　　　　　　　　落地

图 6-29　过杆与落地

二、跳远

跳远是通过快速的助跑和有力的起跳，采用合理的腾空姿势和动作，使人体腾跃尽可能远的水平距离的运动项目。它能有效地提高速度，发展弹跳力和协调性，增强神经系统、循环系统和运动器官的机能，培养勇敢、顽强的意志品质。

如图 6-30 所示，跳远技术包括助跑、起跳、腾空和落地 4 个环节。

1. 助跑技术

（1）助跑的任务是获得最大的水平速度，为准确踏板和迅速有力的起跳做好准备。

（2）助跑的起动方式有原地起动和行进间起动两种。前者更适合于初学者。

（3）助跑常用的加速方式有两种，即平稳加速（亦称为逐渐加速）和积极加速。平稳加速方式：开始步频较低，然后逐渐加大步长或在保持步长的基础上提高步频，加速过程均匀

73

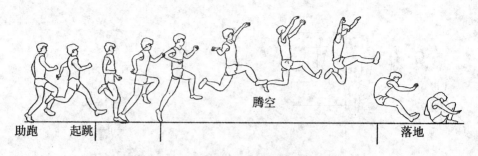

图6-30　跳远技术包括的4个环节

平稳，时间较长。其助跑动作比较轻松，起跳的准确性好，成绩比较稳定。积极加速方式：上体前倾较大，步频始终保持较高的水平。其助跑动作比较紧张，起跳的准确性差，适合于绝对速度较快的运动员。

（4）助跑距离指从助跑起点到起跳脚踏上踏跳板的距离。一般而言，技术水平越高，速度越快，助跑距离越长。男子助跑距离约35~45米，18~24步；女子助跑距离约30~35米，16~18步。助跑距离并非固定不变，可以根据环境条件的变化和个人身体情况进行相应的调整。

（5）助跑节奏表现为对步长、步频变化的控制，以利于最高速度的发挥及利用。跳远助跑的最后几步呈加速状态，身体重心适当下降，为快速起跳做好准备。

2. 起跳技术

起跳的任务是利用助跑所获得的最高速度，瞬间创造尽可能大的腾起初速度（由助跑、起跳所产生的水平速度与水平速度合成的）和适宜的腾起角度，使身体充分向前上方腾起。

起跳是跳远技术中最重要的环节。如图6-31所示，起跳的动作过程可分为起跳脚着地（上板）、缓冲和蹬伸三个阶段。着地要迅速且富有弹性，缓冲时及时地积极前移身体，蹬伸是爆发式动作，要快而有力。

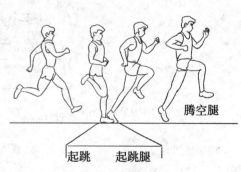

图6-31　起跳动作

起跳时，抬头挺胸，上体正直，提肩、拔腰，髋、膝、踝3个关节要充分蹬直，蹬摆配合要协调，一致用力。

3. 腾空技术

腾空阶段指起跳后人体在空中维持身体平衡，完成各种动作的阶段。如图6-32所示，跳远的腾空动作目前主要有3种姿势：蹲踞式、挺身式、走步式。

（1）蹲踞式：起跳成腾空步（起跳结束时，身体姿势在空中的延续）后，上体保持正直，摆动腿继续向上摆动，起跳腿顺势屈膝前摆，逐渐靠近摆动腿，使两腿屈膝在空中成蹲踞姿势。然后收腹举腿并前伸小腿，两臂由后向前摆动，使身体重心前移，顺势落地。

（2）挺身式：起跳成腾空步后，摆动腿下落，膝关节伸展，小腿由前向下向后呈弧形摆动，两臂下垂经由体侧向后上方绕环摆动，起跳腿自然回摆与摆动腿靠拢，形成空中挺胸展髋的姿势。继而收腹举腿，大腿向胸部靠拢，小腿前伸，两臂上举或后摆，顺势落地。

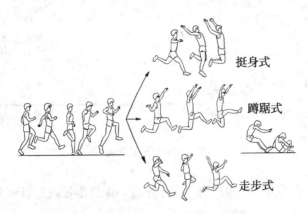

挺身式

蹲踞式

走步式

图6-32 跳远腾空动作的3种姿势

（3）走步式：起跳成腾空步后，以髋关节为轴，摆动腿大腿带动小腿，由前向后下方摆动。同时起跳腿屈膝前摆，向上抬起大腿，前伸小腿，在空中自然地完成换步动作。两臂与下肢协调配合作大幅度直臂绕环摆动或自然前后摆动，然后摆动腿顺势前摆，两腿靠拢，收腹举腿，前伸小腿，顺势落地。在空中完成一次换步后落地的称为"两步半"走步式，完成两次换步后落地的称为"三步半"的走步式。

4. 落地技术

落地阶段指腾空后落入沙坑的着地动作阶段。其任务是选择合理的技术，获得较大的跳跃距离，并防止伤害事故的发生。

完成腾空动作后，收腹举腿，小腿前伸，脚尖勾起，两臂向后摆动。脚跟触及沙面后，迅速屈膝缓冲，臀部顺势前移，两臂由后向前摆动，上体前倾，成团身姿势，平稳地落入沙坑。

此外，落地时，还可以采用侧倒式。脚跟着地后，一条腿保持稍紧张状态支撑沙地，另一条腿放松，上体顺势向放松腿的前侧方卧倒。落地时无论采用何种姿势都应顺势缓冲，身体重心前移，以保证安全。

三、三级跳远

三级跳远是经过一定距离的直线助跑后，通过3次连续跳跃（单足跳、跨步跳、跳跃）达到尽可能远的水平距离的运动项目，如图6-33所示。它能有效地发展速度和下肢力量，提升弹跳力、灵敏度和协调性，增强支撑器官（腿、足、膝、踝等）和内脏器官的功能，培养勇敢顽强、勇往直前的意志品质。

三级跳远技术可以分为助跑、第一跳（单足跳）、第二跳（跨步跳）、第三跳（跳跃）几个部分。每一跳均包括起跳、腾空和落地阶段。

1. 助跑技术

水平速度是决定三级跳远成绩的关键因素。助跑的目的就在于获得尽可能大的水平速度，为单足起跳做好准备。

三级跳远的助跑技术与跳远基本相同，但第一跳起跳的腾起角（是指人体离地时，身体重心腾起初速度方向与水平线构成的角度）较小，因此整个助跑过程身体重心较高，加速平

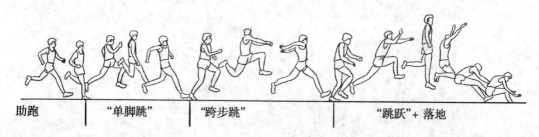

助跑　　　"单脚跳"　　　"跨步跳"　　　　　　"跳跃"＋落地

图 6 - 33　三级跳远

稳，强调向前行。最后几步，大腿高抬，上体正直，保持步长或适当减少步长的情况下，加快步频，准备起跳。

助跑距离取决于个人的加速能力。加速能力强，助跑距离则短，反之助跑距离则长。助跑距离一般为 35～40 米，相当于 18～22 步。

2. 第一跳（单足跳）技术

如图 6 - 34 所示，三级跳远的起跳是以单足跳的形式完成起跳的。这一跳不仅要达到必要的远度，而且应尽可能减少水平速度的损失，为后两跳创造条件。

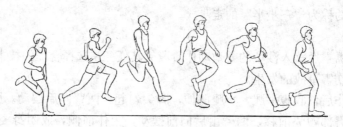

图 6 - 34　第一跳技术

第一跳以有力的腿做起跳腿。助跑最后一步，摆动腿积极蹬地向前送髋时，起跳腿大腿快速下压，小腿自然前伸，用全脚掌迅速积极踏板。起跳腿着地后，迅速屈膝屈踝缓冲，摆动腿快速向前上方大幅度摆出，两臂配合下肢动作有力摆动，起跳腿迅速及时地进行爆发性蹬伸。

起跳离地后，身体保持腾空步姿势。摆动腿小腿随大腿下放自然的从前向下、向后摆动，同时髋部上提，体后的起跳腿屈膝前摆高抬，带动髋部前移，两臂配合经体前摆向身体侧后方，形成空中交换步的动作，幅度大且平稳。单足跳的腾空轨迹应尽量低而平，理想的起跳角为 12°～15°。

完成交换步的起跳腿前摆蹬伸，迅速有力地用全脚掌扒地式着地，两臂和摆动腿配合起跳腿动作向前摆动。落地点尽量接近身体重心投影点，上体保持正直。

3. 第二跳（跨步跳）技术

如图 6 - 35 所示，三级跳远的第二跳为跨步跳，在三跳中难度最大，距离最短，身体重心的抛物线最低。起跳角度与单足跳几乎相同，一般为 12°～14°。

当单足跳落地时，起跳腿积极完成缓冲并快速有力地蹬离地面，髋、膝、踝关节充分伸展。摆动腿迅速屈膝向前上方摆动，足尖上挑，大小腿成 90°角，膝部应摆至身体重心的上

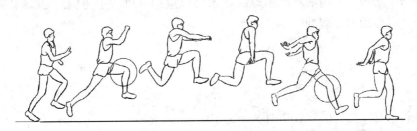

图 6-35 第二跳技术

方。同时，上体保持正直或稍前倾，两臂成弧形向侧后方摆动，完成跨步跳的腾空跨步动作。注意维持身体平衡，并达到必要的远度。

腾空跨步跳结束时，髋部前移，摆动腿大腿下压，膝关节伸展，小腿顺势由前向后用全脚掌落地并积极"后扒"，两臂由后向前上方摆动，完成第二跳的落地动作。

4. 第三跳（跳跃）技术

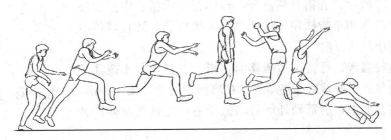

图 6-36 第三跳技术

如图 6-36 所示，第三跳是以第二跳的摆动腿做起跳腿，起跳角应稍大，一般在 18°～20°之间。

起跳腿着地后应适度屈膝屈踝积极缓冲，上体正直，髋部上提，迅速有力地蹬直离地。同时，摆动腿迅速屈膝向前上方高抬摆动，两臂则由体侧后方积极向前上方摆动，保持腾空步动作。

第三跳的空中和落地动作与跳远时一样，可以选择蹲踞式、挺身式或走步式。

三级跳远中必须注意保持身体的平衡，维持较高的水平速度，配合大幅度的协调蹬摆，控制三跳的直线性，从而提高整体技术向前的良好效果。

四、推铅球

推铅球是一种速度力量型投掷项目，它协调利用人体全身力量，以最快的出手速度，将铅球从肩上锁骨窝处单手推出。它能有效地增强躯干及四肢尤其是腰背的肌肉力量，提高速度，发展协调性，培养坚韧、沉着的意志品质。

推铅球的技术发展 4 个阶段：原地推铅球、侧向滑步推铅球、背向滑步推铅球、旋转推铅球。

正式比赛时，男子铅球的重量为 7.26 千克，女子铅球的重量为 4 千克，投掷圈直径为2.135 米，前缘装有抵趾板。

如图 6-37 所示，背向滑步推铅球的技术要领包括（以右手为例）：握球和持球、预备姿势、滑步、最后用力、缓冲。

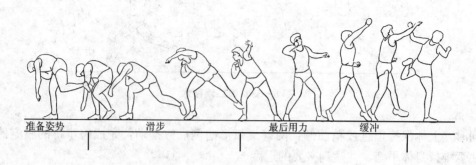

图 6-37　背向滑步推铅球技术要领

1. 握球和持球

如图 6-38 所示，五指自然分开，球体置于示指、中指和环指的指根处，拇指和小指扶住球体两侧，手腕后屈，防止球体滑动并便于控制出球的方向。

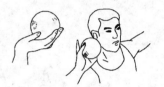

手指力量较强者，可将球适当移向手指上方，有利于拨球和发挥手腕的力量。握好球后，将球放在右肩锁骨窝处，紧贴颈部，掌心向前，右臂屈肘，肘部稍外展且略低于肩，上臂与身体的夹角约为 45°。

图 6-38　握球和持球

2. 预备姿势

预备姿势是滑步前的准备动作，目的是为协调、平稳地进入滑步创造条件。

（1）高姿势：如图 6-39 所示，持球后背对投掷方向，两脚前后开立，相距约 20～30 厘米。右脚尖靠近投掷圈后端内沿（脚也可稍向内转），体重主要落在伸直的右腿上；左腿在后自然弯屈，以前脚掌或脚尖着地；上体放松，头部和躯干保持正直，左臂自然上举。

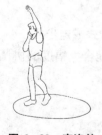
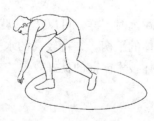
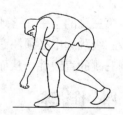

图 6-39　高姿势　　　　图 6-40　低姿势　　　　图 6-41　滑步

（2）低姿势：如图 6-40 所示，持球后背对投掷方向，两脚前后开立，相距约 50～60 厘米（根据身高和下蹲的程度而定）。两腿弯曲（弯曲程度视个人力量而定），体重落于右腿。右脚尖贴近投掷圈后端内沿（脚也可稍向内转），左脚在后，以前脚掌或脚尖着地。左臂自然下垂，左肩稍向内扣，上体前屈与地面平行，两眼目视前下方。铅球的投影点在右脚的右侧前方。

3. 滑步

滑步使铅球获得一定的水平方向的预先速度，并使身体形成最后用力的有利姿势。

滑步前可以先作一两次预摆（也可不作），以改变身体的静止状态。预摆时，左腿自然弯屈，大腿用力向后上方摆起，右腿伸直，同时上体前屈，左臂微屈前伸或下垂并稍向内，头与背保持一条直线。当左腿摆至与地面平行时，回收左腿，同时右腿弯曲，形成屈膝团身的姿势（见图 6-41）。

如图 6-42 所示，当左腿回收靠近右腿时，臀部后移。左腿向投掷方向快速摆出，同时右腿用力蹬伸。当右脚蹬离地面后，迅速拉收小腿并向内转动，用前脚掌着地，落于圆心附近。同时左脚积极下落，以前脚掌内侧落在圆圈直径的左侧。两脚着地时间相隔愈短愈好。此时肩轴与髋轴成扭紧状态，左脚尖与右脚跟约在一条直线上（对投掷方向而言）。

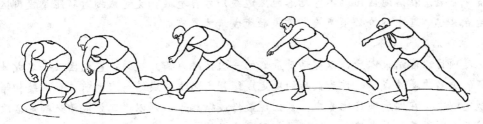

图 6-42　滑步技术要领

滑步过程中左臂和左肩保持内扣，头部保持向右后方的姿势，以保证上体处于扭紧状态。

4. 最后用力

最后用力阶段为从左脚落地到铅球出手。

左脚落地瞬间，右腿继续向投掷方向转动并积极蹬伸，转髋转体。同时上体逐渐抬起，左臂向胸前左上方摆动，左肩高于右肩，大部分重心仍落在弯屈而压紧的右腿上，身体成"侧弓状"（见图 6-43）。

随着右腿蹬伸，右髋和右肩前送，身体重心由右腿快速移至左腿（见图 6-44）。随即两腿充分蹬伸，抬头（稍有后仰），屈腕且稍向内转，右臂迅速而有力地将球推出（见图 6-45）。

5. 缓冲

铅球出手后，右腿随势前摆，着地于左脚附近，左腿后摆，两腿交换并弯曲，以降低身体重心，缓冲向前的冲力，维持身体平衡，防止出圈犯规。

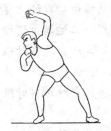
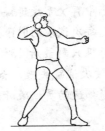
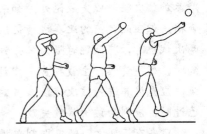

图 6-43　最后用力阶段 1　　**图 6-44　最后用力阶段 2**　　**图 6-45　推出铅球动作**

阅读材料　　　　　　　　　　田赛项目竞赛规则要点

1. 比赛方法

奥运会田赛项目的比赛通常先分两组进行及格赛，通过及格标准的直接进入决赛，如达到及格标准的运动员人数不足 12 人，不足的人数按及格赛成绩递补。远度项目决赛前 3 轮比赛的顺序抽签决定。决赛前三轮比赛结束后，按成绩取前 8 名运动员进行最后 3 轮比赛；第 4、5 轮比赛排序按前 3 轮成绩的倒序排列，第 6 轮比赛排序则按前 5 轮成绩的倒序排列，成绩最好的在最后跳（掷）。

2. 有效成绩

除犯规外，跳跃远度项目比赛中，运动员每次试跳的成绩均为有效成绩。除犯规外，高度项目比赛中，运动员每次跳过的高度为有效成绩。投掷项目比赛除犯规以外，当运动员投出的器械完全落在落地区内（不包括落地区边线）才算有效，丈量成绩时从距离投掷区最近的落地点算起。其中标枪必须是枪尖首先触地成绩才算有效。

3. 录取名次

远度项目比赛结束以后，以运动员最好的一次试跳（掷）成绩，包括因第一名成绩相等而进行的决名次赛的成绩，作为最后的决定成绩判定名次，成绩好者列前。如成绩相等，按下列规定解决：在远度项目比赛中，如出现最好成绩相等，则以第二好成绩来确定名次，依此类推，直到最后一个成绩。如果还是相同，除了第一名以外，可以并列；如果涉及第一名成绩相同，必须让这些涉及第一名的运动员继续比赛，直到决出第一名为止。

在高度项目比赛中，如出现最好成绩相等，则按以下规定解决：①在出现成绩相等的高度上，试跳次数较少者名次列前；②如成绩仍然相等，则在包括最后跳过的高度在内的决赛全部比赛中，试跳失败次数较少者名次列前；③如成绩仍相等：当涉及第一名时，进行决名次赛，直到分出名次为止。如成绩不涉及第一名，名次并列。

4. 犯规

跳远、三级跳远有下列之一情况即判犯规：①运动员以身体任何部位触及起跳线之前的地面；②从起跳板两端之外起跳，无论是否超过起跳线的延长线；③触及起跳线和落地区之间的地面；④在落地过程中触及落地区以外的地面，而落地区外的触地点较落地区内的最近触地点更靠近起跳线；⑤离开落地区时，运动员在落地区外地面的第一触地点较落地区内最近触地点和在落地区内因身体失去平衡而留下的任何痕迹更靠近起跳线；⑥在助跑或跳跃中采用任何空翻姿势；⑦还未通知该运动员试跳，而进行试跳，不管是否成功，都应判该次试跳失败；⑧无故错过该次试跳顺序；⑨无故延误时限。比赛时，运动员无故延误时间，即不准参加该次跳，以失败论处。如果在比赛中再次无故延误比赛时间，即取消该运动员的比赛资格，但在此之前的比赛成绩仍然有效。每次试跳的时限为 1 分钟，只有当一名运动员连续两次试跳时，其试跳时限为 2 分钟。在时限只剩最后 15 秒时，计时员举黄旗示意，当时限到时，落下黄旗，主裁判应判定运动员该次试跳失败。如时限到的同时，运动员已开始试跳，应允许其进行该次试跳。当裁判员通知运动员试跳开始后，运动员才决定免跳，当时限已过时，应判为该次试跳失败。

跳高有下列之一情况即判犯规：①使用双脚起跳；②由于运动员的试跳动作致使横杆未能停留在横杆托上；③在越过横杆之前，身体触及立柱前沿垂直面以外的地面或落地区，但如果裁判员认为运动员并没有受益，则不应由此而判该次试跳失败；④无故延误时限；⑤当裁判员通知运动员试跳开始后，运动员才决定免跳，当时限已过时，应判该次试跳失败；⑥

试跳时，运动员有意用手或手指把即将从横杆托上掉下的横杆放回；⑦无故错过该次试跳顺序。

撑竿跳高有下列之一情况即判犯规：①试跳后，由于运动员的试跳动作致使横杆未能停留在横杆托上；②在越过横杆之前，运动员的身体或所用撑竿的任何部位触及插斗前壁上沿垂直面以外的地面或落地区；③起跳离地后，将原来握在下方的手移握至上方的手以上或原来握在上方的手向上移握；④试跳时，运动员用手稳定横杆或将横杆放回；⑤无故延误时限；⑥当裁判员通知运动员试跳开始后，运动员才决定免跳，当时限已过时，应判为该次试跳失败；⑦当裁判员根据运动员登记的架距调整好架距后，计时员已开始计时，运动员再提出调整架距，则再次调整架距的时间应计入运动员的试跳时间内，如因此而超出试跳时限，则应判定试跳失败；⑧无故错过该次试跳顺序；⑨试跳中，当撑竿不是朝远离横杆或撑竿跳高架方向倾倒时，如有人接触撑竿，而有关裁判长认为，如果撑竿不被接触，将会碰落横杆，则应判为此次试跳失败。

投掷项目。在比赛过程中，运动员如果有下列违反规则的行为，则会被判犯规，成绩无效：①超出时间限制；②投掷铅球和标枪技术不符合规则规定（规则要求铅球和标枪必须由单手从肩上掷出）；③在投掷过程中，身体和器械的任何一部分不得触及投掷圈铁圈上沿或圈外的地面和标枪投掷弧、延长线以及线以外地面任何一部分，包括铅球抵趾板的上面，否则即为投掷失败；④只有当器械落地以后，运动员才允许离开投掷圈或助跑道。标枪运动员在投出的枪落地前，不能在投掷后转身完全背对其投出的标枪，完成投掷后，链球、铁饼和铅球运动员必须从投掷圈后半圈的延长线后面退出，标枪运动员必须从投掷弧以及延长线以后退出；⑤在没有犯规的情况下，参赛者可以中止已开始的试掷动作，将器材放下以后暂时离开投掷区，并重新开始，但是必须在规定的时限内完成投掷；⑥参赛者可以在比赛期间离开比赛区域，但必须由裁判员许可并由裁判员陪伴；⑦比赛过程中，运动员不能在比赛场地使用以下电子设备：摄像机、便携式录放机、收音机、CD机、报话机、手机、MP3以及类似的电子设备。

5. 裁判员的旗示

在跳跃项目比赛中，通常有一名主裁判手中持有红、白旗帜各一面，用来示意运动员试跳是否成功。举红旗表示试跳失败，成绩无效；举白旗表示成功，成绩有效。

在投掷项目比赛中，通常有两名主裁判手中持有红、白旗帜各一面，用来示意运动员试投是否成功。举红旗表示试投失败，成绩无效；举白旗表示成功，成绩有效。其中一名站在投掷区附近的称为内场主裁判，主要判定运动员在试投过程中是否犯规；另一名在落地区内的称为外场主裁判，主要判定器械落地点是否有效。

思考与练习

1. 标准田径场的组成部分有哪些？

2. 跳高、跳远、三级跳远、推铅球、短跑、中长跑、跨栏跑、接力跑的动作技术有哪些？

情境 7　篮　球

【学习目标和要求】

　　了解篮球运动的起源与发展，熟悉篮球运动的基本技术和战术，培养经常锻炼的好习惯。掌握篮球运动的锻炼方法，积极参与锻炼，并不断提高对篮球比赛的欣赏水平和对篮球竞赛的组织能力。

任务 1　认知篮球运动

　　本节介绍了篮球运动的起源；阐述了其进攻和防守技术，包括移动、投篮、传接球、运球、抢篮板球等；讲解了基础配合、快攻与防守快攻、攻防半场人盯人等篮球基本战术。

篮球运动简介

　　1891 年，在美国马萨诸塞州斯普林菲尔德基督教青年会国际训练学校（后为春田学院）任教的詹姆斯·奈史密斯（James Naismith）博士从当地儿童喜欢用球投向桃子筐的游戏中得到启发，创编了篮球（basketball）游戏。为了怀念这位篮球运动先驱，国际篮联于 1950 年将世界男子篮球锦标赛的金杯命名为"奈史密斯杯"。

　　1904 年，在第三届奥林匹克运动会上第一次进行了篮球表演赛。1932 年，国际业余篮球联合会宣告成立。1936 年第十一届奥运会上，男子篮球被列为正式比赛项目。1976 年第二十一届奥运会上，女子篮球被列为奥运会的正式比赛项目。自 1992 年第二十五届奥运会开始，职业篮球运动员被允许参加奥运会的篮球比赛。美国"梦之队"的参赛使世界篮坛更为精彩纷呈。

　　篮球运动以其特有的魅力，深受世界各国人民的喜爱，国际篮球联合会成为单项体育人口最多的国际单项运动协会。奥林匹克运动会篮球比赛、世界篮球锦标赛、美国 NBA 职业联赛，这三大赛事代表着世界篮球运动的最高水平。

任务 2　篮球基本技术

　　篮球技术分为进攻和防守两大部分，进攻技术有传球、接球、运球、持球突破、投篮等，防守技术有防守对手、抢球、打球、断球、盖帽等。此外，移动、抢篮板等技术的攻防含义皆有。

　　1. 移动

　　进攻者运用急起、急停、转身、变速变向跑等动作，摆脱防守去完成进攻任务。防守者则运用跑、停、滑步、后撤步、交叉步等动作阻止进攻。这些争取比赛主动权的行动都离不开快速灵活的脚步动作。

　　2. 投篮

　　按照持球的方法不同，可分为双手投篮和单手投篮；依据投篮前球置于身体部位的不同，可分为胸前、肩上、头上等不同的投篮动作；就运动员投篮时移动形式而言，又可分为原地、行进间和跳起投篮。

（1）原地双手胸前投篮：如图 7-1 所示，两脚左右或前后站立，两膝微屈、两脚脚跟略离地面，上体稍向前倾，两手手指自然张开，握球两侧略后的部位，两拇指相对成"八"字形，掌心空出，持球于胸前、屈肘靠近身体。投篮时，两脚蹬地身体伸展，同时两臂向前上方伸出，拇指向前上方用力推送，手腕稍外翻，使球从拇指、示指、中指指尖投出，球向后旋转飞行。

（2）原地单手肩上投篮（以右手为例）：如图 7-2 所示，右手五指自然分开，手心空出，用指根以上部位持球，拇指和小指控制球体，左手扶球的左侧，右手屈肘，肘关节自然弯曲，置球于右肩上方。投篮时，下肢蹬地发力，右臂向前上方伸直，手腕前屈，示、中指用力拨球，通过指端将球柔和地送出。球出手的同时，身体随投篮动作向前伸展。

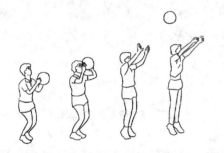

图 7-1　原地双手胸前投篮

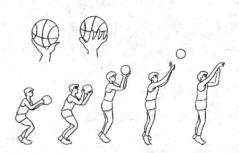

图 7-2　原地单手肩上投篮

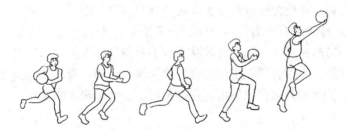

图 7-3　行进间单手低手投篮

（3）行进间单手低手投篮（以右手为例）：如图 7-3 所示，在跑动中接球或运球突破上篮时，应先跨右脚接球或拿球，接着第二步跨左脚起跳，左脚跨的步子稍小一些（已能掌握基本动作者，其左脚跨出的步子大小，可根据对方防守的情况和进攻的需要选择），右腿屈膝上抬，身体上升到最高点时，右臂向上伸或向前上方伸，掌心向上，用手指和手腕的力量，将球上拨。

（4）运球急停跳投（以右手为例）：如图 7-4 所示，在快速运球中，用一步或两步的方式接球停步，两膝微屈，身体重心下降，迅速蹬地起跳，同时两手迅速举球于右肩上。当身体接近最高点处于稳定的一刹那，迅速向上伸臂，用右手的手腕和手指的力量将球投出。

3．传、接球

（1）传球基本技术

1）双手胸前传球：如图 7-5 所示，两手五指自然分开，拇指相对成"八"字形，用指根以上部位握球的两侧后下方，掌心空出，两臂自然弯曲于体侧，将球置于胸前。肩、臂、腕肌肉放松，两眼注视传球目标，身体成基本姿势。传球时，后脚蹬地，身体重心前移，同时两臂前伸，手腕由下向上翻转，同时拇指用力下压，示、中指用力弹拨，将球传出。双手胸前传球是一种最基本、最常用的传球方法，具有准确性高、容易控制、便于变化的优点。

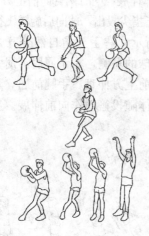

图 7-4　运球急停跳投

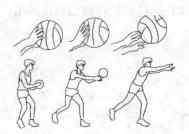

图 7-5　双手胸前传球

　　2）单手肩上传球（以右手为例）：如图 7-6 所示，原地右手肩上传球时，两脚前后开立，左脚在前，侧对传球方向，右手肩上托球于头侧，掌心空出，以转体、挥臂、甩腕以及手指拨球的力量将球传出。单手肩上传球是一种中远距离的传球方法。其特点是传球力量大、速度快、距离远，在长传快攻和突破起跳分球时经常采用。

　　3）单手体侧传球（以右手为例）：如图 7-7 所示，两脚开立，两腿微屈，双手持球于胸前。传球时，左脚向左跨步的同时将球移至右手引到身体右侧，出球前一刹那，持球手的拇指在上，掌心向前，手腕后屈，出球前臂向前做弧线摆动，当球摆过身体右前方时，迅速收前臂，用手腕、手指的力量将球传出。特点是隐蔽、动作快而幅度小。

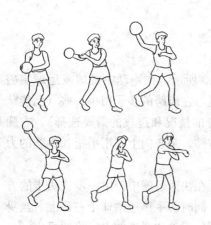

图 7-6　单手肩上传球

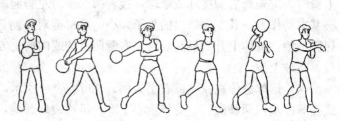

图 7-7　单手体侧传球

　　4）反弹传球：反弹传球是一种近距离较隐蔽的传球方法，是小个队员对付高大防守者的有效传球手段。方法很多，如单、双手胸前，单手体侧，单手背后等反弹传球，都可通过地面反弹传球给同伴。所以动作方法与各种传球相同，但运用反弹传球时要掌握好球的击地点，一般应在传球者距离接球者 2/3 的地方。如防守自己的对手距离自己较远，而传球的距离又较近时，可向防守者的脚侧击地传出。球弹起的高度一般在接球人的腰部为宜。

（2）接球基本技术

接球时眼睛要注视来球，肩、臂都要放松，手臂应迎球伸出，手指自然分开。当手指触球时，屈肘，臂后引，缓冲来球的力量，两手握球，保持身体平衡，以便做下一个动作。

1）接反弹球：掌心要向着来球反弹的方向，屈膝弯腰并向前下方伸手迎球，五指自然分开成上、下手接球动作。在球刚刚离地弹起时，手指触球将球接住。接球后手腕迅速向上翻，持球于胸腹前保持身体平衡，成基本站立姿势。

2）接球后急停：安全接球后急停已成为进攻技术的基础。要点是正确运用转入下次进攻的衔接点，不要犯带球走违例的错误。

3）摆脱接球：摆脱接球是抢先一步接球的动作。为了安全准确地接球，无球队员以切入、策应等配合创造接球机会。

4. 运球

运球不仅是个人摆脱防守进攻的有利手段，而且还是组织全队进攻战术配合的重要桥梁。下面介绍几种主要运球技术。

（1）身前换手变换方向运球：如图 7-8 所示，右手运球向左侧做变向时，右手拍球的右侧上方，使球从右侧反弹向左侧，同时右脚向左侧前方跨步，侧右肩向前，并迅速用左手拍球的正后方继续运球前进。左手运球向右变向时，则与右手动作相反。特点是便于结合假动作，变化突然，易造成防守者错误判断，伺机运、传、从左至右、从右至左改变方向的运球。以娴熟的左、右假动作和反弹高运球突然降低至 30～50 厘米低运球来控制身体重心是诀窍。

（2）胯下运球：如图 7-9 所示，使球穿过两腿之间来改变运球方向的运球技术。近来有更多使用胯下运球技术的倾向。其理由是两腿可以保护球，且可以安全转换方向，防守者的手难以够着。

（3）后转身运球：如图 7-10 所示，身体左侧对防守者，左脚在前做中枢脚，右手左右后侧运球或向后运球，同时做后转身，换左手拍球的后上方运至左侧，右脚落地贴近防守者的右侧（脚尖向前），然后运球继续前进。特点是转身时便于保护球、改变球的路线幅度大、攻击力强、灵活多变。

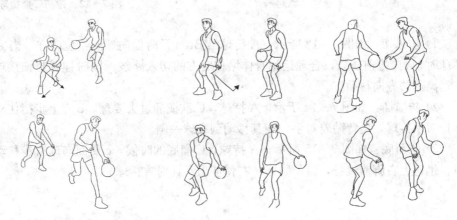

图 7-8　身前换手变换方向运球　　图 7-9　胯下运球　　图 7-10　后转身运球

（4）运球急停急起：如图 7-11 所示，可用两步急停，两腿屈膝前后开立，跨出第一步时，身体稍后仰。同时，按拍球的上方，降低球的反弹高度，使球在原地反弹，同时降低身体的重心，用腿和异侧臂护球。急起时，拍球的后上方。身体重心移至前脚掌，同时后脚迅速蹬地跨出超越防守者，迅速向前推进。特点是动作突然、起动快、线路多变、攻击力强、易摆脱防守。

5. 抢篮板球

抢篮板球分为抢进攻篮板球和防守篮板球两种。

（1）抢进攻篮板球：当同伴或自己投篮时，处在近篮的进攻队员首先应判断球的反弹方向，然后先向相反方向的侧前方跨步，利用身体虚晃的假动作，诱开身前的防守队员，绕跨挤到对手的前面或侧前方，抢占有利位置，借助跨步或助跑起跳，跳至最高点补篮或抢篮板球。

（2）抢防守篮板球：如图 7-12 所示，当对方投篮出手后，首先应注意对手的动向，并根据当时与进攻队员所处的位置和距离的远近，运用上步、撤步和转身抢占有利位置，把进攻队员挡在身后，与此同时还要判断球的落点准备起跳。

6. 防守

（1）防守无球队员：防守队员应站在对手与球篮之间的内侧，保持与对手有适当的距离和角度，做到以人为主，人球兼顾，使对手和球处于自己的视野之内，随对手的动作积极跟进移动，调整防守位置，堵截其移动和接球的路线，手臂配合做出伸出、挥摆、上举等动作，干扰对手接球，争取抢、断球。

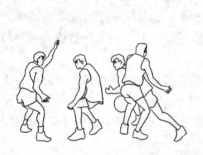

图 7-11　运球急停急起

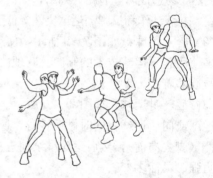

图 7-12　抢防守篮板球

1）防纵切：如图 7-13 所示，A 传球给 B，a 及时偏向球侧错位防守，当 A 向篮下纵切要球时，a 应抢前防守，合理运用身体堵住对方的切入路线，同时伸臂封锁接球，迫使对手向远离球的方向移动。

2）防横插：如图 7-14 所示，A 持球，C 欲横插过去要球，c 应上步挡住对手，并伸臂不让对手接球，用背贴着对手，随其移动到有球一侧。

3）防溜底：如图 7-15 所示，A 持球，C 溜底的时候，c 要面向球滑步移动，至纵轴线时，迅速上右脚前转身，错位防守，右臂伸出不让对方接球。

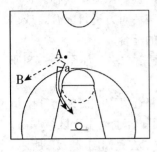

图 7-13　防纵切

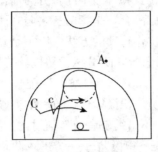

图 7-14　防横插

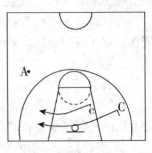

图 7-15　防溜底

（2）防守持球队员：当对手接球后，迅速调整防守位置和距离，占据对手与球篮之间的有利位置，还要与对手保持适当的距离（一臂左右）。一般来说，离球板远则远，近则近，并根据对手的特点（投篮或突破）而有所调整。防守持球队员在离球篮近时采用贴近的攻击步防守，离球远时则采用平步防守，无论采用哪一种防守，都要积极移动，阻截和干扰对方传球、投篮，同时伺机抢、断球。

任务 3　篮球基本战术

1. 基础配合

（1）进攻基础配合：进攻基础配合，是指两三名进攻队员，为了创造投篮机会，合理运用技术而组成的合作方法。

1）传切配合：传切配合有两种，分别为一传一切配合和空切配合。

一传一切配合。如图 7-16 所示，A 传球给 D 后，立刻摆脱对手 a 向篮下切入，接 D 的回传球投篮。

空切配合。如图 7-17 所示，A 传球给 D 时，C 突然切向篮下接 D 的传球投篮。

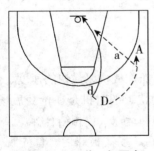

图 7-16　一传一切配合

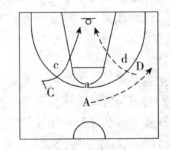

图 7-17　空切配合

2）突分配合：有球队员持球突破后，主动地或应变地利用传球与同伴配合的方法。其要求是，突破动作要突然、快速，在突破过程中，要随时观察场上攻、守队员行动和位置的变化，既要做好投篮的准备，又要及时、准确地传球给同伴。其他进攻队员要掌握时机及时跑到有利于进攻的位置上接球。

3）掩护配合：掩护配合是掩护队员采用合理的行动，用自己的身体挡住同伴的防守者的移动路线，使同伴得以摆脱防守，或利用同伴的身体和位置使自己摆脱防守的一种配合方法。掩护配合的形式根据掩护的位置和方向不同，分为前掩护、后掩护、侧掩护3种。

（2）防守基础配合：防守基础配合，是指两三名防守队员，为破坏对方进行配合，或当同伴防守出现困难时，及时互相协作行动的方法。以下是几种常用的配合。

1）关门配合："关门"是两个防守队员靠拢协同防守突破的配合方法。如图7-18所示，当D从正面突破时，a、d与d、c进行"关门"配合。

关门配合的要求是，防守队员应积极堵住进攻者的突破路线；邻近突破一侧的防守队员要及时向同伴靠拢进行"关门"，不给突破者留有通过的空隙。关门配合也运用于区域联防。

2）夹击配合：指两个防守队员积极防守一个进攻队员配合的方法。如图7-19所示，A从底线突破，a封堵底线，迫使A停球，d同时向底线迅速跑去与a协同夹击A，封堵其传球路线，迫使其违例或失误。夹击配合要正确地掌握夹击的时机和区域。行动要果断，出其不意。在形成夹击时要用身体和腿部限制进攻队员的活动，用手臂封堵传球或接球，但要防止不必要的犯规。

3）补防配合：指防守队员在同伴漏防时，立即放弃自己的对手，去补防那个威胁最大的进攻者，而与漏人的防守队员及时换防的一种协同防守方法。如图7-20所示，D传球给A，突然摆脱d的防守直插篮下，此时c放弃C的防守补防D，d去补防C。

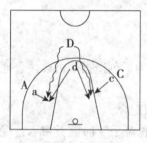

图7-18　关门配合

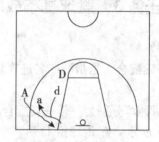

图7-19　夹击配合

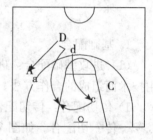

图7-20　补防配合

应特别注意整体配合，包括配合的位置、距离、路线和时机，其中以配合时机尤为关键。此外，还要注意保持攻守平衡。

2. 快攻与防守快攻

（1）快攻

快攻是由防守转入进攻时，乘对方未站稳阵脚之前，抓住战机以最快的速度、最短的时间，果断而合理地发动攻击的一种速决性战术配合。发动快攻的时机是在抢获后场篮板球、抢球、断球和跳球获球后。快攻的形式有长传快攻、短传和运球快攻相结合等。

1）抢后场篮板球长传快攻：如图7-21所示，D抢到后场篮板球后，首先观察场上的情况，寻找长传快攻机会。B和C判断D有可能抢到篮板球时，便立即起动快下，争取超越防守队员接D的长传球投篮。

2）断球长传快攻：如图7-22所示，c断球后，看到b已快下，可立即传球或运球后传球给b投篮。

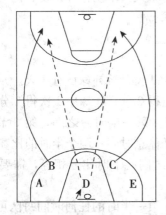

图 7 - 21　抢后场篮板球长传快攻

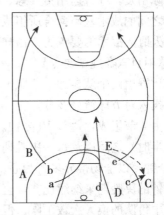

图 7 - 22　断球长传快攻

3）短传与运球结合快攻：指队员在后场获球后，利用快速的短传球和运球推进相结合的方法迅速推进到前场进行攻击的一种配合。其特点是参加人数多、机动灵活、层次清楚、容易成功，但对队员配合的技巧要求较高。

（2）防守快攻

篮板球是发动快攻的主要先决条件之一，积极地与对方争抢前场篮板球是防止发动快攻的重要步骤。

1）有组织积极地堵截对方发动快攻的第一传，是防守快攻的关键。

2）防守快下队员。快下队员是对方长传快攻的主要成员，如果快下队员接到球，将给防守造成极大的困难。因此，当对方抢获篮板球时，外线队员要迅速退守，在退守过程中，控制好中路，堵截快下路线，紧逼沿边线快下的进攻队员，切断对方长传球的路线。

3）提高以少防多的能力。当对方发动快攻并迅速地向前场推进时，防守队往往来不及全部退防，出现以少防多的局面。提高一防二、二防三的能力，重点防篮下，为同伴回防赢得时间，这就必须提高个人防守能力，以及同伴之间的相互补防能力。

3. 攻防半场人盯人

（1）人盯人防守战术：该战术是在由攻转守时，放弃前场的防守，全队迅速退回后场，每人盯住自己对手的配合方法。它以个人防守为基础，综合运用挤过、穿过、交换、关门、夹击等几个人之间的防守基础配合所组成的全队战术。

【防守要点】人盯人防守要从由攻转守时开始。此时，每个队员都要快速退向自己的后场，立即找到对手，形成集体防守；要根据对手、球、球篮选择有利位置，做到球、人、区兼顾，与同伴协同防守。

【防守原则】"以球为主、人球兼顾"，"有球紧、无球松"，"近球紧、远球松"，积极移动，抢占有利位置。

【运用时机】半场扩大人盯人防守主要用于对付外围远投较难、突破与篮下进攻能力和后卫控制球能力相对较差的队，而本队需要扩大战果，争抢时间时；半场缩小人盯人防守用于对付中远距离投篮不准、突破和篮下攻击能力较强的队，本队得分已占优势，保持体力再扩大战果时。

（2）进攻人盯人防守战术：进攻人盯人防守是根据人盯人防守战术的特点，从每个队员的具体实际出发，综合运用传接球、投篮、运球、突破等个人技术动作和传切、掩护、策应等几个人之间的战术基础配合所组成的一种全队进攻战术。

进攻人盯人战术的要点为：由守转攻后，要迅速到位。

【篮球项目竞赛规则要点】

篮球比赛由两个队参加，每队上场 5 人，其中 1 人为队长，替补球员有 7 人。

将球投入对方球篮得 2 分；在 3 分区外投入对方球篮得 3 分；罚球中 1 次得 1 分。

比赛由 4 节组成，每节 10 分钟。在第 1 节和第 2 节（第一半时）之间，第 3 节和第 4 节（第二半时）之间以及每一决胜期之前有 2 分钟的比赛休息时间；两个半时的比赛休息时间为 15 分钟，以全场得分多者为胜。如果在第 4 节比赛时间终了时比分相等，需要一个或多个 5 分钟的决胜期来继续比赛，直至决出胜负。

比赛中每队的换人次数不限。但是，要登记的暂停在第一半时的任何时间每队可准予 2 次；在第二半时任何时间可准予 3 次；每一决胜期的任何时间每队可准予 1 次。

整个比赛过程由裁判员（三人制：包括主裁判员，第一副裁判员和第二副裁判员，二人制：包括主裁判员和副裁判员）、记录台人员（包括记录员、助理记录员、计时员和 24 秒钟计时员）和技术代表管理。

篮球比赛中对规则的违反有违例和犯规两大类。

1. 违例

违例是违反规则。

罚则是将球权判给对方队在靠近发生违例的地点掷球入界。

带球走——当持活球的队员用同一脚向任何方向踏出一次或多次，其另一脚（称为中枢脚）不得离开与地面的接触点，如果中枢脚离开了这个接触点就构成带球走违例。

非法运球——队员在运球后，用双手同时触及球或允许球在一手或双手中停留时，运球即完毕。运球结束后，除非失去控球权后又重新控制球，否则不得再次运球，如果再次运球，则为非法运球违例。

拳击球或脚踢球——比赛中队员不得故意用拳击球或用腿的任何部分去阻挡球，否则将判违例。如果球偶然地接触到腿的任何部分，或腿的任何部分无意碰到球，不算违例。

球回后场——在比赛中，前场控制球的队，不得使球再回到后场，否则为球回后场违例。具体判定球回后场有三个条件：①该队必须控制球；②球进入前场后，在球又回到后场前该队队员（或裁判员）最后触及球；③球回后场后，该队队员在后场最先触及球。这三个条件必须依次连续发生。

干涉得分和干扰——投篮（罚球）的球在飞行下落并完全在篮圈水平面之上时，双方队员不可触及球。当投篮的球触及篮圈时，双方队员都不得触及球篮或篮板，不得从下方伸手穿过球篮并触及球，不得使篮板和篮圈摇动。如果进攻队员违犯这一规定，中篮无效，将球判给对方在罚球线延长部分的界外掷球入界；如果防守队员违犯这一规定，不论是否投中，均判投篮（罚球）队员得分。

3 秒违例——当某队在前场控制活球并且比赛计时钟正在运行时，该队队员在对方的限制区内持续停留的时间不得超过 3 秒钟。

5 秒违例——进攻球员必须在 5 秒钟之内掷出界外球；或在被严密防守时，必须在 5 秒钟之内传、投或运球；当裁判员将球递给罚球队员可处罚时，该队员必须在 5 秒钟内出手。

8 秒违例——一个球队从后场控制活球开始，必须在 8 秒钟内使球进入前场（对方的半场）。

24 秒违例——每当一名队员在场上获得控制活球时，该队必须在 24 秒钟内尝试投篮。

2. 犯规

犯规是对规则的违犯，含有与对方队员的非法身体接触和/或违反体育道德的举止。对违犯者登记犯规并随后按规则予以处罚。

侵人犯规——是队员与对方队员的接触犯规。无论球是活球还是死球，队员均不应通过伸展其手、臂、肘、肩、髋、腿、膝或脚来拉、阻挡、推、撞、绊、阻止对方队员行进；以及不应将其身体弯曲成"反常的"姿势（超出其圆柱体）；也不应放纵任何粗野或猛烈的动作。在所有情况下都要给犯规队员登记 1 次侵人犯规。如果对未做投篮动作的队员犯规，由非犯规队在靠近犯规地点的界外掷球入界重新开始比赛。如果犯规队处于全队犯规处罚状态，则应判给未做投篮动作的队员 2 次罚球，代替掷球入界。如果对正在做投篮动作的队员犯规，如果投篮成功，应计得分并判给 1 次追加罚球；如投篮未中，则要根据投篮的地点，判给 2 次或 3 次罚球。

技术犯规——是包含（但不限于）行为性质的队员的非接触犯规。如不顾裁判员警告；没有礼貌地触犯裁判员、技术代表、记录台人员或球队席人员；使用冒犯或煽动观众的语言和举止；戏弄对方队员或在对方队员的眼睛附近摇手妨碍其视觉；在球穿过球篮后，故意触及球以延误比赛；阻碍迅速地执行掷球入界以延误比赛；假摔以伪造一次犯规等。

队员技术犯规，应给其登记一次技术犯规，作为全队犯规之一计数。教练员、替补队员和随队人员的技术犯规，对每一起违犯行为都要登记教练员一次技术犯规，但不作全队犯规之一计数。

对技术犯规的处罚，是判给对方 2 次罚球，以及随后在记录台对面的中线延长部分掷球入界或在中圈跳球开始第一节（如犯规发生在第一节比赛前）。

违反体育道德的犯规——根据裁判员的判断，一名队员不是在规则规定的范围内合法地试图去直接抢球，发生的接触犯规是违反体育道德的犯规。应给犯规队员登记 1 次违反体育道德的犯规。判给对方罚球，以及随后在记录台对面的中线延长部分掷球入界或在中圈跳球开始第一节（如犯规发生在第一节比赛前）。

罚球的次数按如下规定：对没有做投篮动作队员的犯规应判给 2 次罚球；对正在做投篮的队员发生的犯规，如中篮，应计得分并加判给 1 次罚球。如未中篮，应判给 2 次或 3 次罚球。

【思考与练习】

1. 篮球运动的基本技术和基本战术有哪些？

情境 8　排　球

【学习目标和要求】

　　了解排球运动的起源与发展，熟悉排球运动的基本技术和战术，积极参与锻炼，不断提高健康水平。掌握排球运动的理论知识和技术结合应用，培养自己独立组织排球竞赛活动的能力。

　　本节介绍了排球运动的起源；阐述了其基本技术：准备姿势、移动、发球、垫球、传球、扣球、拦网等；讲解了阵容配备、进攻战术、防守战术等排球基本战术。

任务 1　认知排球运动

　　排球（Volleyball）运动始于 1895 年，创始人是美国人威廉·摩根。第一部规则发表在 1896 年 7 月出版的美国《体育》杂志上。最初排球比赛没有人数规定，赛前由双方临时商定，只要双方人数相等即可。

　　在美国，排球很快受到教会、学校和社会的广泛重视，同时也被列为军事体育项目。1896 年美国开始举行排球比赛。1947 年国际排球联合会成立，1949 年第一届世界男子排球锦标赛举行，1964 年排球运动被列为第十八届奥运会正式比赛项目。世界级排球比赛主要包括世界锦标赛、世界杯赛、奥运会排球赛、世界沙滩排球锦标巡回赛、残疾人奥运会排球赛等。

　　排球运动 1905 年传入我国时，仅在广东等地开展。1914 年第二届全国运动会时排球正式被列为比赛项目。其后，经历了 16 人制、12 人制、9 人制和 6 人制的演变过程。

　　20 世纪 50 年代初，东欧各国主要依靠高点强攻和个人进攻战术的变化取胜，并一直处于世界领先地位。20 世纪 60 年代，日本女排在国际排坛崛起，创造了垫球、滚翻救球、勾手飘球等技术。1965 年，排球规则进行了重大修改，允许伸手过网拦网。

　　新中国成立后，我国排球运动有了较快的发展，形成了一套以快球为中心的快攻掩护战术，此后男排在掌握"盖帽"拦网技术的基础上，创造了"平拉开"扣球新技术，发展了我国排球快攻打法的特点。20 世纪 70 年代中期，我国首创了"时间差"打法。男排创造的前飞、背飞、拉三、拉四等技术，丰富了快中有变的自我掩护打法，在世界比赛中取得了良好的效果。1979 年，中国男、女排取得亚洲冠军的光荣称号，实现了冲出亚洲的愿望。1981—1986 年，中国女排五次连获世界冠军，在国际排坛上撰写下了辉煌的纪录。

任务 2　排球基本技术

　　排球基本技术包括：无球技和有球技术两类。发球、垫球、传球、扣球、拦网等 5 项基本技术动作称为有球技术。而准备姿势、移动、助跑、起跳、倒地等没有直接触及球的配合动作，称为无球技术。

（一）无球技术

1. 准备姿势

如图 8-1 所示，按照身体重心的高低，准备姿势可分为半蹲准备姿势、低蹲准备姿势和稍蹲准备姿势 3 种。

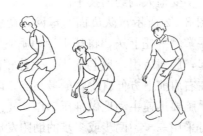

图 8-1　发球准备姿势

（1）半蹲准备姿势：两脚开立略比肩宽，两膝弯曲，脚跟自然提起，上体前倾，重心靠前，膝部的垂直线应在脚尖前面，两臂放松，自然弯曲置于腹前，两眼平视，注意来球，两脚始终保持微动。

（2）低蹲准备姿势：身体重心比半蹲准备姿势更低更靠前，两脚左右、前后的距离更宽一些，膝部弯曲的程度大于半蹲准备姿势。身体重心要更靠前，肩部垂直线过膝，膝部垂直线超过脚尖。两手臂置于胸腹之间。

（3）稍蹲准备姿势：两脚左右开立与肩同宽，一脚在前，两膝微屈，身体重心位于两脚之间，并稍靠近前脚，后脚跟稍提起，上体稍前倾，两臂放松，自然弯曲置于腹前。两眼注视球并兼顾场上各种情况，两脚保持微动状态。

2. 移动

移动由起动、移动步法和制动 3 个环节构成。

（1）起动：起动是移动发力的开始，它的快慢是移动的关键，起动的速度取决于正确的准备姿势，反应能力和腰腿部的速度力量。

（2）移动步法：起动后应根据临场技战术的需要，灵活地采用各种移动步法进行移动。

1）并步与滑步：并步如向前移动，则后腿蹬地，前脚向来球方向跨出一步，后腿迅速跟上做好击球准备。连续并步就是滑步。

2）跨步与跨跳步：跨步如向前移动，则后腿用力蹬地，前脚向来球方向跨出一大步，膝部弯曲，上体前倾，身体重心移至前腿上。跨步过程中有跳跃腾空即为跨跳步。

3）交叉步：以向右交叉步为例，上体稍向右转，左脚从右脚前面向右交叉迈出一步，然后右脚再向右跨出一大步，同时身体转向来球方向，保持击球前的姿势。

4）跑步：跑步时两臂要配合摆动，如球在侧方或后方时应边转身边跑。

5）综合步：以上各种步法的综合运用。

（3）制动：在快速移动之后，为了保持稳定的击球姿势和克服身体惯性的冲力，必须运用制动技术。

1）一步制动法：一步制动时，最后跨出一大步，同时降低重心，膝和脚尖适当内转，全脚掌横向蹬地，抵住身体重心继续移动的趋势，并用腰腹力量控制上体，使身体重心的投影落在两脚所构成的支撑面内。

2）两步制动法：两步制动时，以倒数第二步做第一次制动，接着跨出最后一步做第二次制动，同时身体后仰，重心下降，双脚用力蹬地，使身体处于有利于做下个动作的姿势。

3. 发球

发球是1号位队员在发球区内自己抛球后，用一只手将球直接击入对方场区的一种击球方法。发球是排球技术中唯一不受他人制约的技术。

（1）正面上手发球：如图8－2所示，队员面对球网，两脚前后自然开立，左脚在前，用手托球于身前，用抬臂和手掌的平托上送，将球平稳地垂直抛于右肩前上方，高度适中。在左手抛球的同时，右臂抬起，屈肘后引，肘与肩平，上体稍向右转。击球时，利用蹬地、转体和收腹带动手臂挥动，在右肩前上方伸直手臂的最高点，以全手掌击球的中下部。击球时，手指自然张开吻合球，手腕要迅速主动地做推压动作，使击出的球呈上旋飞行。为了加强发球的力量和攻击性，还可采用一步、两步或多步的助跑发球方法。

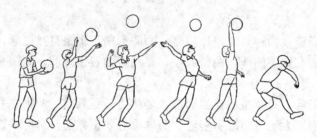

图8－2　正面上手发球

（2）正面上手发飘球：正面上手发飘球是采用正面上手的形式，发出球不旋转、不规则地飘晃飞行的一种发球方法。由于面对球网，便于观察对方接发球情况。如图8－3所示，准备姿势同正面上手发球，但抛球比正面上手发球稍低、稍靠前。击球前，手臂自后向前做直线挥动。击球时，五指并拢，手腕稍后仰，用掌根平面击球的中下部，作用力通过球体重心。击球瞬间手指、手腕紧张，手型固定，不加推压动作，手臂并有突停动作。

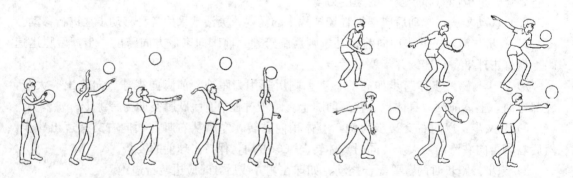

图8－3　正面上手发飘球　　　　　图8－4　正面下手发球

（3）正面下手发球：正面下手发球是正面对网，手臂由后下方向前摆动，在腹前将球击入对方场区的发球方法。

如图8－4所示，面对球网，两脚前后开立，左脚在前，两膝微屈。上身稍前倾，重心偏后脚。左手持球于腹前，将球轻轻抛起在体前右侧，离手高约20厘米，在抛球的同时右臂伸直以肩为轴向后摆动，借右腿蹬地力量，身体重心随着右手向前摆动击球而移至前脚上。在腹前以全手掌、掌根或虎口击球后下方。

（4）勾手飘球：发勾手飘球采用侧面对网站位，可利用身体转动和腰部力量带动手臂的快速挥动去击球，比较省力。勾手飘球是目前排球比赛常用的一种主要发球方法，男女队员均可采用。

发球队员应左肩对网，左手将球平衡抛向左肩前上方，抛至相同于击球点的高度。在抛球的同时，右臂伸直向身体右侧后下方摆动，身体重心移至右脚。当球开始上升到最高点时，右脚蹬地，身体向左侧转动，带动手臂沿弧线轨迹挥动，在右肩前上方以掌根或半握拳拇指根部坚硬平面击球后中下部，击球一瞬间，手腕稍后仰并保持紧张，用力集中，作用力要通过球体的重心。击球后，可作突停或下拖动作，但不能有推压的动作。无论采用哪种发球动作，都必须做到以下三点：一是平稳抛球，二是击球要准，三是手法要正确。

4. 垫球

垫球在比赛中主要用于接发球、接扣球、接拦回球以及防守和处理各种困难球。现将几种常用的垫球技术做如下介绍。

（1）正面双手垫球：正面双手垫球是双手在腹前垫击来球的一种垫球方法，是各种垫球技术的基础，是最基本的垫球方法，适合于接各种发球、扣球和拦回球，在困难时也可以用来组织进攻。如图 8-5 所示，正面双手垫球的基本手型有抱拳式、叠掌式和互靠式。正面双手垫球在垫轻球、垫中等力量来球和垫重球时，其动作方法是有一定区别的。

1）垫轻球：如图 8-6 所示，采用半蹲准备姿势，当球飞来时，双手成垫球手型，手腕下压，两臂外翻形成一个平面，当球飞到腹前一臂距离时，两臂夹紧前伸，插到球下，向前上方蹬地抬臂，迎击来球，利用腕关节以上 10 厘米左右处的桡骨内侧平面击球的后下部，身体重心随击球动作前移。击球点保持在腹前一臂距离。

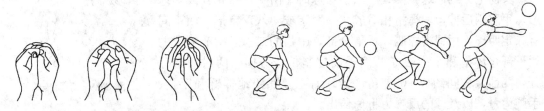

图 8-5 正面双手垫球基本手型   图 8-6 垫轻球

2）垫中等力量来球：动作方法与垫轻球相同，由于来球有一定力量，因此击球动作要小，速度要慢，手臂适当放松。

3）垫重球：根据来球的高低和角度，采用半蹲或低蹲准备姿势，击球时采用含胸、收腹的动作，帮助手臂随球屈肘后撤，适当放松，以缓冲来球力量。在撤臂缓冲的同时，用微小的小臂和手腕动作控制垫球方向和角度。

（2）体侧垫球：简称侧垫，是在身体侧面垫球的一种垫球方法。其特点是控制面宽，但较难把握垫击的方向、弧度和落点。如图 8-7 所示，左侧垫球时，以右脚前脚掌内侧蹬地，左脚向左跨出一步，身体重心随即移至左脚，并保持左膝弯曲，两臂夹紧向侧伸出，左臂高于右臂，右肩向下倾斜，再用向右转腰和收腹的力量，配合两臂在体侧截击球的后下部。

（3）跨步垫球：队员向前或向侧跨出一步的垫球方法称为跨步垫球。当来球的速度较快，弧线低，距身体1米左右时，可采用跨步垫球的方法。如图8-8所示，跨步垫球时，当判断来球的落点后，迅速向来球方向跨出一大步，屈膝深蹲，臀部下降，两臂夹紧伸直插入球下，用两前臂的内侧平面击球的后下部，对准垫出方向，将球平稳垫起。

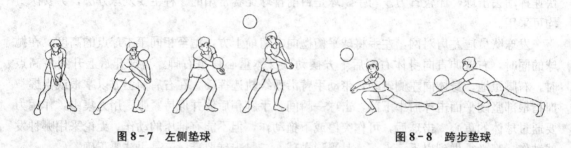

图8-7　左侧垫球　　　　　　　　　　　图8-8　跨步垫球

（4）单手垫球：当来球较远，速度快，来不及或不便用双手垫球时，可采用单手垫球。单手垫球动作快，垫击范围大，但触球面积小，不易控制。单手垫球可采用各种步法接近球，可采用虎口、半握拳、掌根、手背以及前臂内侧击球。

5. 传球

传球是排球运动的一项重要技术，是组织进攻战术的基础。传球主要运用在第二传，用于衔接防守和进攻。按照传球的方向基本上把传球动作分为正面传球、背传球和侧传球，上述三种传球技术是指在原地完成。跳起在空中完成传球动作的，称为跳传。

（1）正面传球：面对出球方向的传球动作，称为正面传球。正面传球是最基本的传球方法，是其他一切传球技术的基础。

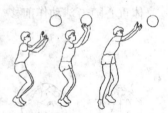

图8-9　正面传球

如图8-9所示，采用稍蹲准备姿势，当来球接近额头时，开始蹬地、伸膝、伸臂，两手微张经脸前向前上方迎球。击球点在额头前上方约一球距离处。当手触球时，两手自然张开成半球形，手腕稍后仰，两拇指相对成"一"字或"八"字形，两手间有一定距离，用拇指内侧，示指全部，中指的二、三指节触球的后下部，环指和小指在球两侧辅助控制传球方向。两肘适当分开，两前臂之间约成90°夹角，传球时主要靠蹬地伸臂和手指、手腕力量，以及球的反弹力将球传出。

（2）背传：背对传球目标的传球动作叫背传。如图8-10所示，身体背面要对正传球目标，上体保持正直或稍后仰，身体重心在两脚之间，双手自然抬起，放松置于脸前。迎球时，抬上臂、挺胸、上体后仰。击球点保持在额上方，比正传稍高、稍后。触球时，手腕后仰并适当放松，掌心向上，击球的下部，手型与正面传球相同。背传用力要靠蹬地、展腹、抬臂、伸肘和手指、手腕的弹力，把球向后上方传出。

（3）跳传：跳传是当一传弧线较高而又接近球网时，所采用的跳起传球技术。目前在比赛中运用比较广泛，一般用于二传。跳传可起到加快进攻速度和迷惑对方的作用，并且可使进攻战术多样化，扩大进攻的范围，减少二传环节中的失误。

如图8-11所示，起跳时，首先选好起跳点和掌握好起跳时间。起跳后，两臂屈肘抬起，两手放置脸前，击球点保持在额上方，在身体跳至最高点时，用伸臂动作及手指、手腕的弹力将球传出。由于人在空中，无法用上伸腿蹬地的力量去传球，因此，要加大伸臂的幅度和速度。

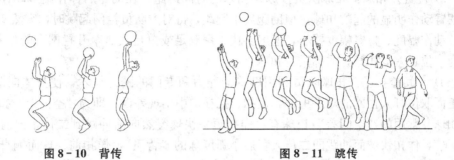

图 8 - 10　背传　　　　　　　　　　图 8 - 11　跳传

6. 扣球

扣球是攻击性最强最有效的进攻手段，在比赛中占有非常重要的地位。

（1）正面扣球：正面扣球是扣球技术中一种重要的方法，是比赛中运用得最多的一项进攻性技术，适合于近网和远网扣球。

1）准备姿势：扣球助跑前采用稍蹲姿势，两臂自然下垂，站在离网 3 米左右处，身体转向来球方向，观察来球，做好向各个方向助跑起跳的准备。

2）助跑：助跑开始时，左脚先向前迈出一步，紧接着右脚再快速跨出一大步，左脚及时并上，踏在右脚之前，两脚尖稍向右转。两臂绕体侧向上引摆。

3）起跳：在助跑跨出最后一步（即第二步），左脚并上踏地制动的同时，两臂自后积极向前摆动，随着双腿蹬地向上起跳，两臂配合起跳有力地向上摆动。

4）空中击球：起跳后，挺胸展腹，上体稍向右转，右臂向后上方抬起，身体成反弓形。挥臂时，以迅速转体、收腹动作发力，依次带动肩、肘、腕各部位关节向前上方成鞭甩动作挥动。击球时，五指微张，以掌心为主，全掌包满球，在手臂伸直的最高点的前上方击球的后中部，同时主动用力屈腕屈指向前推压，使扣出的球呈上旋。

5）落地：落地时，以两脚前脚掌先着地再迅速过渡到全脚掌着地，同时顺势屈膝、收腹，以缓冲下落的力量，立即做好下一个动作的准备。

（2）调整扣球：调整扣球是指在接发球或后排防守垫球不到位时，二传队员从后场区将球传到网前所进行的扣球。调整扣球技术动作与正面扣球相同，但由于二传球来自后场区，有近网球，也有远网球，还有拉开球和集中球，与球网有一定的角度并且弧线不固定，扣球队员难以判断，所以扣这种球难度较大。因此，扣球队员要准确判断来球的方向、弧线、速度和落点。调整好人和球的关系，选择好起跳点，掌握好起跳时间。根据人和球网的距离，合理地采用不同的扣球方法，控制好扣球的力量、速度、方向、路线和落点。

（3）扣快球：扣快球是扣球队员在二传队员传球前或传球的同时起跳，并迅速将二传队员传出的球，击入对方场区的扣球。快球在时间上争取主动，起着攻其不备、突然袭击的作用，可使对方拦网和防守产生判断错误。这种扣球的特点是速度快、力量大、时间短、落点近、突然性强、牵制能力大。快球技术动作方法较多，有近体快球、半快球、短平快球、平拉开快球、背快球、背平快球、调整快球等。

（4）自我掩护扣球

1）时间差扣球：扣球队员利用起跳时间的差异迷惑对方拦网的扣球，为时间差扣球。这种扣球可在近体快、背快、短平快等扣球中。扣球时，按快球的助跑、摆臂节奏佯作起跳，以诱使对方起跳拦网。待对方拦网队员下落后，扣球队员立即原地起跳扣半高球。

2）位置差扣球：扣球队员按原来扣球的时间助跑，在助跑后佯作踏蹬动作逼真，下蹲与摆臂动作明显的起跳扣球，但助跑后不起跳，待对方队员拦网起跳时，突然变向侧跨出一步，动作幅度、挥臂幅度要小，速度要快，用双足或单足"错"开拦网人的位置起跳扣球，即为"位置差"扣球，或称错位扣球。

3）空间差扣球：扣球队员利用助跑的冲力和专门的踏蹬技术，使身体向前上方跃出，把正面取位盯人拦网的对手甩开，使扣、拦在空中出现差误，即为"空间差"扣球，也叫冲飞扣球。常用的"空间差"扣球有：佯扣短平快球突然向前冲跳到二传手向前扣半高球的"前飞"，佯扣快球而冲跳向二传人背后小弧度球的"背飞"，佯扣前快球而侧身向左起跳追击扣球的"拉三"，以及佯扣短平快球而侧身向左起跳追击扣球的"拉四"。

7. 拦网

（1）单人拦网：单人拦网是集体拦网的基础。如图 8 - 12 所示，其动作结构分为准备姿势、移动、起跳、空中动作和落地 5 个互相衔接的部分。

1）准备姿势：队员面对球网，两脚左右开立，约与肩同宽，距网 30～40 厘米。两膝微屈，两臂屈肘置于胸前。

2）移动：常用步法有一步、并步、交叉步、跑步等。无论采用哪种移动步法，都要做好制动动作，以保证向上起跳，避免触网和冲撞同队队员。

3）起跳：原地起跳时，两腿屈膝，重心降低，随即用力蹬地，两臂以肩发力，与体侧近身处，做画弧或前后摆动，帮助身体迅速跳起。移动后的起

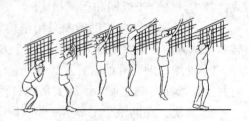

图 8 - 12　单人拦网

跳，其起跳动作与原地起跳一样，但要注意制动并使移动与起跳动作紧密衔接。

4）空中动作：起跳时，两手从额前沿球网向上方伸出，两臂伸直并保持平行，两肩上提。拦网时，两臂应伸过网去接近球。两手自然张开，屈指屈腕成半球状。当手触球时，两手要突然收紧，手腕下压盖在球的前上方。

5）落地：拦球后，要做含胸动作，以保持身体平衡。手臂要先后摆或上提，从网上收回至本方上空，再屈肘向下收臂，以保持身体平衡。与此同时屈膝缓冲，双脚落地，随即转身面向后场，准备接应来球或做下一个动作准备。

（2）双人拦网：由前排两个队员互相靠近，同时起跳组成的拦网，称双人拦网。双人拦网是集体拦网的一种，是比赛中最常用的一种拦网形式，主要在对方大力扣球时采用。双人拦网时，应以一人为主拦队员，另一人为配合队员。但主拦队员不是固定的，一般情况下距对方扣球点近的队员应为主拦队员。主拦队员必须抢先移动到对正扣球点的位置，做好起跳准备，配合队员则迅速移动靠近主拦队员准备同时起跳。两队员之间的距离一定要合适，距离太远，跳起后将出现"空门"；距离太近，起跳时互相干扰，致使双方都跳不高。双人拦网起跳时，两人的手臂应该在体前画小弧向上摆伸，都要尽量垂直向上起跳，要防止互相碰撞或干扰。手臂在空中既不能重叠，造成拦击面缩小，又不能间隔太宽，造成中间漏球。扣球靠近边线时，靠边线近的拦网队员外侧的手应适当内转，以防打手出界。

（3）三人拦网：三人拦网也是集体拦网的一种形式。它是在对扣球进攻力强，路线变化多，但很少轻扣和吊球时采用。三人拦网的动作方法与双人拦网相同，关键在于移动迅速，取位恰当，配合密切。无论对方从哪个位置进行扣球，一般都以 3 号位队员为主拦队员，2、4 号位队员

为配合队员。由于三人拦网对配合的要求高，加之减弱了防守、保护的力量，故要在很有必要的情况下才采用。拦网队员要在短短的瞬间从防守转为进攻，从被动转为主动，而完成这些都要在空中进行，所以难度较大，这就要求拦网应积极主动，判断准、起动快、跳得高、下手狠。

任务 3 排球基本战术

排球运动是一项集体竞赛项目，因而不仅要求每个队员有比较熟练的基本技术，而且要求全队密切配合，运用得当的战术，发挥全队每个队员的特长，才能取得比赛的胜利。

1. 阵容配备

(1)"三三"配备：由三名进攻队员和三名二传队员组成。站位时，一名进攻队员间隔一名二传队员。目前采用这种配备形式的队伍比较少。一般适用于初学者和水平较低的球队。

(2)"四二"配备：由四名进攻队员（主攻和副攻队员各两名）和两名二传队员组成，他们分别站在对角的位置上。目前，在水平一般的球队中采用这种配备形式的比较多。"四二"配备的优点是每一轮次前排都有一个二传队员和两个进攻队员，便于组织"中二三""边二三"进攻，战术配合有一定的稳定性。缺点是前排进攻点相对较少，隐蔽性差，不能适应高水平球队的要求。

(3)"五一"配备：由五名进攻队员和一名二传队员组成。位置的安排与"四二"配备基本相同，只是由一名进攻队员站在与二传对应的位置上作为接应二传，其目的是弥补在主二传来不及到位传球时所出现的被动局面，但主要还是承担进攻任务。这种阵容配备在水平较高的球队中普遍采用。"五一"配备的优点是加强了拦网和前排进攻力量，使全队的进攻队员只需适应一名二传队员的技术特点，有利于统一指挥、相互配合，能够更好地控制比赛的进行，使进攻战术富于变化。缺点是当二传队员轮转到前排时，有三轮前排只有两名进攻队员，影响了前排整体进攻的威力。

2. 进攻战术

进攻战术主要有以下三种形式："中一二"进攻阵形、"边一二"进攻阵形、"插上"进攻阵形。

(1)"中一二"战术形式特点：容易组织，但战术变化少，只能两点进攻，战术意图容易被识破，战术的突然性和攻击性小。其变化形式有：扣球队员通过二传队员传出集中、拉开、背传和平快等各种球，采用斜线助跑、直线助跑和跑动中变步起跳扣球等。

(2)"边一二"战术形式特点：形式简单，容易掌握，也是基本战术形式之一。其变化形式有：除"中一二"战术形式变化外，还可组织"快球掩护拉开"、"前交叉"、"围绕"、"快球掩护夹塞"、"梯次"、"短平快掩护拉开"、"掩护活点进攻"等战术变化。

(3)"插上"战术形式特点：保持前排 3 人进攻，能充分利用网的全长，发挥每个队员的特点，组成快速多变的各种战术变化。进攻的突破点多，突然性大，使对方难以有效地组织集体拦网和防守。

3. 防守战术

主要介绍"心跟进"和"边跟进"两种防守战术。

(1)"心跟进"防守形式：在本方拦网能力强，对方采取打吊结合时采用。当甲方 4 号位队员进攻时，乙方 2、3 号位队员拦网，后排中心的 6 号位队员在本方拦网时跟在拦网队员之后进行保护，其余 3 名队员组成后排弧形防守。其优点是加强了前区的防守能力，缺点是后排防守队员之间的空当较大。

（2）"边跟进"防守形式：多在对方进攻较强，吊球较少时采用。当甲方 4 号位队员进攻时，乙方 2、3 号位队员拦网，其他 4 个队员组成半圆弧形防守。如遇甲方吊前区，由边上 1 号位队员跟进防守。其优点是加强了拦网，缺点是边上的队员既要防直线，又要跟进防前区，比较困难。

任务 4　排球规则

【排球项目竞赛规则要点】

排球是一项集体比赛项目，每队由 12 名队员组成，两队各派 6 名队员在由球网分开的场地上进行比赛。

比赛的目的是各队遵照规则，将球击过球网，使其落在对方场区的地面上，而防止球落在本方场区的地面上。每队可击球 3 次（拦网触球除外），将球击回对方场区。比赛由发球开始，发球队员击球使其从网上飞至对方场区，比赛由此连续进行，直至球落地、出界或某一队不能合法地将球击回对方场区。

排球比赛采用五局三胜制，胜三局的队胜一场。比赛中，某队胜 1 球，即得 1 分（每球得分制）。接发球队胜 1 球时得 1 分，同时获得发球权，队员按顺时针方向轮转一个位置。每局比赛（决胜局第五局除外）先得 25 分并同时领先对手 2 分的队胜一局。当比分为 24∶24 时，比赛继续进行至某队领先 2 分（26∶24，27∶25……）为止。决胜局先得 15 分并同时领先对手 2 分的队获胜。当比分为 14∶14 时，比赛继续进行至某队领先 2 分（16∶14，17∶15……）为止。

1. 发球犯规

发球犯规包括发球击球时的犯规和发球击球后的犯规。

发球击球时的犯规：①发球次序错误；②发球队员在击球时或击球起跳时，踏及场区（包括端线）或发球区以外地面；③发球队员在第一裁判员鸣哨允许发球后 8 秒钟内未将球击出；④球未被抛起或持球手未清楚撤离就击球；⑤双手击球或单手将球抛出、推出；⑥将球抛起准备发球却未击球。

发球击球后的犯规：①球触及发球队其他队员或球的整体没有从过网区内通过球网的垂直平面；②界外球；③球越过发球掩护的个人或集体（在发球时，某一队员或两名以上队员密集站位或挥臂跳跃、移动遮挡接发球队员，且发出去的球从他或他们上空飞过，则构成个人或集体发球掩护犯规）。

2. 位置错误

排球规则规定，当发球队员击球时，如果场上队员不在其正确位置上，则构成位置错误犯规。下列情况之一者均为位置错误犯规：①发球队员击球时，场上其他队员未完全站在本场区内；②发球队员击球时，场上队员未按"每一名前排队员至少有一只脚的一部分比同列后排队员的双脚距中线更近"的规定站位；③发球队员击球时，场上队员未按"每一名左边（右边）队员至少有一只脚的一部分比同排中间队员的双脚距左（右）边线更近"的规定站位。

3. 击球时的犯规

（1）连击犯规：排球比赛时，运动员身体任何部分均可触球，但一名队员（拦网队员除外）连续击球两次或球连续触及其身体的不同部位即为连击犯规。但在第一次击球时，允许队员在同一击球动作中，球连续触及其身体的不同部位。

（2）持球犯规：排球运动员在比赛中，身体任何部分均可触球，但球必须被击出，不得接住或抛出，否则即为持球犯规。

（3）四次击球犯规：一个队连续触球四次（拦网除外）为四次击球犯规。队员不论是主动击球还是被动触及，均算该队员击球一次。

（4）借助击球犯规：队员在比赛场地内借助同伴或任何物体的支持进行击球，皆为借助击球犯规。

（5）队员在球网附近的犯规：队员在球网附近的犯规包括过网击球犯规、过中线犯规、触网犯规和网下穿越进入对方空间妨碍对方比赛犯规等。对方进攻性击球前或击球时，在对方空间触及球为过网击球犯规。比赛进行中，队员整只脚、手或身体其他任何部分越过中线并接触对方场区，为过中线犯规。比赛过程中，队员触网或触标志杆不是犯规。但队员在击球时或干扰比赛情况下的触网或触标志杆为犯规。队员击球后可以触及网柱、全网长以外的网绳或其他任何物体，但不得影响比赛。比赛过程中，在不妨碍比赛的情况下，允许队员在网下穿越进入对方空间。若网下穿越进入对方空间的队员妨碍了对方比赛则为犯规。

（6）同时击球：双方队员或同队队员可以同时触球。同队的两名或两名以上队员同时触到球，被计为两次或两次以上击球（拦网除外）。双方队员在网上同时击球后，如果球落入场内，应继续比赛，获得球的一方仍可击球三次。

（7）拦网犯规：拦网犯规包括过网拦网犯规、后排队员拦网犯规、拦发球犯规和从标志杆外伸入对方空间拦网犯规几种情况。在对方进攻性击球前或击球时，在对方空间拦网触球为过网拦网犯规。判断过网拦网的依据是进攻队员与拦网队员触球时间的先后。后排队员或后排自由防守队员完成拦网或参加了完成拦网的集体，为后排队员拦网犯规。拦对方发过来的球为拦发球犯规。从标志杆外伸入对方空间拦网并触球为拦网犯规。

（8）后排队员进攻性击球犯规：后排队员在前场区内或踏及进攻线（或其延长线），将整体高于球网上沿的球，击过球网垂直面或触及对方拦网队员，则为后排队员进攻性击球犯规。

4. 暂停和换人

在比赛中，每队最多可以请求 2 次暂停和 6 人次换人。暂停时间限制为 30 秒钟。第 1～4 局，每局另外有 2 次时间各为 60 秒钟的技术暂停，每当领先队达到 8 分和 16 分时自动执行。决胜局（第 5 局），没有技术暂停，每队在该局中可请求 2 次 30 秒钟的普通暂停。

自由防守队员的有关规定。排球比赛的各队可以在最后确认的 12 名队员中选择 1 名作为自由防守队员（Libero）。自由防守队员身着区别于其他队员颜色的服装。比赛前，自由防守队员必须登记在记分表上，并在旁边注明"L"字样，其号码必须登记在第一局上场阵容位置表上。自由防守队员仅作为特殊的后排队员参加比赛，在任何位置上（包括比赛场区和无障碍区）都不得将高于球网的球直接击入对方场区完成进攻性击球。自由防守队员不得发球、拦网或试图拦网。自由防守队员在前场区进行上手传球且所传球的整体高于球网上沿时，其同伴不得在高于球网处完成对该球的进攻性击球。

【思考与练习】

1. 应掌握哪些排球运动的基础技术知识？

2. 排球运动最基本的发球方法有哪几种？

情境 9　足　球

【学习目标和要求】

　　了解足球运动的起源与发展，熟悉足球运动的基础技术与战术配合，培养锻炼习惯，掌握足球运动的战术知识，提高对足球比赛的欣赏水平。

　　本节介绍了足球运动的起源；阐述了其基本技术：踢球、接球、运球、头顶球、抢断、假动作等；讲解了比赛阵形、进攻战术、防守战术等足球基本战术。

任务 1　认知足球运动

　　现代足球（Football（英）/Soccer（美））运动诞生于英国。1863 年 10 月 26 日，剑桥大学、牛津大学和凯尔波里特专科学校与伦敦周围地区 11 个最主要的俱乐部和学校，举行联席会议，创立了英格兰足球协会。这一天被称为现代足球的诞生日。两个月后，英格兰足球协会制定出世界上第一个统一的足球规则。

　　1872 年，足球运动史上的第一次正式比赛在英格兰和苏格兰之间进行，即泛英足球比赛。在此后 30 年，足球运动逐渐风靡英国和欧美各国。1900 年，足球首次在奥运会上露面。1908 年，足球被正式批准为奥运会比赛项目。1930 年，乌拉圭成功举办了第一届世界足球锦标赛。1904 年 5 月 21 日，国际足球联合会（FIFA）在法国巴黎成立，总部设在瑞士苏黎世。这标志着足球作为一项世界性的体育项目登上了国际体坛，足球运动在更加广泛的范围内开展起来，影响也愈来愈大。国际足联从最初的 7 个会员国，发展到现在的 190 多个，是世界上最大的国际单项体育组织。其举办的重大比赛包括：4 年一届的世界杯足球赛、奥运会足球赛、世界青年足球锦标赛和女子世界杯足球赛，此外还有许多洲际比赛。

任务 2　足球基本技术

1. 踢球

　　踢球指运动员有目的地用脚把球击向预定目标的技术。踢球是足球技术中最重要的技术，主要用于传球和射门。

　　踢球的方法很多，主要有脚内侧踢球、脚背正面踢球、脚背内侧踢球、脚背外侧踢球、脚尖踢球和脚跟踢球。这些动作结构完全一致，均由助跑、支撑脚站位、踢球腿摆动、脚触球、踢球后的随前动作 5 个环节组成。

　　（1）脚内侧踢球（又称脚弓踢球）

　　1）脚内侧踢定位球：如图 9-1 所示，直线助跑，支撑前的最后一步稍大些，支撑脚站在球的侧面约 15 厘米处，脚尖正对出球方向，支撑腿膝关节微屈。在支撑脚着地时，踢球

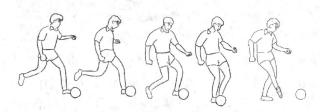

图 9 - 1　脚内侧踢定位球

腿大腿带动小腿由后向前摆动，在前摆的过程中大腿外展，当膝关节摆动至接近球的正上方时，小腿做爆发式摆动，在触球前将脚跟送出使得脚内侧部位所形成的平面与出球方向垂直，踢球脚脚尖微微翘起，脚底与地面平行，踝关节功能性地紧张使脚型固定，触（击）球后身体跟随向前移动。

2）脚内侧踢空中球：如图 9 - 2 所示，根据来球速度和运行轨迹及时移动到位，踢球腿的大腿抬起并外展，小腿绕额状轴后摆，而后小腿由后向前摆动，当摆至额状面时与球接触，击球的中部。

（2）脚背正面踢球（又称正脚背踢球）

1）脚背正面踢定位球：如图 9 - 3 所示，直线助跑，最后一步稍大些，支撑脚积极着地支撑，在球的侧面 10～12 厘米处，脚尖正对出球方向，膝关节微屈，踢球腿随跑动向后摆动，小腿弯曲，支撑的同时踢球腿以髋关节为轴，大腿带动小腿由后向前摆动。当膝关节摆至接近球的正上方时，小腿做爆发式的摆动，脚趾屈，以脚背正面部位击球的后中部。击球后身体及踢球腿随球前移。

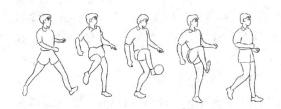

图 9 - 2　脚内侧踢空中球

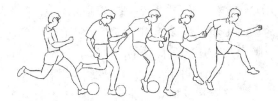

图 9 - 3　脚背正面踢定位球

2）脚背正面踢反弹球：根据来球的速度、运行轨迹、落点，支撑脚踏在球落点的侧面。在球落地时，踢球腿爆发式前摆，在球刚弹离地面时，用脚背正面击球的中部，并控制小腿的上摆（送髋、膝关节向前平移），出球则不会过高。

3）凌空踢倒勾球：根据来球的速度、运行轨迹，选好击球点，及时移动到位，以踢球腿为起跳腿蹬地起跳，同时另一腿上摆，身体后仰腾空，眼睛注视来球，蹬地腿在离地后迅速上摆的同时，另一腿则向下摆动，以脚背正面击球的后部。踢球后，两臂微屈，手掌向下，手指指向头部相反方向着地，屈肘，然后背、腰、臀部依此滚动式着地。

（3）脚背内侧踢球（又称内脚背踢球）

1）脚背内侧踢定位球：如图 9 - 4 所示，斜线助跑，助跑

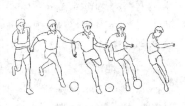

图 9 - 4　脚背内侧踢球

方向与出球方向约成45°，最后一步稍大，以支撑脚底积极着地，脚尖指向出球方向，距球内侧后方20～25厘米，膝关节微屈。在支撑同时，踢球腿已完成后摆，并开始以髋关节为轴大腿带动小腿由后向前摆动，当大腿摆至与支撑腿接近同一平面时，小腿做爆发式摆动，此时脚尖外转、脚背绷直，以脚背内侧部位触击球。击球后踢球腿及身体继续随球向前。

2）脚背内侧转身踢球：助跑结束前倒数第二步应向球的侧前方跨出（即与出球方向在支撑脚一侧的侧前方），最后一步略跳动并伴随转身支撑，脚尖对准出球方向，膝关节微屈，身体向支撑脚一侧倾斜，其余各环节与踢定位球同。

3）脚背内侧踢反弹：根据来球的落点及时移动到位，在球离地（反弹）的瞬间踢球，其他的动作要求与踢定位球相同。这种踢球方法多用于踢侧方或侧前方来的由空中下落的球。

（4）脚背外侧踢球（又称外脚背踢球）：由于踢这种球的脚踝灵活性较大，摆腿方向变化较多，且助跑时又是正常的跑动姿势，故其出球隐蔽性较强。足球比赛中各种距离的弧线球及非弧线球均可使用。

1）脚背外侧踢定位球：助跑、支撑脚站位及踢球腿摆动均与脚背正面踢球技术的3个环节相同，脚触球是用脚背外侧部位。此时要求膝关节和脚尖内转，脚背绷紧，触（击）球后身体随踢球腿的摆动前移。

2）脚背外侧踢地滚球：可用于踢正前方、侧前方及侧后方来的地滚球。踢球的动作、规格要求与踢定位球相同，但支撑脚站位时应考虑球的滚动速度，以保证在脚触球的瞬间支撑脚与球的相对位置符合规格要求。

3）脚背外侧踢反弹球：与脚背正面踢反弹球的方法相同，只是接触球时用脚背外侧部位触（击）球。

（5）脚尖踢球（又称脚尖捅球）：由于脚尖踢球时出球异常迅速，雨天场地泥泞时多使用这种踢法。还可以借助踢球腿的最大长度，踢那些距离身体较远的球。具体方法是用支撑脚跳跃上步，踢球腿屈膝前跨，髋关节尽量前送，两臂上摆协助身体向前，小腿前伸，在踢球脚落地前用脚尖捅球的后中部。

（6）脚跟踢球：这是用脚跟（跟骨的后面）接触球的一种踢球方法。球在支撑脚外侧时，踢球脚在支撑脚前面交叉摆到支撑脚外侧用脚跟击球。球在支撑脚内侧时，踢球脚后摆用脚跟踢球。虽然由于人体结构的特点，决定了这种踢球方法（大腿微伸小腿屈）产生的力量小，但其出球方向向后，故有隐蔽性和突然性。

2. 接球

接球是指运动员有目的地用身体的合理部位把运行中的球停下来，控制在所需的范围内，以便更好地衔接下一个技术动作。接球的方法有多种，常用的有脚内侧、脚背正面、脚底、大腿、胸部、头部等部位的接球。

（1）脚内侧接球：由于脚触球面积大，动作简单，较易掌握，比赛中经常使用这种技术接各种地滚球、反弹球、空中球。

1）接地滚球：如图9-5所示，身体正对来球，判断来球的速度和方向，选好支撑脚位置，膝关节微屈。接球脚根据来球的状态相应提起，膝、踝关节旋外，脚趾稍翘，用脚内侧对准来球，触球刹那，接球部位做相应的引撤或变向接球动作，将球控在所需的位置上。

2）接反弹球：如图9-6所示，接球腿小腿应与地面形成一定的夹角，向下做压推动作时，膝要领先，小腿留在后面。

3) 接空中球：如图 9-7 所示，接球腿要屈膝抬起，可根据需要采用引撤或切挡动作，接球落地后应随即将球在地面控制住。

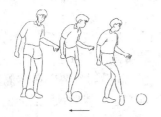

图 9-5 接地滚球

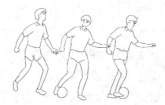

图 9-6 接反弹球

（2）脚背正面接球：此方法多用于接有较大抛物线的来球。如图 9-8 所示，根据球的落点，及时移动到位，脚背正面上迎下落的球，当球与脚面接触的一瞬间，接球脚与球下落的速度同步下撤，此时接球腿膝关节、踝关节、脚趾均保持适度的紧张，脚尖微翘将球接到需要的地方。

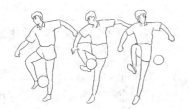

图 9-7 接空中球

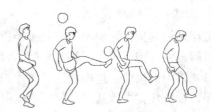

图 9-8 脚背正面接球

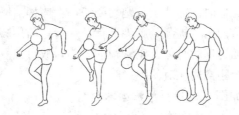

图 9-9 大腿接球

（3）脚底接球：由于脚底接球技术便于掌握，易于将球接到位置，故常被用来接各种地滚球和反弹球。

1）脚底接地滚球：身体正对来球方向，移动前迎，支撑脚站在球的侧面（或前或后均可），脚尖正对来球方向，膝关节微屈。同时接球腿提起，膝关节微屈，脚背略屈，使脚底与地面约小于 45°（且脚跟离开地面），一般以前脚掌接触球的上部为宜。在触球瞬间接球脚可轻微趾屈（前脚掌下点）将球停住，也可根据需要在接球同时将球推向前方或拉向身后。

2）脚底接反弹球：根据来球落点，及时前移迎球，支撑脚站在落点侧后方，脚尖正对来球方向，球落地瞬间，用前脚掌去触球的中上部，微伸膝，用脚掌将球接在体前。若需接球到身后则应在触球瞬间继续屈膝，将球回拉，并伴随支撑脚以前脚掌为轴旋转 90°以上。

（4）大腿接球：大腿接球一般可以用来接抛物线较大的高空球和略高于膝的低平球。

1）接抛物线较大的下落球：如图9-9所示，面对来球方向，根据球的落点迅速移动到位，接球腿大腿抬起，当球与大腿接触的瞬间大腿下撤将球接到需要的位置上。

2）接低平球：面对来球方向，根据来球高度，接球腿大腿微屈，送髋前迎来球，当球与大腿接触瞬间收撤大腿，使球落在所需要的位置上。

（5）胸部接球：由于胸部接球部位较高，加之胸部面积大、肌肉较丰满等特点，动作易于掌握，故是接高球的一种好方法。胸部接球包括挺胸式、收胸式两种方法。

1）挺胸式接球：接球时，身体正对来球，两腿自然开立，膝微屈，两臂在体侧自然屈抬，上体稍后仰与来球形成一定的角度。触球刹那，胸部主动挺送，使球触胸后向前上方弹起落于体前。一般用于接有一定弧度的高球。

2）收胸式接球：面对来球，两脚左右或前后开立，两臂自然张开，挺胸迎球，触球瞬间收胸、收腹、臀部后移将球接在体前。若需将球接在体侧时，则触球瞬间转体将球接在转体后相应的一侧。多用于接齐胸高的平直球。

（6）头部接球：高于胸部的来球可用头部接球。根据球的运行路线，面对来球，用前额正面接触球的中下部。下颌微抬，两臂自然张开，提踵伸膝。触球瞬间全脚掌着地，屈膝、塌腰、缩颈，全身保持上述姿势下撤将球接在附近。

3. 运球

运球是运动员在跑动中用脚连续推拨球，使球处于自己控制范围内的动作。常用的运球技术有脚内侧、脚背正面、脚背外侧、脚背内侧运球。

（1）脚内侧运球：运球前进时支撑脚位于球的侧前方，肩部指向运球方向，支撑腿膝关节微屈，重心放在支撑腿上，另一条腿提起屈膝，用脚内侧推球前进，然后运球脚着地。由于肩部指向运球方向，身体侧转，虽然移动速度较慢，但身体前倾有利于将对方与球隔开，因而这种技术多用在运球中做配合传球，或有对方阻拦需用身体做掩护时。

（2）脚背正面运球：运球时身体持正常跑动姿势，上体稍前倾，步幅不宜过大，运球腿提起，膝关节稍屈，髋关节前送，提踵，脚尖下指，在着地前用脚背正面部位触球后中部将球推送前进。由于脚背正面运球时身体持正常跑动姿势，故可以发挥出较快的速度，因而这种技术多用在运球前方一定距离内无对手阻拦时。

（3）脚背外侧运球：如图9-10所示，运球时身体持正常跑动姿势，上体稍前倾，步幅不宜过大，运球腿提起，膝关节稍屈，髋关节前送，提踵，脚尖绕矢状轴向内旋转，使脚背外侧距对运球方向，在运球脚落地前用脚背外侧推拨球的后中部。脚背外侧运球时，身体姿势与正常跑动时相同，因而可以发挥出较快的速度，故与脚背正面运球有相同的用途。另外，利用脚踝关节的动作可以很快改变脚背外侧面所正对的方向，故在运球脚一侧改变方向时也多采用这种运球方法。这种方法能用身体将对手与球隔开，故掩护时也常使用。

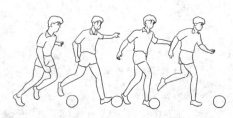

图9-10 脚背外侧运球

（4）脚背内侧运球：身体稍侧转并协调放松，步幅小，上体前倾，运球腿提起外展，膝微屈外转，提踵，脚尖外转，使脚背内侧正对运球方向，在运球脚落地前用脚背内侧推拨球，使球随身体前进。脚背内侧运球由于身体稍侧转，不能采用正常跑动姿势，因而不适用于高速运球。但由于接触部位和支撑位置的特点易于完成向支撑脚一侧的转动，故多用于向支撑脚一侧的变向运球。

4. 头顶球

头顶球技术是传球、射门、抢断的有效手段，特别是争高空球时头顶球技术更为重要。顶球技术的特点是争取时间，不需要等球落地就可以在空中直接处理来球。因此，它可以争取时间上的优势和主动。顶球一般分为正额顶球和额侧顶球两种。具体方法有原地、助跑跳起（单脚和双脚）和鱼跃式顶球等。

（1）正额原地顶球：面对来球，两脚前后开立，膝微屈，重心放在两脚上。顶球前，上体先后仰，重心移到后脚上，两臂自然摆动，维持身体平衡，两眼注视来球。顶球时，两腿用力蹬地，迅速伸直，上体由后向前快速摆动，借助腰、腹和颈部力量，用前额正面将球顶出。顶球过程中，身体重心从后脚移到前脚，然后再单脚跳起顶球。

（2）助跑单脚跳起顶球：起跳前要有 3～5 步的助跑。最后一步踏跳时要用力，步幅要稍大些，踏跳脚以脚跟先着地再迅速移到脚掌，同时另一腿屈膝上提，两臂向上摆动。身体腾起后上体随之后仰。顶球时，上体由后向前摆动，借助腰、腹和颈部力量将球顶出。然后两脚自然落地。

（3）鱼跃头顶球：对于离身体较远的低空球来不及移动到位处理，必须抢点击球时（如抢救险球、射门等）可使用鱼跃头顶球技术。当判断好来球的路线和选择好顶球点后，以单脚或双脚用力向前蹬地，身体接近水平态向前跃出，同时两臂微屈前伸，手掌向下，眼睛注视来球，利用身体向前跃出的冲力，以额头正面顶球。顶球后，两手先着地，手指向前，接着以胸部、腹部和大腿依次着地。

5. 抢断

抢断技术是一种积极有效的防守手段。抢断是防守技术的综合体现，是用争夺、堵截、破坏等方式的延续或阻拦对方进攻的一种技术。一旦把球争夺过来，这就意味着组织进攻的开始。

（1）正面抢断：在对方带球队员迎面而来时，便可采用这种抢断方式。两脚前后稍开立，两膝稍屈，身体重心下降，并均匀落在两脚上，面向对手。当对方带球或触球即将着地或刚刚着地时，立即抢球。抢球脚的脚弓正对球，并跨出一步，膝关节弯曲，上体前倾，身体重心移至抢球脚上。如对方已有准备，在双方脚同时触球时，脚触球后要顺势向上提拉，使球从对方脚背滚过，身体迅速跟上，把球控制住。双方上体接触时，抢球人可用合理部位冲撞对方，使之失去平衡，从而将球控制在自己脚下。

（2）侧面抢断：当防守队员与带球进攻的队员并肩跑动，或二人争夺迎面来球时，双方都可采用这种抢断方式。当与对方平行跑动争球时，身体重心要降低，两臂贴紧身体。在对方靠近自己的脚离地时，可用肩和上臂做合理的冲撞动作，使对方身体失去平衡，从而把球抢过来。

（3）后面抢断（铲球）：这是抢断技术中较困难的一种，一般是在用其他方法抢不到球时才采用铲球方式。铲球有两种方法：一种是脚掌铲球，另一种是脚尖或是脚背铲球。当防守人追至离运球人右后方 1 米左右时，可用右脚掌或左脚尖（脚背）进行铲球。在运球人的左侧时，则用左脚掌或是右脚尖（脚背）进行铲球。如用右（左）脚掌铲球，可在运球人刚刚将球拨出时，先蹬左（右）腿，跨右（左）腿，膝关节弯曲，以脚外侧从地面滑出，用脚掌将球踢出。然后小腿、臀部、上体依次着地，身体随铲球动作向前滚动。铲球脚离地面超过球的高度，易伤害对手造成犯规。

6. 假动作

假动作是指运动员在比赛中，为了隐蔽自己真实动作意图，利用各种动作的假象，来调动迷惑对方；使对方对其动作产生错误的判断或失去身体重心，造成对自己有利的形势，从而取得时间、空间位置的优势，达到自己真实动作的意图。

（1）踢球假动作技术：如图9-11所示，运动员已控制球或正准备控制球，准备与同伴配合及接球时，对手前来堵抢，挡住其路线时，先可向一方做假动作，当对手以假当真去封堵假动作路线时，应突然改变踢球脚法将球传或接向另一方面。

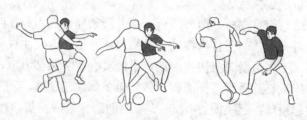

图9-11　踢球假动作技术

（2）头顶球与胸接球假动作技术：当队员面对胸部以上的高空来球，准备接时，对手迎面逼近准备抢截，此时接球的队员做出胸或头、接或顶的假动作诱使对手立定，以假当真，在其封堵接、传路线时，突然改变动作，用头或胸将球顶出或接住。

（3）运球假动作技术：运球假动作技术在比赛中是最常见的，它不仅用来突破正面对手，而且可以用来摆脱来自侧面和后面的对手。如图9-12所示，对手迎面跑来抢截球时，可用左（右）脚的脚背内侧扣拨球动作结合身体的虚晃动作，诱使对手的重心发生偏移，然后用左（右）脚的脚背外侧向同侧方向拨运球越过对手。

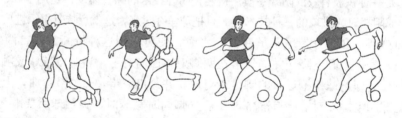

图9-12　运球假动作技术

对手从侧面来抢截球时，先做快速向前运球动作，诱使对手紧追，这时突然减速伴做停球假动作，当对手上当时，再突然起动加速推球向前甩掉对手。当对手从身后来抢截球时，运球者用左（右）脚掌从球的上方擦过，做大交叉步，身体也随动作前移，诱使对手向运球者的移动方向堵截，然后以运球脚后前脚掌为轴，突然向右（左）后方转身，再用右（左）脚脚背内侧将球扣回，把对手甩掉。

任务3　足球基本战术

根据攻防的基本特点，足球战术可分为比赛阵形、进攻战术、防守战术三部分。

1. 比赛阵形

为了适应攻守战术的需要，全队队员在场上的位置排列和职责分工称为比赛阵形。比赛阵形是本队攻守力量搭配和分工的形式。

根据队员的职责和排列的层次分为后卫线、前卫线和前锋线。阵形的人数排列原则是从后卫数向前锋的，守门员不计算。

目前，世界上普遍采用的阵形有"4－3－3"、"4－4－2"、"4－1－2－3"、"3－5－2"等。在以上阵形中，除"4－4－2"阵形以防守为主，反击为辅外，其他阵形均以进攻为主。尤以"3－5－2"阵形更为突出。

选择阵形要以本队队员的特长、技能、技术水平与赛队的特点为依据。此外，阵形绝不是僵化的规定，每个队员都应在明确基本位置和主要职责前提下，进行创造性的活动。

2. 局部配合进攻战术

（1）"二过一"战术配合：二过一战术配合是指两个进攻队员在局部地区通过两次或两次以上的连续传球配合，越过一个防守队员的战术行动。"二过一"是集体配合的基础，可以在任何场区、任何位置上运用这种方法来摆脱对方的抢断或突破防线。"二过一"是进攻的两个队员之间相距10米左右，进行一传一切的配合。要求传球平稳及时，一般多用"脚内侧"、"脚外侧"等脚法，以传地平球为主。球传的位置，尽可能是接球人脚下或前面二三步远的地方。

（2）"三过二"战术配合："三过二"是在比赛场地中的局部地区，通过3个进攻队员的连续配合突破两个防守队员的防守。由于这种配合有两个同队队员可以同时接应传球，因此使持球人传球路线更多，且进攻面也更大。

3. 整体进攻战术

整体进攻战术是指在比赛中一方获得球后，通过队员之间的传递配合达到射门的目的而采用的配合方法。与局部进攻战术相比较，整体进攻战术具有进攻面更加扩大、进攻和反击速度更加快速等特点。

（1）边路进攻：边路进攻一般是围绕边锋进行的配合方法，因此边锋的速度要快，个人突破能力要强，传中技术要突出。其方法是由守转攻时，获球队员将球传给边锋或其他边路上的队员，从边路发起进攻，经过局部配合突破后，一般采用下底和回扣传中方式，将球传到中央，由其他队员包抄射门。

（2）中路进攻：中路进攻时，必须要求边锋拉开，借以牵制对方的后卫，诱使对方中间区域出现较大的空隙，为中路进攻创造有利条件。前场和中场队员要机动灵活地跑位，以有效调动来拉开对方的防线。进攻的推进应有层次和梯队。传球要准确，技术动作应在跑动中准确简练地完成。

（3）快速反击：比赛中当攻方进攻时，后卫线往往压至中场附近，防守人数也由于插上进攻和助攻而相对减少，此时如防守方能抓住对方防区空隙较大和回防速度较慢的机会，乘攻方失球之机发动快速反击，往往能取得良好的效果。但其难度较大，既要冒险，又要有准确、快速的传切配合技能。

4. 局部配合防守战术

（1）补位：补位是足球比赛中在局部地区队员集体进行配合的一种方法。当防守过程中，一个防守队员被对手突破时，另一个队员应立即上前进行封堵。

（2）围抢：围抢是足球比赛中在某局部位置上，防守一方利用人数上的相对优势（通常是两三个队员）同时围堵对方的持球队员，以求在短暂时间内达到抢断球或破坏对方进攻（防守）的目的。

（3）造越位战术：造越位战术是利用规则而设计的一种防守战术，是一种以巧制胜的省力打法，因而成为一种重要的防守手段。由于该战术配合难度较大，搞不好会适得其反，让对手钻空子，因此，往往为水平较高的球队所采纳，但也不宜过多运用。

5. 整体防守战术

整体防守战术主要有盯人防守、区域防守和综合防守 3 种。

（1）盯人防守：盯人防守是指被盯防的对手不管跑到哪个位置就盯防到哪里。盯人防守分为全场盯人和半场盯人。这种防守方法是对口盯人，分工明确，但体力消耗大，一旦被突破，很难补位，会使整个防线出现很大的漏洞。因此，在比赛中，单纯采用人盯人防守方法是不利的。

（2）区域防守：由攻转守时，根据场上位置的分布，每个防守队员负责防守一定的区域，当对方队员跑到本区域时，就负责盯防，离开这个区域，就不再跟踪盯防。这种战术较为省力。但是，对方可以任意交叉换位，容易造成局部以少防多的被动局面。因此，目前在比赛中已很少采用这种防守方法。

（3）综合防守：综合防守是指盯人防守与区域防守相结合的防守方法。综合防守是目前在比赛中普遍采用的一种防守方法，它集中了盯人防守和区域防守的优点，从而在防守中能根据场上情况进行逼抢，盯人、保护与补位，以达到防守的目的。

任务 4　足球规则

【足球项目竞赛规则要点】

1. 比赛时间

正式的国际足球比赛分为上、下两个半场，每半场 45 分钟，中间休息不得超过 15 分钟。

2. 队员人数与换人

每队上场队员不得多于 11 名，其中必须有一名守门员。如果场上一队的队员少于 7 人，则比赛不能开始。奥运会足球比赛中，每场比赛最多可以使用 3 名替补队员；场外和场上队员未经裁判员许可不能擅自进出场地。比赛时，守门员和其他队员的位置不能随意交换，如需要交换，须经过裁判员同意。

3. 裁判员

一场正式的足球比赛由一名裁判员，两名助理裁判员，一名第 4 官员担任裁判工作。裁判员的职责：有场上最终判决权，决定比赛时间是否延长、比赛是否推迟和中止。

助理裁判员的职责：示意越位及球出界，协助裁判员的场上判罚，但没有最终判决权。

4. 任意球

足球比赛的任意球分两种，一种是直接任意球，主要是针对恶意踢人、打人、绊倒对方的行为，另外用手拉扯、推搡对方，手触球也属于这一类，还有辱骂裁判员、辱骂他人也要判罚直接任意球。这种任意球可直接射门得分。如果这些行为发生在罚球区，就要判罚球点球。还有一种是间接任意球的判罚，危险动作、阻挡、定位球的连踢就属于这一类。这种任意球不能直接射门得分，只有当球进门前，触及另外一名队员才可得分，罚球区内这种犯规不能判罚点球。无论直接任意球还是间接任意球，防守方都要退出 9.15 米线以外。如果不按要求退出 9.15 米，裁判员可出示黄牌。

5. 罚球点球

在罚球区内直接任意球的犯规要判罚球点球。罚球点球时，双方队员不能进入罚球区。

如防守方进入罚球区，进球有效，不进则重罚；如进攻方进入罚球区，进球应重踢，如不进则为防守方球门球。在罚球点球时，守门员可以在球门线上左右移动，但不可以向前移动。

6. 红、黄牌

足球裁判员在判罚时，根据犯规性质不同可出示两种不同颜色的牌。对于足球比赛中出现的一些严重犯规，裁判员要出示红、黄牌。如果是恶意的犯规或暴力行为要出示红牌。故意手球、辱骂他人或同一场比赛同一人得到两张黄牌时，也要被出示红牌。

比赛中，有违反体育道德行为，用语言和行为表示不满的就要被出示黄牌。连续犯规、故意延误比赛、擅自进出场地的队员也要被出示黄牌。

7. 伤停补时

足球比赛有时根据场上情况在比赛时间上需要补时。有时是 1、2 分钟，最长时可达 5、6 分钟，时间长短的确定由裁判员决定。造成补时的原因主要有：一是处理场上受伤者；二是拖延时间；三是其他原因。

8. 越位

足球比赛构成越位要满足以下条件：在同伴传球时，脚触球的瞬间，在对方半场内如果同伴的位置与最后第二名对方队员的位置相比更靠近对方球门线，这时该队员处于越位位置。需要说明的是，与对方最后第二名队员处于平行时不判越位。处于越位位置的队员裁判员在下列情况中判罚越位犯规：干扰比赛、干扰对方队员、利用越位位置获得利益。

9. 暂停比赛

正式足球比赛一般场上不能暂停，只有在极特殊的情况下，如队员受伤或发生意外纠纷才鸣哨暂停。恢复比赛是在比赛停止时球所在的地点坠球，重新开始比赛。现在足球比赛道德水准普遍很高，通常一方如看到场上有受伤队员，都会将球踢出界。恢复比赛时，对方也会将球踢回。

10. 进球

当球的整体从球门柱间及横梁下越过球门线，而此前未违反竞赛规则，即为进球得分。有时在比赛中会看到球打到横梁后落地又弹回场内，裁判员可以根据自己的观察来确认球是否越过球门线，这种判决有时会引起很大争议。

11. 计胜方法

足球比赛分组循环赛期间的积分为胜一场积 3 分，平 1 场积 1 分，负 1 场积 0 分，最终以积分多少决定小组名次。如积分相等，则根据赛前规程确定的不同名次判定标准的规定来排定名次。

12. 比赛开始

正式的国际比赛，在国际足联公平竞赛旗及参赛双方国旗的引导下，参赛队伍伴随国际足联公平竞赛曲列队入场；按规定位置站定，然后先奏客队国歌，再奏主队国歌。比赛场地的选择是以裁判员掷硬币的方式决定，猜中者选择上半场比赛的进攻方向，另一方开球开始比赛。

【思考与练习】

1. 足球运动的基本知识可分为哪两大类？

2. 足球运动的基本战术可分为哪三大部分？

情境 10　乒乓球

【学习目标和要求】

　　了解乒乓球运动的起源与发展。熟悉乒乓球运动在我国的地位与影响，树立乒乓球健身意识，掌握乒乓球运动的各项技术，养成终身健身的好习惯。

　　本节介绍了乒乓球运动的起源；阐述了其基本技术：握拍、基本站位、基本姿势、基本步法、发球、接发球、推挡、攻球、搓球等；讲解了发球抢攻战术、接发球战术、对攻战术、推攻战术、搓攻战术、削攻战术等乒乓球基本战术。

任务 1　认知乒乓球运动

　　乒乓球（Table Tennis）起源于英国，由网球发展而来，欧洲人把其称为"桌上的网球"。19 世纪末，欧洲盛行网球运动，但极其受到场地和天气的限制，英国高职学生便把网球移到室内，以餐桌为球台，书作球网，用羊皮纸做球拍，在餐桌上打来打去。球台和球网的大小、高度及记分方法均无统一规定，发球的方法也无严格限制。最初，这种游戏叫做"弗利姆—弗拉姆"（Flim—Flam），又称"高西马"（Goossime）。

　　约 1890 年，英格兰运动员詹姆斯·吉布从美国带回了赛璐璐空心玩具球，将其稍加改进，逐步在英国和世界各地推广运用。后有人根据球触拍、触桌时发出"乒"、"乓"的声音，又称这项运动为"乒乓球"。

　　1926 年 12 月，国际乒乓球联合会在英国伦敦成立，举行了第一届世界乒乓球锦标赛。世界乒乓球运动的发展主要经历了 5 个阶段：第一阶段欧洲全盛期（1926—1951 年），第二阶段日本称雄世界乒坛（1952—1959 年），第三阶段中国乒乓球运动的崛起（1960—1965 年），第四阶段欧洲的复兴和欧亚对抗（1971—1987 年），第五阶段进入奥运时代（1988 年至今）。

　　1904 年，乒乓球运动由日本传入上海。由于器材均从国外进口，故仅限于上层社会人士参加，运动水平极低。1930 年，中国队首次参加了第九届远东运动会的乒乓球赛。1935 年，中华全国乒乓球协进会在上海成立。新中国成立后，乒乓球运动得到迅速的普及与发展。20 世纪 50 年代，我国在全国范围内开展了群众性的乒乓球运动，使其技术水平得以飞速提高。1952 年 10 月，在北京举行了第 1 次全国乒乓球比赛。1959 年，我国优秀运动员容国团在第二十五届世乒赛中获得第 1 个男子单打世界冠军，这标志着我国乒乓球运动在世界乒坛的崛起。自此，我国乒乓球技术水平进入了世界最先进的行列，并长盛不衰。

任务 2　乒乓球基本技术

　　乒乓球技术主要由握拍法、基本站位、基本姿势、基本步法、发球和接发球，以及各种击球方法所组成。

1. 握拍

当前世界上流行的握拍法有两种：一是直握拍；二是横握拍。

（1）直拍握法：此握法正反手都用球拍的同一拍面击球，一般情况下不需要两面转换，出手较快；正手攻球快速有力，攻斜、直线球时拍形变化不大，对手不易判断，便于从速度、球路和力量上取得主动；手腕动作灵活，发球可作较多变化；但反手攻球时，因受身体阻碍较难掌握，不易起重板；攻削交替时手法变化大，影响击球速度和准确性；防守时照顾面积较小。

基本握法：如图 10 - 1 所示，用拇指和示指握住球拍拍柄与拍面的结合部位。拍柄右侧贴在示指的第三关节内侧。示指的第二关节压住球拍的右肩，其第一关节自然向内弯曲，拇指的第一关节压住球拍的左肩，其他三指自然弯曲斜形重叠，以中指第一关节贴于球拍的 1/3 上端。

（2）横拍握法：此握法照顾面比直拍大，攻球和削球时握拍的手法变化不大；反手攻球不受身体阻碍，便于发力；削球时用力方便，易于发挥手臂的力量和掌握旋转变化。但在还击左右两面来球时，需变换击球拍面；攻斜、直线球时调节拍形的幅度大、动作明显，易被对方识破；台内正手攻球也较难掌握。

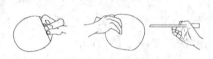

图 10 - 1　直拍握法

基本握法：如图 10 - 2 所示，以中指、环指、小指自然地握住拍柄，拇指在球拍正面轻贴在中指旁边，示指自然伸直斜于球拍的背面，虎口轻微贴拍。

在准备击球时或将球击出后，握拍都不宜过紧或过松。过紧会使手腕僵硬，影响球的飞行弧线；过松会因拍面不稳，影响发力和击球的准确性。

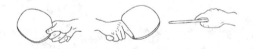

图 10 - 2　横拍握法

2. 基本站位

乒乓球运动员的基本站位应根据不同类型的打法、个人技术特点和身体特点来选定。一般情形如下（以右手持拍为例）。

（1）左推右攻打法的运动员，其站位在近台偏左，距球台 30～40 厘米。

（2）两面攻打法的运动员，基本站位也在近台中间偏左，距球台 40～50 厘米。

（3）弧圈球打法的运动员，基本站位在中台偏左，距球台约 50 厘米。两面拉弧圈球的运动员，其站位中间略偏左。

（4）横板攻削结合打法的运动员，基本站位在中台附近；削球打法的运动员，基本站位则在中远台附近。

3. 基本姿势

击球前身体的基本姿势应做到（见图 10 - 3）：①两脚平行站立，距离略比肩宽，保持身体平稳，重心置于两脚之间；②两脚稍微提踵，前掌内侧着地，两膝微屈内扣，上体含胸略前倾；③右手握拍腹前，手臂自然弯曲，持拍手腕放松，左手协调平衡；④下颌稍向下收，两眼注视来球；形如箭在弦上，视球以外无物。

关键是要做到重心低，起动快。两脚略比肩宽和屈膝内扣是为了保持身体重心的稳定性；脚掌内侧着地和稍微提踵是为了保证快速的起动。横握球拍时肘部向下，前臂自然平举即可，其余与直握拍相同。

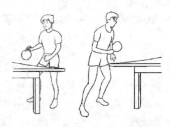

图 10-3　基本姿势

4. 基本步法

乒乓球运动常用的基本步法有单步、跨步、跳步、并步、交叉步等。

（1）单步：以一脚为轴心，另一脚向前或向后、左、右移动一步，身体重心随之落到移动脚上，挥拍击球。其特点是移动简单，范围小，身体重心平稳。当来球离身体较近时采用。

（2）跨步：从来球方向的异侧脚蹬地，同侧脚向来球方向跨出一大步，身体重心随即移到同侧脚，异侧脚迅速跟上。特点是移动范围比单步大。当来球离身体较远时采用。移动速度快，多用于借力回击。

（3）跳步：以来球方向的异侧脚蹬地为主，两脚发力同时离地，异侧脚先落地，另一脚随即着地即挥拍击球。跳移过程中，身体重心起伏不宜过大，落地要稳。特点是移动范围比单步和跨步大，移动速度快，一般在来球离身体较远较急时采用。

（4）并步：由来球方向的异侧脚向同侧脚并一步，然后同侧脚再向来球方向迈一步，挥拍击球。特点是移动时脚步不腾空，身体重心平稳，移动范围不如跳步大。

（5）交叉步：来球方向的同侧脚发力，异侧脚迅速从体前做平行交叉横跨一大步，同侧脚迅速跟上落地还原，挥拍击球。特点是移动范围比其他步法大，适用于主动发力进攻，一般在来球距身体较远时采用。

5. 发球

乒乓球比赛是从发球开始的，其技术的好坏将直接影响到得分和失分，发球是力争主动、先发制人的第一个环节。现介绍几种常用的发球技术。

（1）平击发球：平击发球速度慢，力量轻，几乎不带旋转，易掌握，是初学者的入门技术，也是掌握其他发球技术的基础。它分为正手平击发球和反手平击发球两种。

正、反手平击发球时，站位近台，抛球的同时，向右（左）侧后方引拍。当球下降至稍高于网时，上臂带动前臂向前平行挥动，拍形稍前倾，或接近垂直，击球的中上部。击球后，手臂继续向左（右）前上方顺势挥动，并迅速还原。

（2）正手发转和不转的球：正手发转与不转球是用相似的动作迷惑对方，发出旋转差异较大的球，往往能够取得主动。它是中国队 1959 年发明的一种技术。

其准备姿势与正手平击发球相似。发加转球时，拍面后仰，用球拍下半部靠左的一侧去摩擦球的底部。发不转球时，拍面的后仰角度小一些，用球拍上半部偏右的一侧碰击球的中下部。

（3）发短球：指发至对方距球网约 40 厘米范围内的球，且第二跳不出台。具有动作小、出手快、落点短的特点。正反手均可发短球。

在抛球时，向身体右后方引拍，手腕放松。当球从高点下降至稍高于网时，前臂向前下方稍用力，拍面后仰，击球瞬间主要以手腕发力为主，触球中上部并向底部摩擦。

（4）正手发左侧上、下旋球：用近似的发球方法发出两种旋转方向完全不同的球，极易迷惑对方，并具有较大的威胁性，是极常用的发球技术。所发出的球均具有较强烈的左侧旋。

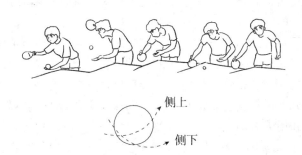

图 10-4　正手发左侧上、下旋球

方法：如图 10-4 所示，右脚在后，抛球时，持拍手向右上方引拍，手腕略向外展。当球下落时，手臂迅速向左下方挥动，在与网同高时触球，触球瞬间手腕快速向左上方挥动，使球拍从球的中部略偏下向左上方摩擦。发左侧下旋球时，手腕快速向左下方转动，使球拍从球的中下部向左下方摩擦。

（5）侧身正、反手发高抛球：如图 10-5 所示，由于将球高抛至 2～3 米，故下降的球获得加速度，从而增大球与拍的合力，增强了发球的旋转；也因高抛球下落时间长，改变了击球节奏，可影响对手的注意力和心理状态，从而增大发球的威胁性。

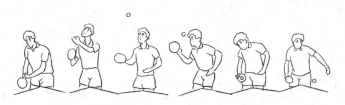

图 10-5　侧身正、反手发高抛球

6. 接发球

接发球的基本方法由点、拨、带、拉、攻、推、搓、削、摆短等技术综合组成。运用这些方法接发球时，存在着一般的规律，即用某单一接发球方法可以接稳对方某种性能的发球。下面介绍一般接发球的规律和最基本的接发球方法。

（1）接上旋球：一般采用推、拨、攻、拉等技术回接。

（2）接下旋球：发过来的球速度较慢，触拍后向下反弹，用搓球回接时，注意拍面后仰以增加向前上方的发力。用拉攻或弧圈球回接时，一定要增加向上提拉的力量。

（3）接左侧上、下旋球：接左侧上旋球一般采用推、攻为宜。回接时，拍面角度要稍前倾，拍面向左偏斜以抵消来球的左侧旋，向前下方用力要相对加大，防止球触拍时向自己右上方反弹。接左侧下旋球一般采用搓、削为宜。回接时，拍面角度要稍后仰，拍面所朝方向向左偏斜以抵消来球的左侧旋，稍向上用力，防止球触拍时向自己左下方反弹。

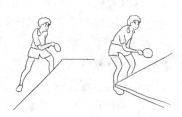

图 10-6　接旋转不明发球

（4）接旋转不明发球：如图 10-6 所示，当旋转判断不明时，站位应稍远，运用慢搓，击球下降中期，这样有利于增加判断时间，降低来球旋转强度和赢得接球的技术选择时间。

（5）接短球：由于对方发来的球是台内近网短球，回接时最主要的是注意及时上前，以获得最适合的击球位置。同时要控制好身体的前冲力量。接发球后要迅速还原，准备下一拍来球。无论采用搓、削、挑、带哪一种方法回接短球，都应特别注意，来球是在台内，台面会影响引拍，因此要充分依靠前臂和手腕发力，同时要根据来球的旋转性能调节拍面角度、击球部位、击球时间和用力方向。

7. 推挡

推挡，顾名思义具有推和挡的两种功能。"挡"着重防守，强调借力，如在接重板或速度较快的球时，多采用"挡"，其主要有平挡、减力挡、侧挡等技术；"推"力主进攻，强调主动加力，加快球速，主要技术有快推、加力推、推挤、下旋推挡等。这里着重介绍平挡、快推和加力推3种技术。

（1）平挡（挡球）：两脚平行站位，身体靠近球台。击球前，上臂贴近身体，前臂约与台面平行，球拍置于腹前，略高于台面呈半横状，拍面近乎垂直。击球时，调整好拍形，在来球上升前期触球中部或中上部，借来球的反弹力将球挡回。平挡具有速度慢、发力均匀柔和，力量小等特点。

（2）快推：近台中偏左站位，右脚稍前，上臂和肘关节靠近右侧身旁。拍面垂直，当球弹起至上升前或中期时，拍面略前倾，大臂带动前臂向前或前上方加速推出，击球中上部。

（3）加力推：动作较大，回球力量重，球速快，主要用于对付反手位速度较慢、反弹偏高的球。当来球弹至上升后期或高点期时，拍面前倾，大臂带动前臂，前臂带动手腕向前或前下方加速发力推出，击球中上部或上中部。加力推时，可以配合髋、腰以及身体前移共同发力。

8. 攻球

攻球可分为正手攻球和反手攻球两种。每种又可包括许多不同的攻球方法。下面我们主要介绍几种常用的攻球技术。

（1）正手快攻：正手快攻具有站位近、动作小、速度快、攻击性强的特点。动作时左脚稍前，身体离球台40～50厘米，呈基本姿势站立。以前臂为主引拍至身体右侧方。球拍呈半横状。击球时，在上臂带动下前臂和手腕由右侧方向左前上方挥动，拇指压拍，示指放松，拍面稍前倾，在来球弹起上升期，击球的中上部。击球后，手臂随势向前挥摆，迅速还原成击球前的准备姿势。

（2）正手台内攻：正手台内攻具有站位近、动作小、速度快、突然性强等特点，动作时站位近台，右方大角度来球时右脚上步，中间或偏左方向来球时左脚上步。上步同时上臂和肘部前移，前臂伸进台内迎球。当来球跳至高点期，下旋强时，拍面稍后仰，前臂和手腕向前上方发力，击球的中下部；下旋弱时，拍面接近垂直，前臂和手腕以向前发力为主击球的中部；上旋球时，拍面稍前倾，前臂和手腕向前发力击球的中上部。

（3）正手中远台攻：正手中远台攻具有站位远、动作大、力量重的特点。动作时，左脚稍前，身体离球台1米左右。持拍手臂较大幅度向右后方引拍，拍面接近垂直。击球时，右脚蹬地、向左转体的同时，上臂带动前臂由右后方加速向左前上方发力挥动，手腕边挥边转使拍形逐渐前倾，在来球弹起至下降前期，击球中部或中上部。

（4）正手扣杀：正手扣杀具有力量重、速度快、攻击性强的特点。动作时前臂内旋使拍面稍前倾，随着身体向右转动的同时，持拍手臂引拍于身体右后方。随着右脚蹬地，身体左转的同时，持拍手上臂带动前臂加速向左前上方发力挥动，拍面稍前倾，在来球弹起至高点期，击球的中上部。一般击球点在胸前 50 厘米为宜。

（5）反手快攻：左脚稍后，身体离球台 40～50 厘米。持拍手臂自然弯曲并外旋使拍面前倾，上臂与肘关节自然靠近身体，引拍至腹前偏左的位置。击球时，在上臂带动下前臂和手腕向右前上方挥动，同时配合外旋转腕动作，使拍面稍前倾，在来球弹起上升期，击球中上部。

（6）反手中远台攻：右脚稍前，身体离球台 0.7～1 米。身体左转的同时，持拍手的上臂和肘关节靠近身体，前臂向左下方移动，引拍至身体左侧下方，拍面稍前倾。击球时，身体右转的同时，手臂由左后向前挥动，前臂在上臂带动下，向前上方用力，并配合向外转腕，使拍面稍倾，在来球弹起下降期，击球中下部。

9. 搓球

对初学者来说，首先应学反手搓球，再学正手搓球。先练习慢搓，再练习快搓。在基本熟悉以上技术之后，再练习搓转与不转的球。

（1）快搓：动作幅度较小，回球速度较快，能借助来球的前进力去回击。它是对付削球和搓球的一种方法。右脚稍前，身体靠近球台。来球在身体左侧时，可运用反手搓球。击球时，上臂迅速前伸，前臂跟随向前，拍形稍后仰，利用上臂前送力量，在上升期击球中下部。来球在身体右侧，可以运用正手搓球。搓球时，身体稍向右转，手臂向右前上引拍，然后前臂和手腕向前下方用力，在上升期击球中下部。

（2）慢搓：慢搓的动作幅度较大，回球速度较慢，靠主动发力回击，回球有一定旋转强度。

如图 10-7 所示，反手搓球时，向左上方引拍，前臂以肘关节为轴，快速向前下方用力挥摆，伸手腕辅助用力，手指配合使拍面后仰，在球的下降前期切击球的中下部。

如图 10-8 所示，正手搓球时，手臂外旋使拍面后仰，前臂提起，向右上方引拍至右肩高度。当来球至下降前期，手臂快速向左前下方挥摆，屈手腕辅助用力，切击球的中下部。

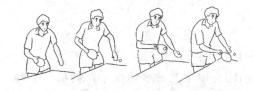 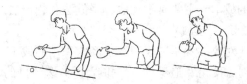

图 10-7　反手搓球　　　　　　　　　图 10-8　正手搓球

（3）搓转与不转（见图 10-9）：其特点是用近似手法搓出转与不转两种性质不同的球，使对方难以判断，增加其回球难度或直接导致接球失误。

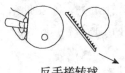 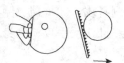

反手搓转球　　　　　　　　反手搓不转球

图 10-9　搓转与不转

动作方法：搓转与不转球的动作方法与快搓技术的动作相同。决定转与不转要看击球作用力是偏离球心还是通过球心。搓转球时，除击球速度、击球力量和拍面后仰角度要加大以外，还要在球拍切击球时切薄一些，使其作用力远离球心，形成较旋转的下旋球。而搓不转球时，减小拍面后仰角度，击球中下部并向前上推，使击球力量接近或通过球心，这样就形成相对的不转球。搓转与不转球时，一定要在相似的动作上下功夫，如若搓不转球的动作意图很明显，则会弄巧成拙，送给对方进攻机会。

任务3　乒乓球基本战术

乒乓球的基本战术包括：发球抢攻战术、接发球战术、对攻战术、推攻战术、搓攻战术、削攻战术等。

1. 发球抢攻战术

发球抢攻战术是乒乓球所有打法特别是进攻型打法的主要战术和得分手段。发球抢攻战术以发球的旋转、速度、落点灵活变化为主要技术特征，常用的有以下几种。

（1）发下旋转与"不转"球抢攻。

（2）发正、反手奔球抢攻。

（3）发正、反手侧上、下旋球抢攻。

发球抢攻要注意：① 发球要有线路和落点变化，以便使对方在前、后、左、右走动中接发球；② 发球后要有抢攻准备，以便不失抢攻的机会；③ 自己发什么球，对方可能以什么技术回击，这些要在发球前做到心中有数。这样，才能较好地做好抢攻的准备。

2. 接发球战术

接发球战术是发球抢攻战术的直接对立面。接发球战术一方面要抑制、扰乱或破坏对方运用发球抢攻的战术，降低发球抢攻的质量，形成相持状态；另一方面要从被动中求主动，通过过渡性接发球技术力争在第四板抢先上手，转入对己方有利的战局，同时抓住机会采用接发球抢攻直接得分或设法取得明显的战术优势。接发球战术是各类型打法的选手都必须掌握的战术，主要有主动法、稳健法和相持法。

3. 对攻战术

对攻战术是进攻型选手经常采用的战术。运用正、反手攻球、反手推挡等技术，采用攻击对方两角、追身攻、轻重结合来达到目的。常用的有以下几种：压反手，伺机正手侧身攻；调右压左，转攻两角或追身；连压中路，突变攻两角。

4. 推攻战术

推攻战术主要运用正手攻球和反手推挡的速度和力量、并结合落点变化和节奏变化来压制和调动对方，以争取主动或得分。推攻战术是用左推右攻打法对付攻击型打法的主要战术，具有反手推挡能力的两面攻的运动员和攻削结合的运动员也时常使用它。其方法如下：①左推右攻；②推挡侧身攻；③推挡、侧身攻后，扑正手；④左推结合反手攻；⑤左推、反手攻后，侧身攻；⑥左推、反手攻、侧身攻后，扑正手。

5. 搓攻战术

搓攻战术主要运用"转、低、快、变"的搓球控制对方，以寻找战机，然后采用低突、快点或快拉等技术展开攻势并进入连续攻；在搓球中遇到机会球时进行扣杀，常常带有突然性，往往可以直接得分。搓攻战术是乒乓球各种打法都不可缺少的辅助战术。其方法如下：

①正、反手搓球结合正手快拉、快点、突击或扣杀；②正、反手搓球结合反手快拉、快点、突击或扣杀。

6. 削攻战术

削攻是利用削球的旋转、节奏、落点变化来控制对方的攻势，并为进攻创造机会，达到反击对方目的的一种手段。削攻战术是削攻型打法对付进攻型、弧圈型打法的重要战术，常用的有以下几种：削转与不转球，伺机反攻；削长、短球反攻；削逼两角，伺机反攻；逢直变斜，逢斜变直，伺机反攻。

任务 4　乒乓球规则

【乒乓球项目竞赛规则要点】

1. 发球

（1）发球开始时，球自然地置于不持拍手的手掌上，手掌张开，保持静止。

（2）发球时，发球员须用手将球几乎垂直地向上抛起，不得使球旋转，并使球在离开不执拍手的手掌之后上升不少于 16 厘米，球下降到被击出前不能碰到任何物体。

（3）当球从抛起的最高点下降时，发球员方可击球，使球首先触及本方台区，然后越过或绕过球网装置，再触及接发球员的台区。双打中，球应先后触及发球员和接发球员的右半区。

（4）从发球开始，到球被击出，球要始终在台面以上和发球员的端线以外，而且不能被发球员或其双打同伴的身体或衣服的任何部分挡住。

（5）在运动员发球时，球与球拍接触的一瞬间，球与网柱连线所形成的虚拟三角形之内和一定高度的上方不能有任何遮挡物，并且其中一名裁判员要能看清运动员的击球点。

2. 击球

对方发球或还击后，本方运动员必须击球，使球直接越过或绕过球网装置，或触及球网装置后，再触及对方台区。

3. 失分

①未能合法发球；②未能合法还击；③击球后，该球没有触及对方台区而越过对方端线；④阻挡；⑤连击；⑥用不符合规则条款的拍面击球；⑦运动员或运动员穿戴的任何物件使球台移动；⑧运动员或运动员穿戴的任何物件触及球网装置；⑨不执拍手触及比赛台面；⑩双打运动员击球次序错误；⑪执行轮换发球法时，发球一方被接发球一方或其双打同伴，包括接发球一击，完成了 13 次合法还击。

4. 一局比赛

在一局比赛中，先得 11 分的一方为胜方；10 平后，先多得 2 分的一方为胜方。一场单打比赛的淘汰赛采用七局四胜制，团体赛中的一场单打或双打采用五局三胜制。

5. 次序和方位

（1）在获得 2 分后，接发球方变为发球方，依此类推，直到该局比赛结束，或直至双方比分为 10 平，或采用轮换发球法时，发球和接发球次序不变，但每人只轮发 1 分球。

（2）在双打中，每次换发球时，前面的接发球员应成为发球员，前面的发球员的同伴应成为接发球员。

（3）在一局比赛中首先发球的一方，在该场比赛的下一局中应首先接发球，在双打比赛的决胜局中，当一方先得5分后，接发球一方必须交换接发球次序。

（4）一局中，在某一方位比赛的一方，在该场比赛的下一局应换到另一方位。在决胜局中，一方先得5分时，双方应交换方位。

6. 间歇

（1）在局与局之间，有不超过1分钟的休息。

（2）在一场比赛中，双方各有一次不超过1分钟的暂停。

（3）每局比赛中，每得6分球后，或决胜局交换方位时，有短暂的时间擦汗。

7. 竞赛方法

已经举办过的5届奥运会乒乓球比赛，竞赛方法大同小异，但均不完全相同，主要是采用分组预选和单淘汰加附加赛或排名淘汰赛加附加赛的方式。

【思考与练习】

1. 乒乓球运动包括哪些基本技术？

2. 正手攻球的主要技术有哪些？

3. 乒乓球运动双打战术有哪些？

情境 11　羽毛球

　　本节介绍了羽毛球运动的起源；阐述了其基本技术：握拍、发球、接发球、后场击球、前场击球、中场击球、基本步法等；讲解了乒乓球的单打战术和双打战术。

任务 1　认知羽毛球运动

　　现代羽毛球运动一般认为源于英国。相传，1873 年，英格兰格拉斯哥郡的伯明顿镇，鲍费特公爵举办的社交聚会上，有位从印度退役的军官向大家介绍了一种用拍隔网来回往打毽球的游戏。游戏趣味横生，引人入胜，此后，这项游戏活动便不胫而走，并逐步发展成为当今人们所熟悉和喜爱的羽毛球运动。伯明顿庄园的英文名称 Badminton 也成了羽毛球的英文名称。1893 年，世界上最早的羽毛球协会——英国羽毛球协会成立，并于 1899 年举办了全英羽毛球锦标赛。1934 年，国际羽毛球联合会成立，通过了第一部国际公认的羽毛球竞赛规则。1978 年 2 月，世界羽毛球联合会于香港成立。1981 年 5 月，国际羽毛球联合会和世界羽毛球联合会正式合并。

　　1988 年，在第二十四届汉城奥运会上，羽毛球运动被国际奥委会列为表演项目。1989 年 5 月，在印尼雅加达举办了首届苏迪曼杯羽毛球大赛。1992 年，在第二十五届巴塞罗那奥运会上，羽毛球运动被正式列为比赛项目，设男、女单打和男、女双打 4 个项目。1996 年，第二十六届亚特兰大奥运会又增设了男女混合双打。从此，羽毛球运动进入了新的发展阶段。

任务 2　羽毛球基本技术

1. 握拍

羽毛球的握拍一般分为正手握拍方法和反手握拍方法。

（1）正手握拍法：右手虎口对准拍柄窄面内侧斜棱，小指、环指、中指自然并拢，示指和中指稍分开，拇指的内侧和示指贴在拍柄的两个宽面上将球拍柄握住。握拍时掌心不要贴紧拍柄，要使掌心与拍柄保持一定的空隙。

（2）反手握拍法：在正手握拍的基础上，将拇指伸直用其第一指节内侧顶贴在拍柄内侧的宽面上，示指收回，与拇指同（或略）高，用拇指和示指将球拍稍向外转，中指、环指、小指紧握拍柄，拍柄端近靠小指根部。握拍手心与拍柄之间留有空隙，以便能充分利用手腕力量和拇指的内侧压力击球。

2. 发球

羽毛球运动的发球技术，按其动作分为正手发球和反手发球两种。按球在空中飞行的弧线可分为发高远球、平高球、平快球和网前短球等4种（见图11-1：1网前球，2平快球，3平高球，4高远球）。

（1）正手发高远球：所谓高远球，主要是把球发得又高又远，使球飞行到对方底线上空时，几乎垂直下落。如图11-2所示，发球时，重心由后脚前移至前脚，带动转腰，同时右手持拍沿着向下而上的弧线自然地沿着身体向前上方挥摆。球拍触球前刹那，小臂带动手腕向前上方闪动发力，手紧握拍柄，利用手腕、手指爆发力以及拍面的前半部击球。击球瞬间，拍面正对出球方向，击球点在发球员的右前下方。出球飞行弧度与地面仰角一般大于45°。

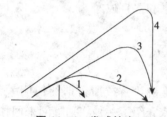

图 11-1　发球技术

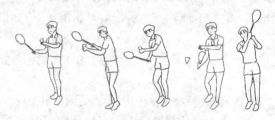

图 11-2　正手发高远球

（2）正手发网前球（见图11-3）：发网前短球是把球发至对方发球区内前发球线附近。球的飞行速度较慢，飞行弧度较低，使球"贴网"而过。它是双打比赛最常用的发球方法，在单打比赛，用于对付接网前球较差的对手，有时也可以作为过渡性的发球，或发球抢攻战术的手段。在发球时，挥拍幅度较小，击球瞬间不需紧握拍柄，而是利用手腕和手指的力量从右向左横切推送，将球轻轻发出，使球贴网而过。

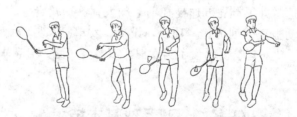

图 11-3　正手发网前球

（3）正手发平快球：又称发平球，是把球发得又平又快，使球快速落在对方场内端线附近。平快球突袭性强，往往能使对手措手不及而造成被动或失误。准备姿势同发高远球，站位稍靠后些。击球瞬间紧握球拍柄，利用小臂挥动力量带动手腕、手指力量快速向前击球，球的飞行的路线与地面形成的仰角小于30°。

（4）反手发网前球：如图11-4所示，准备击球时手腕内屈，击球瞬间利用小臂带动手腕、手指力量向前横切推送，将球击出。发球时，挥拍较慢，力量较轻，球的落点近网，当球"贴"网而过后即往下坠落在对方发球区内前发球线附近。

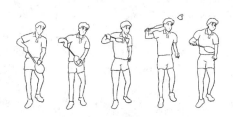

图 11-4　反手发网前球

3. 接发球

单打站位一般是在离发球线 1.5 米处，站在右发球区靠近中线的位置；在左发球区则站在中间的位置。双打发球多以发网前球为主，所以双打的接发球站位要在靠近前发球线的地方。

（1）接平高/高远球：可以用平高球、吊球或扣杀球进行回击（见图 11-5：1 平高球，2 吊球，3 杀球）。一般来说，接高远球是一次进攻的机会，回击得好就能掌握主动权。因此，初学羽毛球者必须努力提高后场进攻的能力。

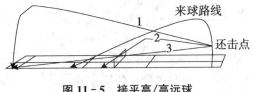

图 11-5　接平高/高远球

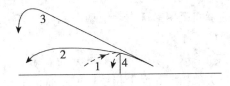

图 11-6　接网前球

（2）接网前球：可以用平高球、高远球、放网前球或平球进行回击（见图 11-6：1 虚线为发网前球，2 平球，3 平/高远球，4 网前球）。如果对方发球的质量不高，或球离网顶较高过网，则可采用扑球进攻。若对方企图发球抢攻，而自己防守能力较差，则以放网前球或平推球为宜，落点要远离对方站位，控制住球，不让对方进攻。

4. 后场击球

后场击球主要由高远球、平高球、扣杀球和吊球等几项技术及相应的后退步法组成。其特点是击球点高、力量大、速度快、威力大。

（1）高远球

高远球飞行弧度高、速度慢，主要是迫使对方离开中心部位去击球；或者是当自己位置错乱时，击这种球来争取回位时间，所以比赛中在被动情况下常采用这种球进行过渡。

1）正手击高远球：如图 11-7 所示，用后场退步法迅速向来球方向移动，调整好身体与来球间的位置，使球恰好在右肩稍前方上空。当球落到一定的高度时，右手肘上抬，手臂后倒引拍，以肩为轴做回环动作，同时身体左转，前臂充分向后下方摆动并外旋，手腕充分伸展。击球时，前臂迅速内旋带动手腕加速向前方挥动，手腕屈，收手指屈指发力，将球击出。

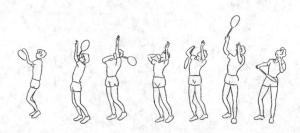

图 11 - 7 正手击高远球

2）反手击高远球：准备击球前，右脚在前（先不着地，与击球动作完成的瞬间同时着地），身体背向球网，持拍臂向上抬举，身体稍向左转，含胸收腹，左腿微屈，同时手臂回环内旋引拍，握拍手尽量放松，手腕稍向外展。当球下落至右肩前上方一定高度时，以上臂、前臂迅速外旋带动手腕加速，由左下方经胸前向右前上挥动。击球时手腕由伸展至屈收快速屈指发力，用反拍面将球击出。

（2）平高球

平高球与击高远球一样，也可分为正手、头顶和反手三种击球技术，是一种进攻性的击球技术。其技术动作与击高远球基本相同，所不同的是引拍、击球动作较高远球小而快，击球的瞬间运用前臂内旋带动手腕，向前快速发力击球。

（3）扣杀球

扣杀球从动作结构上可分为重杀、点杀、劈杀；从击球点距身体的位置可分为正手扣杀、头顶扣杀和反手扣杀三种。而正手扣杀球是各种扣杀球的基础，初学者必须首先掌握好这一扣杀技术。正手扣杀球如图 11 - 8 所示，准备姿势、击球动作与正手击高球大致相同，不同的是在击球瞬间需用全力，充分利用右腿的蹬力、腰腹力、手臂腕力及重心的转移，快速将球向前下方击出。球拍触球时拍面前倾向前下方用力，手握紧球拍，击球点在右肩稍前上方。

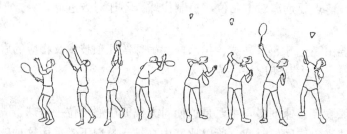

图 11 - 8 正手扣杀球

在实战中，扣杀球必须同其他各项进攻技术有机地结合起来，如盲目地进行单一的大力扣杀，往往不能争取主动，反而常常使自己陷入被动。

（4）吊球

吊球技术按球的飞行弧线和击球动作的不同分为劈吊、轻吊和拦截吊。其准备姿势与击高球、扣杀球相似，只是击球时用力不同。击球瞬间前臂突然减速，快速"闪"动手腕击球托的偏右侧（头顶吊球及反手吊球击球托的偏左侧）。打对角吊球时，当对方来球较高，手腕向下切削的角度要大些，力量稍大些；当对方来球较平时，手腕向前推的动作要大些，向下切削的力量要小一些。吊直线球时，拍面正对前方，向前下压。

不论劈吊还是轻吊，都要注意手腕灵活闪动，即注意爆发力的运用，同时还要注意掌握好击球点和控制好击球力量，将球吊准。拦截吊球和假动作配合运用便具有一定的威力。拦截对方击来的半场球或弧线较低的平高球能出其不意地达到进攻的效果。

5. 前场击球

前场击球包括网前的放、搓、推、勾、扑、挑球等。因球飞行距离较短，落地快，常使对手措手不及而直接得分。即使不能直接得分，也能迫使对方被动回球，创造下一拍的机会。现介绍几种常用的前场击球技术。

（1）放网前球

1）正手放网前球：如图 11-9 所示，准确判断来球路线和落点，快速上网，最后一步右脚在前左脚在后成弓箭步，上体前倾重心在右脚，侧身对网。右手正手握拍向前下方伸臂，小臂外旋展腕，左臂自然后伸，起平衡作用，拍面几乎朝上迎击来球。击球瞬间，手腕稍内屈轻轻闪动，示指和拇指控制拍面角度和用力大小，球拍向前上方轻轻一托，把球轻击送过球网。

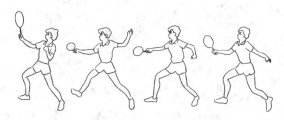

图 11-9　正手放网前球

2）反手放网前球：快速向前左侧上网，右脚前跨成弓箭步，侧背对网，上体前倾重心在右脚。右手反手握拍向前下方伸臂，小臂内旋展腕，左臂自然后伸，起平衡作用，拍面几乎朝上迎击来球。击球瞬间，伸腕轻闪动，示指和拇指控制拍面角度和用力大小，球拍向前上方轻轻一托，把球轻击送过球网。

（2）搓球

网前搓球是羽毛球技术中动作较细腻的一种，是网前技术中的高难击球动作。

1）正手搓球：用正手上网步法迅速向来球方向移动，当右脚向前跨出时，持拍手向来球方向伸出，争取高的击球点。左手于身后拉举与右手对称，以保持身体的平衡。挥拍时，手腕动作由展腕至收腕发力，由右向左以斜拍面切击球托的右后侧部位，此时球呈下旋翻滚过网；或者手腕动作由收腕至展腕发力，由左向右以斜拍面切击球托的左后侧部位，球则呈上旋翻滚过网。

2）反手搓球（见图 11-10）：用反手上网步法迅速向来球方向移动，其余动作与正手网前搓球相同。反手网前搓也有两种击球方式。一种是手腕动作由展腕至收腕发力，由左至右切击球托左后侧部位。另一种是手腕动作由收腕至展腕发力，由右向左切击球托的右后侧部位。

（3）扑球

扑球是在对方回球刚越过网顶上空时，运用跨步或蹬跳步迅速上前，利用前臂、手腕和

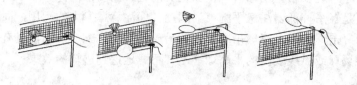

图 11 - 10 反手搓球

手指的力量，快速地由高向下将球击回对方场区的击球方法。

1）正手扑球：如图 11 - 11 所示，对方来球距网较高时，快速蹬步上网，身体向右前倾，手臂充分伸展，同时迅速变换握拍手法，使拍面与球网平行正对来球。击球时，主要利用中指、环指、小指突然紧握拍柄和手腕闪动，将球向前下方击出。击球后，随前动作甚微，右脚落地制动。

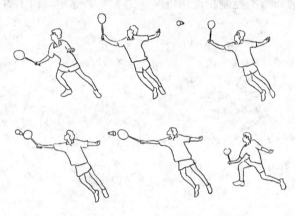

图 11 - 11 正手扑球

2）反手扑球：反手握拍于左侧前，当身体向左侧前方跃起时，持拍手小臂前伸上举，手腕外展，拍面正对来球。击球时，手臂伸直，手腕由外展到内收闪动，手握紧拍柄，拇指顶压，加速挥拍扑击球。击球后即刻屈肘，球拍回收，以免球拍触网违例。

（4）挑球

挑球是指将对击来的网前区域低手位的球以较高的弧线向上击至对方端线附近上空。它是在被动情况下运用的一种过渡球。

1）正手挑球：如图 11 - 12 所示，右脚向网前跨出一大步，左脚在后，侧身向网，重心在右脚上。同时右臂向后摆，自然伸腕，使球拍后引。以肘关节为轴，屈臂内旋，并捏紧球拍。用示指及手腕的力量，从右下向右前方至左上方挥拍击球，将球向前上方击出。

2）反手挑球：如图 11 - 13 所示，右脚跨步向前成弓箭步，重心在右脚，侧身背对网。反手握拍，手臂向左前方伸出，小臂内旋屈肘屈腕，左臂自然后伸起平衡作用。击球时，以肘关节为轴，小臂带动手腕、手指快速由左下方向前上方成半圆形挥拍击球。

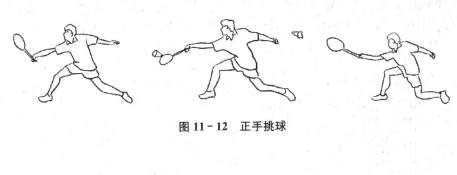

图 11 - 12　正手挑球

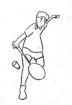

图 11 - 13　反手挑球

6. 中场击球

中场击球技术主要包括接杀球、平抽、平挡技术。它要求判断反应快，出手击球快，引拍预摆动作弧度小和由防转攻或由攻转防的意识要强。

（1）接杀球：把对方扣杀过来的球还击回去，称为接杀球。接杀球主要由挡网前、挑后场和平抽球 3 种技术组成。

接杀球的站位一般在中场，两脚屈膝平行站立。右侧来球用正手挡，身体重心移向右脚。右手向右侧伸出，放松握拍，拍面略后仰对准来球。左侧来球用反手挡，身体重心移向左脚，右脚向左前方跨出一步，换成反手握拍，拍面略向后仰对准来球回击。

（2）平抽：平抽球是指击球点在肩以下，以较平的弧度、较快的球速、接近球网的高度，还击到对方场区的一种进攻性技术。击球时，应借助腰部的转体带动前臂、手腕和手指的力量快速协调地发力。击球点尽可能地在身体的侧前方，这样有利于转动腰部和前臂旋内、旋外地发力。如果来球正对自己而又来不及闪让时，一般不要用正手击球。因为当来球靠近自己身体时，即使击球点在自己右侧腋下，反手也比正手容易发力还击。

（3）平挡：平挡和平抽的动作结构基本相同，其区别主要在于：发力较小，通常无需身体部位发力，当对方来球力量较大时，还应有所缓冲；由于发力较小，通常击球时不要握紧球拍，以免影响击球时对力量和出球方向的精确控制；羽毛球的飞行路线较短，一般落在对方前半场。

7. 基本步法

羽毛球步法一般分为起动、移动、到位配合击球和回位四个环节。根据场上移动的方向和场区的位置，可以将羽毛球步法划分为：上网步法、后退步法和两侧移动步法。

（1）上网步法：从中心位置移动到网前击球的步法，称为上网步法。上网步法可根据各人习惯采用交叉步、并步、垫步或蹬跨步。不论正手或反手，根据来球远近，上网步法可采用三步、两步或一步上网击球。

1）右边上网步法：可采用两步或三步交叉步加蹬跨步移动的方法；也可采用垫一步再

跨一大步移动的方法上网（见图 11 - 14）。

2）左边上网步法：同右边上网步法，只是移动方网是朝左边网前，如两步跨步上网（见图 11 - 15）。

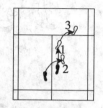

图 11 - 14　右边上网步法

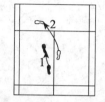

图 11 - 15　左边上网步法

（2）后退步法：从中心移动到后场各个击球点的位置上击球的步法，称为后退步法。

1）正手击球后退步法（见图 11 - 16：(a) 三步并步后退，(b) 三步交叉步后退）：分为侧身并步后退和交叉步后退两种。主要动作方法：在对方击球刹那间，判断来球，迅速调整重心至右脚。接着右脚蹬地快速向右后撤一小步，上体右转侧身对网，以交叉步或并步移动到接近击球点的位置。在移动的同时必须完成举拍准备动作，最后一步利用右脚（或双脚）蹬地起跳并在空中转体，击球后左脚后撤落地缓冲，右脚前跨以利于迅速回动。

2）反手击球后退步法（见图 11 - 17：(a) 三步后交叉后退，(b) 两步后退）：调整重心后，右脚后撤一步，接着上体左转，左脚随即向左后退一步，右脚再跨出一步，背对网，作底线反手击球。反手击球后退步法应根据来球距离的远近调整步法。如离来球较近，可采用两步后退步法，上体向左后转，左脚同时后撤一步，右脚再向左后跨一步，作底线反手击球。如距来球较远，则采用三步或五步后退步法：右脚先垫一步，而后左脚向后方跨一步，再按右、左、右向后退。但无论是几步，反手击球后退步法最后一步应右脚在后，重心在右脚上。

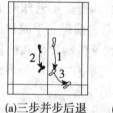
(a)三步并步后退

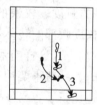
(b)三步交叉步后退

图 11 - 16　正手击球后退步法

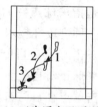
(a) 三步后交叉后退

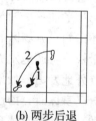
(b) 两步后退

图 11 - 17　反手击球后退步法

（3）两侧移动步法：两侧移动步法多用于接对方的杀球和击来的半场低平球。其站位和准备姿势与上网步法基本相同。

1）向右侧移动步法：两脚左右开立脚跟稍提起，根据来球，调整重心，上体稍倒向左侧，左脚掌内侧用力起蹬，右脚同时向右侧转跨大步。如距来球较远，左脚向右垫一小步再起蹬，右脚同时向右侧转跨大步。

2）向左侧移动步法：根据来球，调整重心，上体稍倒向右侧，右脚掌内侧用力起蹬，左脚同时向左侧转跨大步。来球较远时，左脚先向左侧移半步，上体向左转身的同时右脚向左前交叉跨大步。

任务 3　羽毛球基本战术

1. 单打战术

（1）发球抢攻战术：运动员利用发球使对方被动，为自己创造进攻的一种战术。这种战术一般用发网前球结合平快球、平高球，争取第三拍的主动进攻。运动员使用这一战术，可以打乱对方的整个战略部署，造成对方措手不及。运用此战术时，要求运动员应具有高质量的发球，否则难以成功。

（2）攻前击后战术：这种战术是先以吊球、放网前球、搓球吸引对方到网前，然后用推球、平高球或杀球突击对方的后场底线。它一般用于对付上网步法较慢或网前球技术较差的对手。采用此战术，要求运动员首先具有较好的网前击球技术。

（3）打四方球战术：这种战术是以快速、准确的落点攻击对方场区的四个角落，逼迫对方前后奔跑、被动应付，并在其回球质量下降或露出破绽时乘虚而攻之。它用于对付体力差，反应和步法移动慢的对手。

（4）打对角线战术：这种战术无论是进攻还是防守均以打对角线为主。从而迫使对方在移动中多做转体，多走曲线。它用于对付身体灵活性差、转体较慢的对手。

2. 双打战术

（1）攻人战术

攻人战术是双打比赛常用的一种战术。攻人战术，即"二打一"或避强击弱战术。对方两个队员的技术水平一般是不均衡的，集中力量攻击对方较弱的队员，尽量使对方的特长得不到发挥，充分暴露对方的弱点，是此战术的目的。两个人对付对方的强者，消耗其体力，减弱其进攻威力，伺机突击空当，这也是"二打一"。

（2）攻中路战术

当对方队员分边站位时，要尽可能将球攻到对方两人之间的空隙区，以造成对方争夺回击或相互让球而出现失误。这对于一些配合较差的对手，比较行之有效。当对方成前后站位时，将球还击到两人之间靠边线的位置上。

（3）软硬兼施战术

软硬兼施战术先用吊网前球或推半场球迫使对方被动防守，而后大力扣杀进攻。若硬攻不下，则重吊网前球，待对方挑球欠佳时，再度强攻。此时，攻击对象最好是选择对方刚后退而立足未稳者。

（4）后压前封战术

当本方取得主动欲采取攻势时，站在后场者见高球则强攻杀球或吊网前球，迫使对方被动还击；站在前场者则应立即积极移位，准备封网扑杀。这种战术要求打法比较积极，前半场技术要好，步法移动要快，配合要默契。

任务 4　羽毛球规则

【羽毛球项目竞赛规则要点】

1. 挑边

赛前，采用挑边的方法（抛硬币）来决定发球方和场区。挑边赢者将优先选择是发球或接发球，还是在一个半场区或另一个半场区比赛。输者在余下的一项中选择。

2. 计分方法

羽毛球世界联合会于 2006 年 5 月在日本东京举行的年度代表大会上，正式决定实行二十一分的新赛制。2006 年 5 月在日本东京举行的汤姆斯杯和尤伯杯赛上率先试行三局二十一分的赛制。这一赛制将成为今后所有羽毛球国际大赛的通用赛制，第 29 届奥运会也采用了这一赛制。二十一分的赛制对于提高运动员的积极性、减少运动员受伤以及电视转播等方面较十五分制有更大的优势。

世界羽联 21 分制实行每球得分制，所有单项的每局获胜分皆为 21 分，最高不超过 30 分。每场比赛采取三局两胜制，先到 21 分的一方赢得当局比赛。如果双方比分为 20：20 时，获胜一方需超过对手 2 分才算取胜；直至双方比分打成 29：29 时，那么先到第 30 分的一方获胜。首局获胜一方在接下来的一局比赛中先发球。

3. 站位方式

（1）单打：当发球方得分数为 0 或偶数时，双方运动员均在各自的右发球区发球或接发球；当发球方的分数为奇数时，双方运动员均在各自的左发球区发球或接发球。

（2）双打：比赛中，当比分为 0 或偶数时，球由右发球区对角发向对方场地的右接发球区；当比分为奇数时，球由左发球区对角发向对方场地的左接发球区。比赛中，只有当一方连续得分时，发球者必须在右或左发球区交替发球，而接发球方队员的位置不变。其他情况下，选手应站在上一回合的各自发球区不变，以此保证发球者的交替。

双打比赛无论是在开始还是在赛中，皆为单发球权，也就是说每次一方只有一次发球权。发球方失误不仅丢失发球权也将丢失 1 分，如果这时得发球权的一方得分为奇数时，则必须是位于左发球区的选手发球，如果此时得发球权的一方得分为偶数时，则必须是位于右发球区选手发球。

双打比赛只有接发球队员才能接发球，若其同伴接发球或被球触及则"违例"，判发球方得分，当发球被回击后，球可由二人中任一人击回，不得连击，如此往返直至死球。双打比赛发球时，发球队员和接发球队员必须站在规定的发球区和接发球区内发球和接发球，他们的同伴站位可以不受限制，但不得妨碍对方。运动员发球和接发球顺序有误，已得比分有效，纠正方位或顺序。

4. 赛中间歇方式

每场比赛均采用三局两胜制。当任一方在比赛中得到 11 分后，比赛将间歇 1 分钟；两局比赛之间的间歇时间为 2 分钟。

5. 比赛中常见的违例

过手违例——发球时，在击球的瞬间，发球员的拍杆应指向下方。否则，将判违例。

过腰违例——发球时，在击球的瞬间，整个球应低于发球员的腰部。否则，将判违例。

挥拍有停顿——发球开始后，挥拍动作不连贯，将判违例。

脚移动、触线或不在发球区内——自发球开始至发球结束，发球员或接发球员的两脚都必须有一部分与球场地面接触，不得移动，且都必须站在斜对面的发球区内，脚不得触及发球区或接发球区的界线。否则，将判违例。

最初击球点不在球托上或发球时未能击中球，将判违例。最初击球点不在球托上是指发球时，球拍先触及羽毛或同时击中羽毛和球托。

发球时，球没有落在规定的接发球区内，将判违例。如发出的球没有落于对角的场区内或不过网，或挂在网上、停在网顶等。球从网下或网孔穿过或触及天花板或触及运动员的身体或衣服，将判违例。

球触及球场或其他物体或人，将判违例。击球点超过网的向上延伸面，即在对方场区上空击球，将判违例。

运动员的球拍从网上、网下侵入对方场区导致妨碍对方或分散对方注意力或妨碍对方、阻挡对方靠近球网的合法击球，将判违例。

同一运动员连续两次挥拍击中球，或双打的同方两名队员连续各击中球一次，将判违例。球停在球拍上，紧接着被拖带抛出，将判违例。

运动员严重违反或屡次违反比赛的连续性的规定或运动员行为不端，将判违例。如擅自离开比赛场地喝水、擦汗、换球拍、接受场外指导等，或故意改变球形或破坏羽毛球或举止无礼等。

6. 重发球

重发球时，原回合无效，由原发球员重新发球。

除发球外，球过网后，挂在网上或停在网顶，判重发球。

发球时，发球方和接发球方同时被判违例，将重发球。

发球方在接发球方未做好准备时，将球发出，判重发球。

球在飞行时，球托与球的其他部分完全分离，判重发球。

裁判员对该回合不能做出判决时，将判重发球。

出现意外情况，判重发球。

7. 交换场区

第一局比赛结束时，双方应交换场地。

若局数为 1∶1 时，在第三局比赛开始前，双方应交换场地。

在第三局比赛中，领先一方比分达到 11 分时，双方应交换场地。

若应交换场地而未交换时，一旦发现应立即交换，已得分数有效。

【思考与练习】

1. 羽毛球运动常用的基本技术有哪些？

2. 羽毛球运动在发球时应掌握哪些技术？

情境 12 网 球

【学习目标和要求】
　　了解网球运动的起源与发展。熟悉网球运动的基本技术要领和锻炼价值，培养终身健身意识，掌握网球运动的基本技战术，提高网球技战术水平和对网球运动的欣赏水平。

　　本节介绍了网球运动的起源；阐述了其基本技术：握拍、基本步法、发球、接发球、底线正手击球、底线反手击球、截击球等；讲解了网球单打战术和双打战术。

任务 1 认知网球运动

　　网球（Tennis）运动历史悠久，其早在 13 世纪至 14 世纪，便盛行于法国、英国的宫廷，被称为皇家网球。1873 年，英国人温菲尔德改进了早期的网球打法，使之成为能在草坪上进行的一项运动，取名为"草地网球"，并出版了《草地网球》手册，制定了最早的网球运动规则。温菲尔德因此被人们称为近代网球运动的创始人。1877 年 7 月，在英国的温布尔登举行了第 1 届草地网球比赛，这标志着近代网球运动的开始。

　　网球比赛分男子单打、女子单打、男子双打、女子双打、混合双打、男子团体和女子团体 7 个项目。影响较大、较著名的网球赛事包括温布尔登网球锦标赛、美国网球公开赛、法国网球公开赛、澳大利亚网球公开赛。凡参加"四大赛"的选手，如有一名（单打）或两名（双打）运动员能在一个年度内赢得这四个锦标赛的单打或双打冠军，便被誉为"大满贯得主"。

任务 2 网球基本技术

1. 握拍

　　目前，网球基本的握拍法可分为三种：东方式握拍法、西方式握拍法、大陆式握拍法。

（1）东方式握拍法

东方式握拍法分为正手握拍法和反手握拍法。

1）正手握拍法：如图 12-1 所示，握拍手的虎口对正拍柄右上侧棱，手掌根与拍柄右上斜面紧贴，拇指垫握住拍柄的左垂直面，示指稍离中指，示指下关节压住拍柄右垂直面，五指紧握拍柄。拍面与地面垂直，手握拍柄好像与人握手一样。亦称"握手式"握拍法。

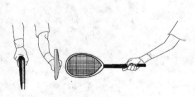

图 12-1 东方式握拍法

2）反手握拍法：在正手握拍法的基础上把手向左转动 1/4（即转动 90°）或拍柄向右转动 1/4（即转动 90°），虎口对正拍柄左侧棱面。即用手掌根压住拍柄的左上斜面，拇指直贴在拍柄的左垂直面上，示指下关节压住右上斜面。

（2）西方式握拍法

如图 12-2 所示，握拍时，球拍面与地面平行，拇指与示指几乎成直角，拇指直伸压住拍上平面，示指下关节握住右上斜面，与拍底平面对齐，手掌从上面握住拍柄。这是底线上旋攻击型打法的首选握拍方法。这种握拍法的优点在于能击出强有力的上旋球，且稳定性强。但是其技术难度相对较大，初学者在开始学习时较难掌握。

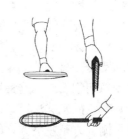

图 12-2　西方式握拍法

（3）大陆式握拍法

如图 12-3 所示，由于其形状像握着锤子的样子，所以又称为握锤式握拍法。由拇指与示指形成的"V"字形虎口放在拍柄的上平面与左上斜面的交界线上，手掌根部贴住上平面，与拍柄底部平齐，拇指与示指不分开，示指与其余三个手指稍分开，示指下关节紧贴在右上斜面上。这种握拍法的优点在于无论是正、反手击球时都不需要转换握拍，简单灵活。但是底线击球时不容易发力，因此是底线的攻击性打法所不适宜采用的握拍方法。

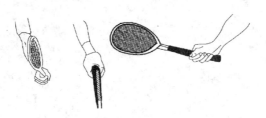

图 12-3　大陆式握拍法

2. 基本步法

网球击球时，其脚步主要采用"开放式"和"关闭式"两种方法。

（1）"关闭式"步法：如图 12-4 所示，左脚向来球的方向迈出一步，两脚的假想连线与来球的方向平行。这种步法在底线正反手击球和网前截击中大量运用。初学者应首先学习这种步法。

（2）"开放式"步法：如图 12-5 所示，击球时，两脚平行站立，以前脚掌为轴，转胯转体形成击球步法。通常在有一定技术基础的前提下运用这种步法。

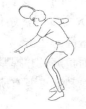

图 12-4　"关闭式"步法

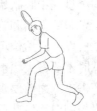

图 12-5　"开放式"步法

3. 发球

发球动作由准备姿势和站位、抛球与后摆动作、挥拍击球和随挥动作四个技术环节组成。下面介绍几种常见的几种发球方法。

（1）平击发球（见图12-6）：平击发球的击球点应在身体的右前上方，击球的后上部，挥拍时"鞭击"动作发力要集中，充分向上伸展身体以获得最高的击球点来提高命中率。这种发球几乎没有旋转，球差不多笔直地下去，力量大，往往贴着网才能进入场内，在绝大多数场地上球反弹较低，一般用于第一发球，发球成功时有时能直接得分，但平击发球失误率较高。

（2）切削发球：这种发球实用且易掌握，对初学者最适宜。它是一种以右侧旋转（稍带上旋）为主的发球法，球抛在右侧前上方，球拍击球部位在球的右侧偏上方，整个挥拍动作是从右侧上方至左下方，使球产生右侧旋转。球的飞行路线是一条从右向左的弧线，可以提高命中率并把对方拉出场外回击，尤其在右区发球。削击发球的准确率高，常用于第二发球。

（3）上旋发球：如图12-7所示，上旋发球时，抛出球的位置在头后偏左的头上方；拍面的触球点在球的中部偏下方；击球时身体成弓形，利用杠杆力量对球施加旋转，球拍快速从左向右上方挥动，并从下向上擦击球的背面，使球产生右侧上旋。球的过网点较高，落地急速，球落地后反弹很高，但这种发球难度较大。

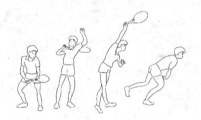

图 12-6　平击发球

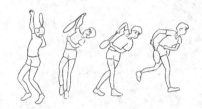

图 12-7　上旋发球

4. 接发球

接发球在态势上是被动的，受发球方的制约，并且发球在瞬间千变万化，多数发球都指向接球方软弱的地方，因此，接发球技术是最难掌握的技术之一。

接发球的指导思想：摆脱被动，力争主动，敢于迎接强有力的发球挑战。

接发球的站位，一般位于端线附近，力求在接发球时向前移动击球。同时，保持着两脚平行站位，比肩略宽，右手持拍者一般右脚稍前，两膝微屈，上体稍前倾，脚跟提起，将球拍置于体前。

在接发球的全过程中眼睛始终要注视来球，一直到完成还击动作。要观察对手的抛球，这样有利于判断发球的方向和旋转。对方第一次发球时多采用大力发球，站位应偏后一些；如果对方是第二次发球，站位可略向前移，这样有利于采取攻击性的还击。

接大力发球时不要做大幅度的后摆动作，主要是控制好拍面角度，并握紧球拍，以免拍面被震转动。还击来球之前要观察对方行动，对自己的回球路线和落点要有所考虑。选择好接发球落点，对控制对手发球后抢攻有重要意义。

5. 底线正手击球

（1）正手平击球：如图12-8所示，后摆引拍时，手腕稍上翘使拍头高于手腕，并引拍至头部同高。挥拍时手腕相对固定握拍，以减少拍面挥动过程中的变化。击球时拍面与地面保持垂直并以同样拍面继续前挥。击球后，球拍向前挥动于左肩上方自然收拍。这种击球方法简单易学，适合初学者使用。

（2）正手上旋击球（见图 12-9）：正手上旋球是从网球的后下方向前上方挥拍，整个球体受摩擦，产生一种从后下方朝前上方的旋转。其特点是飞行弧线高，落地迅速，落地后弹起的反射角度较小，产生较大的前冲力。这种击球方法适合于有一定技术基础、能发力击球的人使用。

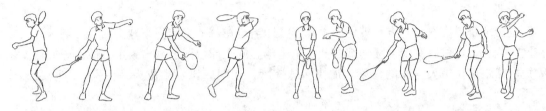

图 12-8 正手平击球   图 12-9 正手上旋击球

（3）正手削球：如图 12-10 所示，是指以底线正手切削方法击出下旋球的技术动作。后摆引拍时，直线将球拍引至身体后侧，动作较小。挥拍时手腕固定握拍，使拍面斜向地面稳定前挥。击球时用斜向地面的拍面以切削动作在身体侧前方击球。击球后球拍随球前送，并在身体前方以左手扶拍结束动作。正手削球的底线正手击球是主要技术方法的补充，在比赛中较少使用。

6. 底线反手击球

（1）反手平击球：特点是球速快，球的飞行路线比较平直，球落地后的前冲力量大。其动作方法：后摆引拍时右脚向左侧前方跨出并用力踏地，屈膝降低重心。击球时手腕绷紧，使球拍与地面垂直。挥拍击球的路线是从后向前上方比较平缓的挥击，同时左臂自然展开留在身后，保持身体的平衡。击球后，球拍应随着惯性挥至右肩上方，持拍手臂挥直。

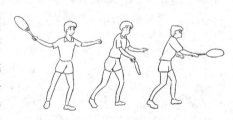

图 12-10 正手削球

（2）反手下旋球（见图 12-11）：反手下旋球一般是防御性的，反手下旋球又称为反手削球。削球时挥拍不要过于用力，击球后拍面向上做托盘状运动。击球后，不要急于把球拍提拉起来，应该让球拍平稳向前运动一段距离。下旋球的好处是击出的球向下旋转，飘向对方场区后回弹高度较低，落地后还可向前滑行。这种击球方法较为简单易学，且比较安全，适合于初学者使用。

（3）双手反手击球：这种击球方法由于双手握拍，拍面容易稳定，初学者易于学习和掌握。如图 12-12 所示，双手反手击球的准备姿势与单手反手击球相同，左手在转肩引拍的同时，顺着拍柄下滑至双手相接成双手反手握拍，引拍尽量向后，转动上体，使右肩前探侧身对网，手腕固定球拍稍稍低于击球点，右脚向左前方跨一步，重心落在左脚上，球拍从低向高向前挥出，击球点同腰高，比单手反手击球点略靠后，重心前移，随上体移动将球拍充分挥向右前上方，拍头朝上。然后迅速回到准备姿势。

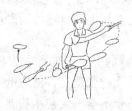

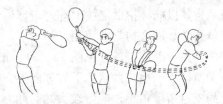

图 12 - 11　反手下旋球　　　　　　　　　图 12 - 12　双手反手击球

7. 截击球

截击球是指凌空击对方来球的技术动作，即当球在落地之前将来球击回对方场区，可以在网前截击，也可以在场内任何地方截击空中球。截击球以网前截击为主。截击球的特点是缩短击球距离，扩大击球的角度，加快回球速度，在网球比赛中成为一种主要打法和进攻手段。

（1）正手截击球：如图 12 - 13 所示，后摆引拍时，左脚立即向右前方跨出，同时转肩，带动球拍向后引，拍头要高于握拍手，绷紧手腕，握紧球拍。截击球的动作有点像挡击或撞击，在拍面短促向前撞击的同时微微向下做切削球的动作，击球时保持拍头上翘，拍面稍向后仰。击球后有一个小幅度向前的随挥动作，随挥过程仍紧握拍。

（2）反手截击球：对大多数人来说，反拍截击比正拍截击更容易，因为它更符合人体解剖学肌肉用力结构特点。其技术要点是：如图 12 - 14 所示，后摆引拍时，右脚立即向左前方跨出，左手扶拍手向后拉拍，同时转肩，做短距离后摆引拍动作，拍头高于握拍手，眼睛注视来球。挥拍击球时，左手松开稍后伸，右手握紧球拍前挥并在身体前方切削来球。向前挥拍时，两只手的动作好像在拉长一根橡皮筋，以保持身体平衡。

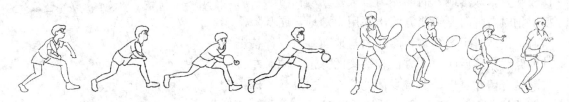

图 12 - 13　正手截击球　　　　　　　　　图 12 - 14　反手截击球

任务 3　网球基本战术

1. 单打战术

（1）变换发球的位置：一个聪明的队员要知道通过改变发球的位置来取得优势。因为这种战术迫使对手必须从不同角度来判断不同旋转的球，回球的难度会大很多。

（2）发球上网战术：发球上网是利用发球的力量进行主动进攻，先发制人，然后上网抢攻的一项主要战术。它是上网型选手在比赛中的主要得分手段。

（3）接发球破网战术：对付发球后直接冲到网前的对手，挑出有深度的高球是相当有效的破网方法。

（4）攻击对方反手：众所周知，绝大部分球员的反手是比较弱的，只要加大力量攻击对方反手，迫使对方逐步离开场区的位置，就可掌握主动权。

（5）不上网战术：发球或接发球之后，如果自己不上网，应该把对方也控制在端线后面，使对手也难以找到得分的机会。在一次较长的端线来回球中，谁耐不住性子，谁就有可能因失误而失分。

2. 双打战术

（1）发球上网抢网战术：运用抢网战术首先是网前同伴可以在背后做手势，告诉发球员应发什么落点，抢与不抢；采取此战术可以干扰对方接发球，为发上网前得分及抢网得分创造条件。其次要强调发球员的发球质量、成功率和落点的变化。

（2）澳大利亚网前战术：澳大利亚网前战术的特别之处是发球方的一名同伴以低姿势在网前的中央准备截击。这样能给接发方造成很大的压力，起到破坏对方接发球节奏，为发球上网截击和抢网创造有利条件。运用这一战术时，要求同伴告知发球落点和抢与不抢，另外第一发球成功率要高，这样才能有良好的战术效果。

任务 4　网球规则

【网球项目竞赛规则要点】

网球比赛参赛选手数量为：男、女单打各 64 名，男、女双打各 32 对。为了避免高水平球员的过早相遇，按照世界排名，单打前 16 位和双打前 8 位的球员和组合被列为种子选手，抽签时提前分开，同时来自同一国家或地区的选手也要分到不同的半区。

比赛采取单淘汰赛制，每轮只有获胜者才能进入下一轮比赛。除了在男子单打决赛中采用五盘三胜制外，其他所有的比赛将采用三盘两胜制；除了在男子单打的第五盘以及其他比赛的第三盘，即决胜盘的比赛中，只有净胜两局才能赢得该盘比赛（长盘制）外，其他每盘比赛都采用平局决胜制（抢七局）。

【思考与练习】

1. 网球运动的基本技术和基本战术有哪些？

2. 网球运动发球方法分为哪几种？

情境 13　体操与健美运动

任务 1　体操概述

（一）体操运动的特点

1. 体操运动内容丰富、项目较多，便于广泛普及。可以根据不同的要求，不同年龄、性别、身体条件和训练水平以及不同设备，因地制宜，选择不同项目和动作进行练习，以达到增强体质的目的。

2. 体操运动能全面地、有重点地锻炼人的体质，合理地选择项目与内容，坚持锻炼，就能全面地增强各运动器官、内脏器官和神经系统机能的发展，从而促进人体的全面发展。此外体操运动还能促进人的心理品质的发展，可以培养人顽强的意志品质和良好的道德风尚。

3. 体操教学训练中广泛运用保护与帮助。保护与帮助不仅是一种安全措施，而且是一种重要的教学方法和教学手段。

保护：指练习者由于意外的原因或完成动作的技术不熟练而失手发生危险时，保护者根据实际情况，及时采取使其摆脱险境的措施，去维护其安全。保护包括他人保护和自我保护两种。

帮助：指练习者在练习中受到外来的助力、声音（言语、信号）、标志等的帮助，从而完成自己力所不能及或不熟练的动作，达到体操练习的目的和效果。帮助可分为直接帮助和间接帮助。

实践证明，在体操教学训练中正确运用和熟练掌握保护与帮助，对防止练习者受伤，加快掌握动作，特别是对于提高运动技术水平，培养练习者团结互助的好思想具有非常重要的意义。

4. 体操运动要求有一定的艺术性。体操运动对单个动作和成套动作的要求是：幅度大、舒展、协调连贯、有节奏、韵律性强、姿态刚健优美。在体操练习、表演和比赛中，广泛运用音乐伴奏是体操艺术性要求的又一突出表现。

（二）体操运动的锻炼价值

体操与健美运动

体操运动是一个世界性的体育项目，在世界各地开展极为普及。体操运动可以提高人的思想觉悟、意志品质、道德修养，还可以促进人与人之间、地区与地区之间、国与国之间的友谊与交流，可以促进人体不同机能的发展、完善和提高。普及体操运动，能促进身体全面发展和体质的增强。

1. 对心血管系统的影响

长期从事体操活动的人，不论是耐力性活动还是力量性活动都能使参与者的心脏总体积显著大于无训练的普通人。同时，运动使代谢加快，血液循环加速，增加血管的弹性，对防止心血管病起到积极作用。

2. 体操运动对生长发育的作用

138

从事和参加体操运动可以促进少年儿童的生长和发育，其前提条件是少年儿童在日常生活中要得到足够的营养物质，并且运动量和强度不能超过儿童的生理、年龄承受的能力。在此条件下参加体操活动的儿童的各项生理指标要高于不参加体育活动的儿童，为参加者体态健美、举止优雅等方面打下良好的基础。

3. 体操运动对运动系统的作用

（1）对人体的柔韧性发展具有良好的促进作用：体操运动能使人体的运动幅度加大，运动效果增强，在运动中不易受伤，并给人以舒展和美的体现。

（2）对骨骼肌肉的力量有良好的影响：增大了肌肉的体积，改善了骨骼肌肉的力量、耐力和代谢能力，使肌肉和谐统一的发展。对一些骨骼、关节疾病的预防和治疗有一定的效果。

（3）对呼吸系统有良好的影响：参加体操运动可以提高呼吸肌的力量，增加对气体的代谢能力，从而增大肺活量、呼氧量，提高人体的运动能力。

此外，参加体操运动还能促进循环系统、内分泌系统、内脏各系统、神经系统的活动能力，使人更聪明、更健康、更灵活，达到提高工作效率和长寿的目的。

任务 2　竞技体操

（一）技巧运动

技巧又称"垫上运动"，内容丰富，形式多样，有滚动、滚翻、倒立、平衡等。技巧练习对锻炼学生身体，发展灵巧、柔韧、协调素质和定向能力，增强关节韧带力量和平衡器官能力有显著作用，对学习器械体操和其他运动项目都有较好的帮助。

1. 前滚翻

（1）动作要领

由蹲撑开始，提臀，两脚稍蹬地（腿伸直），同时屈臂，低头，含胸，用头的后部、颈、肩、背、腰依次触垫前滚。当滚到背腰时，两手迅速抱小腿，向前滚动经蹲撑起立（如图13-1所示）。

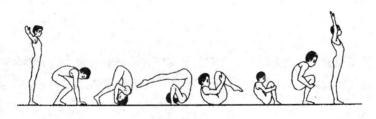

图 13-1　前滚翻

（2）练习方法

1）初学时先做滚动练习，身体团紧，屈肘翻掌于肩上，来回滚动，体会身体依次接触地面团身滚动的感觉。

2）做前滚翻成并腿坐，体会腿的伸直过程。

3）在斜面上，由高处向低处做前滚翻，以增加滚翻的动力。

4）前滚翻熟练后，可做连续前滚翻，前滚翻接挺身跳，前滚翻两脚交叉转体180°成蹲立，以提高学生的学习兴趣和能力。

（3）保护与帮助

保护者单膝跪立于练习者侧前方，当滚翻至臀部着地时，两手顺势推其背部帮助起立。

2. 后滚翻

（1）动作要领

由蹲撑开始，身体稍向前移动。随即两手推地，重心后移，低头团紧身体并保持一定速度向后滚动，同时屈臂夹肘两手放在肩上（手指向后、掌心向上），当滚到肩、颈部，身体重心超过垂直部位时，两手在肩上用力推垫，抬头，两脚落地成蹲撑起立（如图 13-2 所示）。

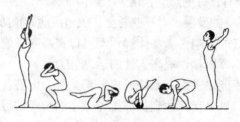

图 13-2　后滚翻

1）团身前后滚动，注意把手的位置放在肩上，尽量翻掌，指尖向肩，两肘内夹。

2）做后滚翻成蹲撑动作。

3）在斜坡上由高处向低处做后滚翻动作。

4）在教师、同伴的保护和帮助下完成后滚翻动作。

（2）保护与帮助

保护者单膝跪在练习者侧面稍后的位置，当练习者后滚至肩部时，一手托肩，一手托背，助其翻转。或者保护者站于练习者侧面稍后的位置，当练习者滚至肩部时，两手提髋部助其翻转。

3. "鱼跃"前滚翻

（1）动作要领

半蹲姿势开始，重心前移，两臂前摆，保持含胸屈髋的弧形姿势，接着两手撑地（图13-3所示）。

（2）练习方法

同时两脚蹬地使身体向前上方跃起。腾空后，两臂有控制地弯曲，低头、含胸前滚起立（如

1）初学时先做两臂远伸的前滚翻和腾空较低的跳起前滚翻。

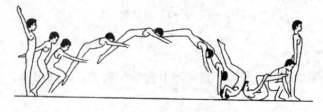

图 13-3　鱼跃前滚翻

2）从高处（30厘米左右）向前下做滚翻，体会两臂的控制力量。

3）跃过低障碍物的前滚翻。

4）在垫上拉橡皮筋作为障碍物，练习难度，从而提高教学效果。

（3）保护与帮助

保护者站在练习者起跳点侧方。

4. 俯平衡

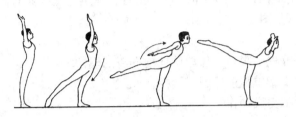

图 13-4　俯平衡

（1）动作要领

由站立开始，一腿直立，上体慢慢前倾，另一腿尽量向后高举，抬头挺胸，两臂侧手举成俯平衡姿势（如图13-4所示）。

（2）练习方法

手扶器械，加强后压腿、后踢腿、后控腿的练习。

（3）保护与帮助

保护者站在练习者侧方，一手托其后腿，一手扶其上臂。

（二）单杠

单杠是竞技体操男子六项之一，内容丰富，动作多样（主要是动力性动作），包括各种摆动、上法、屈伸、回环、转体、腾越、换握、空翻和下法等。

通过练习单杠，可以培养勇敢顽强的意志，增强上肢、肩带、躯干肌肉的力量和柔韧性，提高身体的协调性以及前庭分析器官的平衡能力。

1. 支撑后摆下

（1）动作要领

由支撑开始，两腿稍前摆，肩稍前倾，接着用力后摆，两臂伸直用力撑杠。当两腿后摆接近极点时，含胸并制动两腿，接着两臂用力顶肩推杠，上体抬起保持挺身落下（如图13-5所示）。

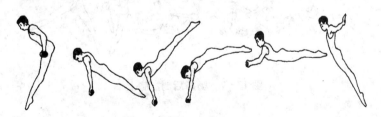

图 13-5　支撑后摆下

（2）练习方法

1）做不放手的支撑后摆下。

2）支撑后摆由低到高，逐步提高。

3）在教师或同伴的保护、帮助下完成。

（3）保护与帮助

保护者站在杠后侧方，一手握上臂，一手托腿。

2. 支撑单腿摆越杠成骑撑

（1）动作要领

由支撑开始，右手推杠，重心移至左臂，接着右腿迅速侧摆越杠，然后身体重心移回，同时右手握杠成骑撑（如图13-6所示）。

（2）练习方法

1）站立，手持体操棍于腹前，做单腿向前摆越的模仿练习。

2）在横箱（马）上做单腿前摆越成骑撑。

3）在保护和帮助下完成动作。

（3）保护与帮助

保护者站在杠后左侧，左手扶练习者左臂，右手扶其左腿。

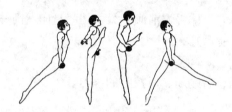

图13-6　支撑单腿摆越杠成骑撑

3. 骑撑后倒挂膝上

（1）动作要领

由右腿骑撑开始，两臂伸直撑杠，臀部后移，左腿稍后摆，右腿屈膝挂杠，上体后，倒髋前送。左腿前摆，过杠前水平部位时制动，回摆至杠下垂直部位时，左腿继续用力后摆，两臂和右腿用力压杠上，成骑撑（如图13-7所示）。

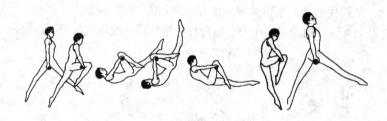

图13-7　骑撑后倒挂膝上

（2）练习方法

1）单挂膝悬垂摆动练习。

2）单挂膝摆动上杠练习。

3）在保护和帮助下做完整动作练习。

（3）保护与帮助

保护者站在杠前左侧方，练习者后摆挂膝上时，一手托背部，另一手压摆动腿帮助成骑撑。

4．单腿摆动翻上成支撑

（1）动作要领

正面屈臂握杠，一腿后举开始。后腿向前、向上、向后用力摆动，另一脚蹬地迅速上摆，同时肩后倒。当腹部贴杠，两腿至杠后水平部位时，制动腿，上体抬起，翻腕、伸臂，成支撑（如图 13 - 8 所示）。

（2）练习方法

1）在蹬地处放助跳板做翻上。

2）在保护和帮助下做完整动作练习。

3）保护与帮助

保护者站在练习者前侧方，一手托其臀部，另一手拨肩，助其翻转。翻上后，一手扶上臂，另一手托腿。

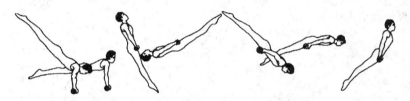

图 13 - 8　单腿摆动翻上成支撑

（三）双杠

双杠是竞技体操男子六项之一，是由动力性动作和静力性动作两大类组成，而以动力性动作为主。动作有摆动、摆越、屈伸、滚翻、回环、空翻、转体、倒立等多种。

通过双杠练习可以发展学生上肢、躯干和韧带肌肉群的力量和柔韧性，提高身体的灵敏和协调能力，培养勇敢、果断、坚毅和克服困难的意志品质。

1．分腿骑坐前进

（1）动作要领

由分腿骑坐开始，两手推杠，两腿压夹杠，身体挺直立起提高重心。上体前倒，两手体前撑杠（稍远些）同时大腿压杠弹起摆进杠，并腿前摆，腿超过杠面后，迅速向两侧分开，以大腿后内侧触杠，并顺势后滑成分腿骑坐（如图 13 - 9 所示）。

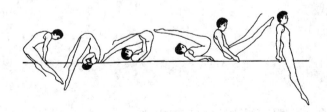

图 13 - 9　分腿骑坐前进

（2）练习方法

1）学会支撑摆动前摆成分腿骑坐。

2）做分腿骑坐推手伸髋、挺身前倒撑杠和两腿后压弹杠并腿的动作。

3）在教师或同伴的保护、帮助下完成分腿骑坐前进。

（3）保护与帮助

保护者站在练习者的杠外侧前方，待其前进手撑杠时，一手握其上臂稳固支撑，一手托大腿助其腾起进杠，当其前摆时顺势托其背腰以助前摆。初学者可两人保护。

2. 支撑摆动

（1）前摆动作要领

身体由后向下摆时，脚远伸，保持肢体自然下摆。身体摆至握点垂直部位前应挺开腹部伸开髋。当摆至杠下垂直面时，稍屈髋，向前上方做踢腿动作，以加速前摆，同时两臂向后下用力，顶肩。身体上摆接近极点时，将髋向前上远送，拉开肩角，达到最高点（极点）（如图 13-10 所示）。

（2）练习方法

1）对初学者，特别是青少年、儿童应先学会跳上成分腿骑坐、外侧坐等动作，以提高其支撑和收腹举腿的能力。

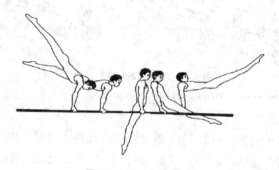

图 13-10　支撑摆动

2）在教师或同伴的保护、帮助下，练习自然后摆，接着借向前回摆的力量再做收腹举腿、伸髋的动作。

3）在助力下做小幅度的摆动，或结合前后有支点的摆动，如分腿骑坐前进、前进成外侧等。

4）在助力下，进行幅度加大的摆动，做前摆有踢腿送髋、后摆有甩腿远伸的练习。

5）有一定基础后，自己独立完成动作。

（3）保护与帮助

保护者站在杠侧，一手握上臂以稳固支撑，一手在前摆时托腰背，后摆时托腹或大腿，助其摆动。

3. 支撑前摆挺身下

（1）动作要领

由支撑前摆开始，当身体向前摆过杠下垂直部位后，微屈髋，加速向前上摆动。腿摆出杠面后，身体重心稍右移，两腿主动向右外移。当上摆脚至肩平时，立即制动腿，并做下压动作，同时两臂用力推顶杠，急振上体，使身体腾起。先脱右手至侧举，左手换握右杠，挺身下（如图 13-11 所示）。

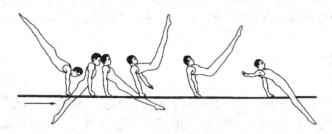

图 13 - 11 支撑前摆挺身下

（2）练习方法

1）做前摆至肩平时制动练习。

2）支撑摆动成外侧坐，体会移重心和推杠技术。

3）在教师或同伴的保护、帮助下直接做。

4）在基本掌握动作后，为提高动作质量，可设一标志物，以引导其达到一定高度、幅度。

（3）保护与帮助

保护者站在练习者落地的同侧，右手握其右上臂，以稳固支撑，左手托其腰背部，帮助外移重心，保护落地。

4. 支撑后摆挺身下

（1）动作要领

由支撑后摆开始，当后摆过杠面后，下肢主动向左外移。待后摆超过肩水平后，接近极点时，右手迅速推杠换握左杠，同时身体重心向左平移。左手立即推杠至侧举，同时制动腿，上体急振，抬头挺身跳下（如图 13 - 12 所示）。

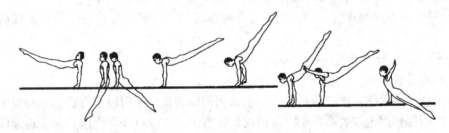

图 13 - 12 支撑后摆挺身下

（2）练习方法

1）学会支撑摆动、后摆腿高于杠的练习。

2）在杠端做小幅度的摆动，两手同时推杠，后摆挺身下。

3）在保护和帮助下做完整动作练习。

（3）保护与帮助

保护者站在练习者落地的同侧，左手握其左上臂，右手从杠中托其腹部，帮助外移重心，保护落地。

（四）支撑跳跃

支撑跳跃是在跳跃过程中借助两臂的支撑，腾越各种器械，如跳马、山羊、跳箱等。它具有较高的锻炼价值，对整个机体有良好的影响，能使身体得到全面发展，特别是对增强下肢的弹跳力、肩带肌群的力量有着良好的作用。还能培养学生勇敢、果断和克服困难的意志品质。

1. 横马屈腿腾越

（1）动作要领

助跑上板跳起，两臂前摆，稍含胸收腹，两臂前伸支撑器械，同时迅速提臀屈腿，两膝并拢跳上，成蹲撑姿势；跳下时，两脚用力向后下方蹬离器械，同时两臂上摆，伸直髋关节和两腿，向前上方腾起，充分挺直，然后收腹缓冲落地（如图 13-13 所示）。

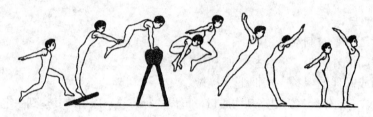

图 13-13　横马屈腿腾越

（2）练习方法

1）手撑器械，脚踏助跳板，做原地蹬跳提臀屈腿动作练习。

2）由助跑开始，做跳起提臀屈腿上成蹲撑练习。

3）原地做挺身跳或从较高位置（如跳箱上）做挺身跳下动作。

4）做完整的跳上跳下练习。

（3）保护与帮助

1）保护者站在器械侧前方，当练习者挺身落地时扶其腹背。

2）保护者站在助跳板前一侧，当练习者跳撑时，一手握上臂，另一手托大腿后部顺势托送成蹲撑。

2. 纵箱（马）分腿腾越

（1）动作要领

助跑上板有力踏跳，跳起后稍含胸，上体稍前倾和稍屈髋向前上方腾越。两臂主动前伸撑器械，同时紧腰固定髋关节。手撑器械时，在肩未过支撑点垂面之前，两手迅速向前下方猛力顶肩推手，同时两腿分开前摆。接着迅速制动腿，上体抬起，挺身落地（如图 13-14 所示）。

（2）练习方法

1）做助跑起跳、支撑器械、提臀练习。

2）助跳板靠近墙，助跑起跳做推墙动作。

3）板距由近到远，山羊由低过渡到高，做分腿腾越。

（3）保护与帮助

保护者站在练习者落地点的一侧，一手扶腹，另一手扶背。保护者正面两脚前后开立，手握练习者两上臂（顶肩），顺势上提，同时前腿随练习者落地而后退。

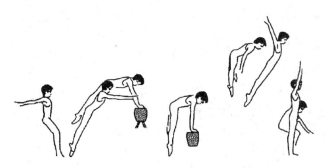

图 13 - 14　纵箱（马）分腿腾越

任务 3　健美操

一、健美操的起源与发展

健美操起源于生活及人们对人体健美的追求，它是一项新兴的体育运动。是随着现代科技发展，人类走向高效率、快节奏的信息时代的产物。

近代健美操源于美国黑人的爵士和土风舞，它节奏欢快，运动部位全面，对人体有着较好的锻炼效果。近几十年来，世界各地都在用徒手操与现代舞结合方式进行锻炼，其主要目的是促进身体健美和愉悦身心。

20 世纪 80 年代以来，健美操以其强大的生命力风靡世界。美国是对现代健美操的发展具有较大影响的国家，其代表人物是电影明星简·方达。她为了追求健美的身体曾用过"节食减肥"、"自导呕吐法"、"服用减肥药"等方法，结果把身体弄得很虚弱。后来，她在 20 世纪 70 年代总结编排了一套健美操，坚持锻炼，收到了理想的健美效果。在此基础上她编写了《简·方达健身法》，1981 年出版后，在全球范围内引起了轰动。

健美操不仅在美、英、法等国家迅速发展，在前苏联和其他东欧国家也相当普及，在亚洲地区如日本、菲律宾、新加坡等国家和地区也建有许多健美操活动中心及健身俱乐部。

20 世纪 70 年代末，健美操热传到了我国。目前，健美操已成为我国各级各类学校体育课或课外活动中一项深受师生欢迎的教学内容和锻炼方式。

二、健美操的价值

1. 健身　增强肌肉和内脏器官的功能，发展人体的灵活性和柔韧性，促进身体正常发育。

2. 健心　保持和焕发青春活力。健美操动作优美、有力、奔放、自由，有情趣并且有表现力，在音乐旋律的协调配合下，给人以轻松欢快之感和积极向上的精神面貌。

3. 健美　能减去脂肪，增加肌肉。

4. 健脑　促进脑机能的健康发展。健美锻炼的情感表现极为轻松自如，活泼愉快、充满青春活力，具有一种执著追求的情感色彩。

5. 经过形体、姿态、动作美的锻炼，将美的素质、美的情操、美的心灵体现在现实生活之中的自信和自强心理。使人的举止、言行、处事、气质、风度更为高雅，仪表更为端庄。

三、基本动作与练习方法

（一）健美操基本动作与练习方法

1. 身体各部位基本动作

（1）头颈部动作：屈、转、绕、绕环。

（2）肩部动作：提、沉、绕、绕环。

（3）上肢动作：举、屈、伸、摆、振、旋、绕、绕环。

（4）胸部动作：含、挺、移。

（5）腰部动作：屈、转、绕。

（6）髋部动作：顶髋、提髋。

（7）下肢的动作：蹲、屈伸。

2. 基本步伐

（1）踏步绕环：绕髋、髋绕环。踢、弹踢、内旋、外旋。动作要领：两腿依次抬起，依次落地下落时，膝踝关节有弹性地缓冲。

（2）走步动作要领：迈步移动。向前走时，脚跟先落地，过渡到全脚掌，向后走相反。

（3）一字步动作要领：向前一步，后脚并前脚，然后向后一步，前脚并后脚。两膝始终有弹性地缓冲。

（4）V字步动作要领：一脚向斜前方迈一步，另一脚随之向另一方向迈步，两脚开立，然后再依次退回原位。

（5）漫步动作要领：一脚向前迈出，重心随之前移，另一脚稍抬起，然后落下、重心后移，前脚随之后撤落地，重心移至后脚。

（6）并步动作要领：一脚迈出移重心，另一脚随之在主力腿内侧并腿点地，同时屈膝。两膝自然屈伸，并有一定的弹性。

（7）交叉步动作要领：一脚向侧迈出一步，另一脚在后交叉，随之再向侧一步，另一脚再跟并。脚落地时同时屈膝缓冲。

（8）后屈腿动作要领：一脚站立，另一腿后屈，然后还原。主力腿保持有弹性地屈伸，后屈腿的脚跟向着臀部。

（9）跑动作要领：两腿依次经过腾空后，一脚缓冲落地，另一腿后屈或抬膝，两臂前后自然摆动。

（10）开合跳动作要领：由并腿跳成左右分腿落地，然后，再由分腿跳成并腿落地。分腿时，两脚自然外开，膝关节沿脚尖方向屈；落地时，屈膝缓冲。

（11）单腿跳动作要领：一脚跳起，另一脚离地。落地屈膝缓冲，保持上体正直。

（12）并步跳动作要领：一脚迈出，随之蹬地跳起，在空中后腿并于前腿。落地时屈膝缓冲。重心随着迈出的脚移动。

（13）弹踢腿跳动作要领：一脚跳起，另一腿经屈膝伸直。无双腿落地的过程。

（14）点跳动作要领：一腿小跳一次、垫步一次，另一腿随之并于主力腿，并点跳一次。两脚轻快地蹬落地，身体重心随之平稳移动。

3. 跳跃运动

丰富多彩、富有弹性的跳跃动作是健美操的特色之一。这套跑跳动作组合共8个八拍，是由健美操几种主要的跳步（后踢腿跑跳、提膝跳、高踢腿跳、开合跳等），配以规范有力的上肢动作组合而成（见图 13-15、13-16、13-17）。

第一个八拍（见图 13-15）：

1～4拍左脚起步做一次十字跑跳步，两臂自然摆动。

5拍跳至开立，同时两臂胸前平屈上下拉开。

6拍跳至并立，同时两手胸前重叠。

7～8拍同5～6拍。

第二个八拍（见图 13-16）：

1拍跳至马步，同时右臂前伸冲拳。

2拍双脚跳至并立，同时右臂屈肘收于腰际。

3拍同1拍，换左臂做。

4拍腿同2拍，两臂落于体侧。

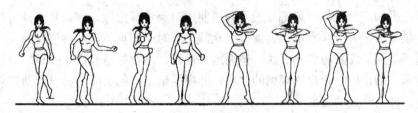

图 13-15 第一个八拍

5拍双脚蹬跳成左前弓步，同时向左转体90°，两臂肩侧屈（握拳，拳心相对）。

6拍双脚跳至并立，同时向右转体，两臂落于体侧。

7拍同5拍，方向相反。

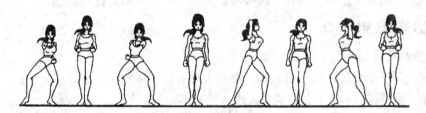

图 13-16 第二个八拍

8拍双脚跳至并立，同时向左转体90°，两臂屈肘收于腰际。

第三个八拍（见图 13-17）：

1拍左脚向前弹踢，同时两臂向上伸出。

2拍左脚着地，同时右腿屈膝后提，两手握拳，收至肩侧屈。

3拍同1拍，换腿做。

4拍右脚着地，同时左脚屈膝后提，两臂向内交叉至腹前。

5拍左腿向左侧弹踢，同时两臂向外摆至侧下举。

6拍左脚着地，同时右腿屈膝后提，两臂收至腹前交叉。

7拍同5拍，换腿做。

8拍腿同4拍，两手握拳收至肩侧屈。

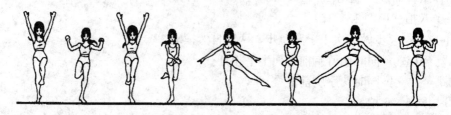

图 13-17　第三个八拍

第四至六个八拍同第一至三个八拍。

四、健美操编排原则

（一）具有针对性

各类健美操的成套动作一般都是为不同的使用对象量身定做，因而具有针对性地进行设计和编排，是完成任务的基本前提。编排大众健美操时应根据不同年龄层次的生理特点与体育基础，选择适宜的练习内容和方法，遵循运动规律，注重健身和娱乐效果。编排竞技健美操时，其音乐、动作应符合比赛规则的要求，并根据运动员的实际情况设计动作组合，追求最大限度地发挥运动员的潜能。

（二）具有多样性

成套动作的编排应有动作组合的多样性；动作节奏的多样性；身体方向的多样性；过渡动作、连接动作的多样性；空中到地面的多样性；移动路线的多样性。

（三）具有创造性

成套动作的编排本身就是一项创造性的劳动，在编排过程中，设计出他人没有的动作内容和表现形式，编排出新颖的动作、连接巧妙的队形，以显示自己的特色。

五、健美操规则简介

（一）参赛项目与人数

风采赛：男子单人操、女子单人操（参赛人员资格不限）。

组合赛：混双操（1 男 1 女）或 3 人操（性别不限）。

集体赛：徒手操、轻器械操（5～8 人性别不限）。

比赛组别：由具体赛事的竞赛规程决定。

更换运动员：如有特殊情况需更换运动员时，需持有效证明，经组委会批准方可。

（二）运动员年龄与分组

少年组：7～12 岁（小学组）、13～17 岁（中学组）。

风采赛：18～35 岁（运动员可兼报组合赛或集体赛）。

青年组组合赛和集体赛：18～35 岁，比赛分院校组、行业组、明星组。

（三）裁判组的组成

设高级裁判组 3 人，裁判长 1 人，艺术裁判 3～5 人，完成裁判 3～5 人，视线裁判 2 人，计时裁判 1 人，辅助裁判若干人（基层比赛可以不设高级裁判组）。

（四）评分方法

根据国际体操联合会关于健美操运动的评分方法和要求，原则并使之具备健身运动的特色，制定普及健美操评分方法。

评分方法：

1. 采用公开示分的方法，成套动作满分为 10 分制，裁判员的评分精确到 0.1 分。

2. 裁判员的评分去掉一个最高分和去掉一个最低分，中间裁判分数的平均分即为总分，再减去裁判长减分即为最后得分。

3. 对比赛成绩和结果不接受申述。

任务 4 健美运动

本节介绍了肌肉健美的练习动作，概述了健美训练的原则。

一、肌肉健美的练习动作

1. 颈部肌肉练习动作

(1) 前后颈屈伸：两手交叉放脑后，头稍后仰，两手用力将头向前压，同时，头部紧张对抗，至下颌贴近胸前为止。稍停，头向上抬起，两手施以适当的反抗力，至头稍后仰为止。

(2) 侧向颈屈伸：用右手紧靠头部右侧，用力将头部推向左侧肩方向，同时头部对左手施以一定的反抗力。稍停后，头部向中间还原，同时，右手对头部施以一定的反抗力。头部向右侧屈伸，动作与此相同，方向相反。

(3) 颈绕环：两脚自然分开站立，上体保持挺胸、收腹的姿势，两臂自然下垂。头部缓慢、用力、均匀、充分地向四周转动。每绕环一周后再向反方向绕环。

2. 胸部肌肉练习动作

(1) 卧推：卧推因体姿不同，分为平卧推、上斜卧推和下斜卧推。

如图 13-18 所示，平卧推时，练习者仰卧在长凳上，两手持杠铃，将横杠放在胸部乳头以上（女子触胸即可）。两手握杠，初练习时可采用中握距，以后逐渐加宽至宽握距。如使用较重的重量，可请两人协助把杠铃抬起，或者把杠铃预先放在卧推架上来练习，垂直向上推起，至两臂伸直，稍停，再放下至胸上。将杠铃放置胸部时，胸要挺起，用力上推时，要胸肌发力，头、背不得离开架子。

(2) 仰卧飞鸟：身体仰卧，两臂开合，状如飞鸟，故称为"仰卧飞鸟"。根据仰卧体姿，可分为平卧飞鸟、上斜飞鸟和下斜飞鸟。

如图 13-19 所示，平卧飞鸟时，练习者仰卧于长凳上，两脚分开，平踏在地上，两手持哑铃，掌心相对，然后两臂向上伸直与身体垂直，肘微屈，用胸肌伸展力将哑铃向两侧尽可能外展下放，到达最低点后稍停；然后再用胸肌收缩力沿原路线将哑铃内收上举成起始姿势。向两侧分臂时，肘关节可微屈，但必须缓缓下落至体侧之下。做此练习时，要缓慢下降，尤其在接近最低点时，更要慢一点，避免造成肩带扭伤；上举或下降时，两臂要在肩关节的垂直面上移动，不可偏前或偏后。

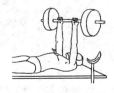

图 13-18 卧推

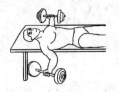

图 13-19 仰卧飞鸟

（3）双杠臂屈伸：如图13-20所示，练习者直臂支撑在双杠上，身体自然下垂，然后屈双臂缓慢降下身体至不能再降低为止，稍停后以胸大肌和肱三头肌收缩用力撑起身体至两臂伸直，稍停再重复练习。撑起身体时，应挺腰、收腹、抬头、下颌前伸，胸大肌极力绷紧。动作要慢，即慢慢屈臂下降和缓缓伸臂撑起。如果徒手能做15次以上，可在双足或腰部勾挂重物，以增强锻炼的效果。

（4）俯卧撑：如图13-21所示，两手掌支撑在地上，手指向前，两臂伸直略向前倾，与肩成10°～15°夹角，两脚踝靠拢两腿向后伸直，以脚尖支地，全身挺起，头稍仰起，目视前方，屈臂使身体下降至两臂完全弯曲，随即以胸大肌的收缩力量，使两臂伸直还原。若肘部贴近体侧，对胸大肌的内侧部和下胸部刺激较大；若两肘外展，则有助于发达上胸部。如果感觉轻松易做，可加高放脚的位置，使身体重心前倾，或背上放置重物，以此增加难度。

图13-20　双杠臂屈伸

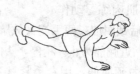

图13-21　俯卧撑

3. 背部肌肉练习动作

（1）提肘上拉：如图13-22所示，两手握持杠铃，手心向后，握距略窄于肩宽，两臂下垂伸直，身体正直，然后耸肩并上提肘，将杠铃上提到胸部最高处稍停，再徐徐还原。耸肩与提肘同时协调进行，两肘应尽量向上高抬，杠铃始终应贴近身体上下运动，动作要慢，特别是还原时要缓缓回位。

（2）并握划船：如图13-23所示，两脚开立与肩同宽，横杠从腿间穿过，上体前屈与地面平行，两手一前一后并握杠铃，两腿自然伸直（或稍屈），两臂放松下垂，挺胸，头稍仰起，目前视，随即屈臂用背阔肌的收缩力量，将杠铃向上提起至接近胸骨处，使背阔肌极力收紧，稍停，用力控制背阔肌，将杠铃徐徐放下还原。

（3）颈后引体向上：如图13-24所示，两手握单杠，手心朝前，腰背部以下放松，两小腿伸直或交叉，用背阔肌和肱二头肌的收缩力将身体向上拉引，直到颈后贴近横杠。然后，放松下降身体时，肌肉拉长收缩，缓缓下降身体，直到完全放松为止。做动作时一定不要借用身体振动的力量向上引体，应保持身体自然放松。

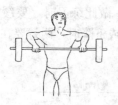

图13-22　提肘上拉

图13-23　并握划船

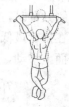

图13-24　颈后引体向上

（4）负重后展体：如图13-25所示，俯卧在长凳上，髋关节与长凳端沿齐平，两腿并拢由同伴压住，两手在颈后扶持杠铃片、哑铃或实心球等重物，然后上体前屈，接着挺身向后展体，稍停后再还原成上体前屈姿势。上体前屈时背部肌肉放松，向上抬起上体时要抬头挺胸，背阔肌充分收紧，使身体成反弓形。

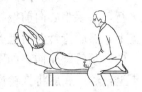

图 13－25　负重后展体

4. 肩部肌肉练习动作

（1）俯身飞鸟：如图 13－26 所示，两脚开立稍宽于肩，腿伸直，上体前弓与地面平行，两手握哑铃，两臂自然下垂于腿前。然后两臂伸直分别向两侧举起哑铃至略高于肩处，稍停后按举起路线还原成开始姿势。上体尽量保持平稳，不要上下起伏摆动，动作速度均匀、缓慢，肘关节允许稍弯曲。格外要注意的是，在上举和下放哑铃时，上体不要上下摆动。

（2）颈后推举：如图 13－27 所示，两脚开立，两手采用宽握距握持杠铃置于肩上。然后挺胸、紧腰将杠铃向头后上方推起，直至两臂伸直，稍停后再按推起路线缓缓回落至颈后肩上。上举和下放时，身体不要摆动，头可适当前收。上举要举到两臂完全伸直，下落时要徐徐下落。

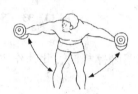

图 13－26　俯身飞鸟

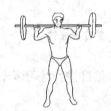

图 13－27　颈后推举

（3）前平举：如图 13－28 所示，两脚开立，与肩同宽，两手持哑铃，两臂下垂体前，挺胸收腹，直立，以肩部肌群的收缩力，直臂将哑铃提举至体前，与肩齐高。静止片刻后，再以肩部肌力控制住哑铃，使其缓慢下落，经原路还原。也可持哑铃做交替练习。

（4）侧平举：如图 13－29 所示，两脚开立，两手握哑铃分别置大腿两侧，挺胸收腹，两手臂提哑铃侧平举至与肩同高，稍停后按上举线路徐徐还原。动作速度尽量均匀缓慢，特别是下落时要控制速度，进行充分退让性练习。

5. 臂部肌肉练习动作

（1）胸前弯举：如图 13－30 所示，两脚开立与肩同宽，两手握杠铃，自然下垂于大腿前侧，然后两臂同时用力屈肘，将杠铃向上弯举至胸前，稍停后慢慢伸肘下落还原。在此动作中，身体应基本固定，不得前后摆动借力，大臂要紧贴上体，慢举慢落。

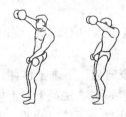

图 13－28　前平举

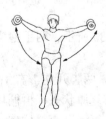

图 13－29　侧平举

图 13－30　胸前弯举

（2）俯立臂屈伸：如图 13-31 所示，练习者两脚左右开立与肩同宽，俯身使上体与地面平行，一手手心向前握持哑铃，上臂贴近体侧，前臂自然下垂，另一手支撑在凳上或同侧膝盖上，然后持铃向后上方伸前臂，将哑铃向后上方抬起，伸直手臂，略停还原。

（3）颈后臂屈伸：如图 13-32 所示，站立或坐姿，两手握杠铃（正、反握均可）高举于头上，然后屈肘将杠铃慢慢向颈后放落至最低处，这时两肘尖朝上，两上臂与地面垂直，稍停后两臂用力将杠铃慢慢上举还原。

（4）腕弯举：如图 13-33 所示，练习者坐在凳上或半蹲，两手掌心向前正握杠铃（或手背向前反握杠铃），将腕关节垫放凳子上或膝盖处，手腕悬空，然后手腕用力向上弯起，直至不能再屈为止，稍停后手腕逐渐放松成开始姿势。

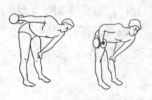
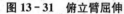
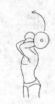
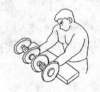

图 13-31　俯立臂屈伸　　　　图 13-32　颈后臂屈伸　　　　图 13-33　腕弯举

（5）手指俯卧撑：练习者十指张开撑地，其他动作与俯卧撑相同。此动作主要锻炼手臂肌、指伸肌等。

6.腹部肌肉练习动作

（1）两头起：如图 13-34 所示，练习者仰卧在垫子上，腹部肌肉收缩，两腿和上体同时抬起，使手脚在肚脐上方汇合，手触脚尖，稍停，然后两腿和上体同时各按原路线还原。

（2）悬垂举腿：如图 13-35 所示，练习者两手正握单杠，握距与肩同宽，身体自然，然后腹部与腿部肌肉收缩，两腿伸直上举，使两脚触及单杠，慢放还原。为发达腹内、外斜肌，可在悬垂屈膝上举的同时，两腿向两侧做转腰动作。

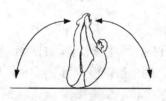
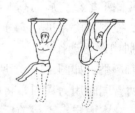

图 13-34　两头起　　　　　　　　　图 13-35　悬重举腿

（3）侧卧侧身起坐：如图 13-36 所示，两手抱头侧卧于垫上，同伴压住双脚，练习者侧身起坐至最高处，然后再慢慢还原。

（4）体侧举：如图 13-37 所示，两脚开立，右手持哑铃，拳眼向前，下垂于体侧。随即上体向左侧屈体至极限，稍停，恢复原状态，再循环练习。左手持哑铃方法同上。上体向左、右侧屈体时，动作速度要平稳、缓慢，两腿伸直，不要弯曲。上体向不持哑铃的一侧屈时，持哑铃的手臂应完全放松，紧靠体侧。

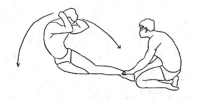

图 13 - 36　侧卧侧身起坐

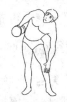

图 13 - 37　体侧举

7. 腿部肌肉练习动作

（1）负重深蹲：如图 13 - 38 所示，练习者将杠铃置于颈后肩上，两手正握扶持杠铃，两脚平行开立略宽于肩，然后抬头、挺胸慢慢屈膝下蹲至大腿低于水平线，静止片刻；然后缓慢起立还原至直立姿势。

（2）深蹲跳跃：如图 13 - 39 所示，将杠铃放在颈后肩上，两手握住横杠，两脚并立，稍屈膝，利用屈膝的反弹力使身体向上跃起，两脚同时向两侧分开蹲下（两脚间距离与肩同宽），大腿贴住小腿的同时迅速向上跳起。

（3）腿后弯举：如图 13 - 40 所示，将哑铃等重物绑在脚上，俯卧在凳上使胸腹部和大腿紧贴凳面，两手抓住凳端，随即以股二头肌的收缩力量，将重物弯举至小腿与大腿垂直，使股二头肌彻底收缩，静止片刻，然后缓慢还原。躯干要始终紧贴凳面，不得晃动。

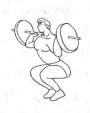

图 13 - 38　负重深蹲

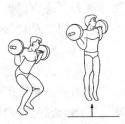

图 13 - 39　深蹲跳跃

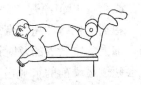

图 13 - 40　腿后弯举

（4）坐姿腿屈伸：如图 13 - 41 所示，练习者坐在凳上，两脚托住脚柄滚筒，然后用力向上抬脚伸直膝关节，使大小腿在一条直线上，稍停，慢慢还原。如果没有腿屈伸器或综合健身器，可以把重物（如杠铃片）绑在足踝处。

（5）负重提踵：如图 13 - 42 所示，将杠铃置于颈后肩上（或两手持哑铃下垂于体侧），两脚平行开立，使脚掌站在垫木上，脚跟露在垫木外，然后尽力提起脚跟至最高位置，略停顿，慢降至着地。

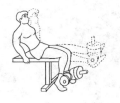

图 13 - 41　坐姿腿屈伸

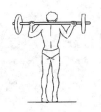

图 13 - 42　负重提踵

（6）摇绳纵跳：如图 13-43 所示，即直腿跳绳。动作要点是，直膝前踢跳过绳，脚后跟不得着地。

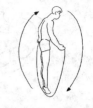

二、健美训练的原则

了解和掌握健美运动训练的原则，是进行健美训练、健美身心、增强体质、发达肌肉、美化体形体态的重要环节，它对健美运动的科学训练手段与方法的实施，有着直接的指导作用。

图 13-43 摇绳纵跳

1. 超负荷原则

超量负荷能给人体带来超量恢复，即超量负荷的刺激会给肌肉带来疲劳，经过短时的恢复和营养，机体的机能会获得比原来水平还高的飞跃，会使肌肉获得更快的生长与发育。超量负荷的刺激要适当，应控制在人体能够承受的范围内，这样可以防止受伤或过度训练。

2. 循序渐进原则

人体对环境的适应是一个缓慢的由量变到质变的过程，健美训练也是如此。初级练习者应根据自身情况，合理设计和选择健美训练计划，安排训练内容。经过一段时期的训练，再逐步增加训练的内容、方法和运动量。如不根据自己的实际情况，盲目地追求大运动量，突然加大练习重量，身体就不能很好地适应，甚至导致伤病。

3. 均衡发展原则

健美的身体应该是从头到脚，从内到外，每个部位肌肉之间都协调发展，身体的比例匀称，各器官系统平衡全面发展。因此，健美训练应根据人体的生理特点，采用各种有效的训练方法，使身体各部位肌肉群、各器官的机能以及身体各方面素质都得到全面均衡的发展。

4. 持之以恒原则

根据有机体的超量恢复原理，由于运动负荷造成的机体的异化作用刺激了同化作用的加强，加上食物营养的及时补充，机体的能源储备和机能能力不仅可以达到运动前的水平，而且会超过运动前的水平，这也就是健美运动训练的精髓所在。如果在超量恢复阶段不持续进行训练，机体就会进入复原阶段。机体原先所获得的训练效果就会消失。由此可以看出，健美训练最忌"三天打鱼，两天晒网"和"一曝十寒"。

【思考与练习】

1. 健美操的基本动作有哪些？
2. 健美运动的练习方法有哪些？

情境 14　武　术

任务 1　武术概述

武术运动在我国历史悠久，是我国特有的民族文化遗产，其内容包括拳术、器械、对练、集体表演、攻防技术五大类，具有内外合一、形神兼备、节奏鲜明的运动特色和民族风格。

一、武术的产生和发展

武术是以技击动作为主要内容，以套路和格斗为运动形式，注重内外兼修、增强体质、培养意志的中华传统体育项目。

武术萌芽于祖先与野兽的搏斗。随着部落战争的烽火，攻防格斗技术不断积累。自卫本能的升华、猎取食物的需求和实战技术的积累为武术发展奠定了基础。青铜兵器的使用，战车、机弩的发明，刀剑钩钺戟的出现，武器向多样化发展，使得武术的技击性进一步突出。从单纯的军事技术到带有健身色彩的民间体育运动，从相击形式的搏斗到舞练形式的演练，从单练、对练到套路，武术的内容不断充实。

狭义的武术特指中华武术，它是中华民族的宝贵遗产，以中国传统文化为基础。在其源远流长的发展过程中，摄养生之精髓，集技击之大成，攻防自卫，养身健体，具有"内外合一"、"神形兼备"、"尚武崇德"的特点。中国武术历史悠久，受到了古代道家、儒家、释家等诸家思想的影响，得到了传统医学、杰出兵法、哲学思辨等理论的熏陶，以阴阳五行学说为基础，形成了独特的武学文化，既包括讲礼守信、尊师重道、行侠仗义的道德标准，又富含博大精深、攻防兼备的动作套路。

我国武术代表团曾多次出访，以精湛的技艺和表演在众多国家和地区引起强烈反响，"武术热"风靡全球。1990 年国际武术联合会（简称国际武联）在北京成立，1994 年该组织被国际单项体育联合会接纳为会员，2002 年其在国际奥委会第 113 次全会上被正式承认。1990 年第十一届亚运会，武术便被列为正式比赛项目，2008 年第二十九届奥运会将武术作为特别竞赛项目。原国际奥委会主席萨马兰奇先生指出：作为中国传统体育项目之一的武术现已超越国界，许多国家成千上万的爱好者聚集一起，他们相互交流，探讨武术的体育价值及道德观念，以教育年轻人。现任国际奥委会主席罗格先生曾明确表示：欢迎武术进入奥林匹克大家庭。

二、武术的分类

我国武术运动根深叶茂，流派众多。战国时代的《司马法》中记有"长兵"、"短兵"的分法。戚继光在《纪效新书》中介绍拳技时则使用了打、踢、跌、拿 4 种技法的概念。清初黄宗羲又提出了内家拳、外家拳的分类概念。此外，民间还流传着"南拳"、"北腿"的说法。

1. 按运动形式分类

（1）功法运动

功法运动是以单个武术动作作为主体进行练习，以达到增强专项体能或健体目的的运动。其包括内功（内养功）、外功（外壮功）、轻功（弹跳）、硬功（击打和抗击打）等，既是套路运动和搏斗运动的基础，又是极好的锻炼方法。例如，习浑元桩可以调心、调身、调息，站马步桩可以增强腿力等。

（2）套路运动

套路运动是指以踢、打、摔、拿、击、刺等技击动作为主要内容，以攻守进退、动静疾徐、刚柔虚实等矛盾运动的变化规律编成的整套练习形式。按其练习形式可分为单练、对练、集体表演3种类型。

单练是指单人练习的套路运动，包括徒手拳术与器械。徒手拳术种类众多，有长拳、南拳、太极拳、形意拳、八卦拳、通背拳、劈挂拳等。器械又可分为短器械、长器械、双器械和软器械4种。短器械主要有刀、剑等；长器械主要有棍、枪等；双器械主要有双刀、双剑、双钩、双枪、双鞭等；软器械主要有三节棍、九节鞭、流星锤等。

对练是由两人或两人以上，在预定条件下进行的假设性攻防练习套路，其包括徒手对练，器械对练，徒手与器械对练等。

集体演练指6人或6人以上徒手或持器械同时进行练习的演练形式，有一定的集体造型和队形变化，可有音乐伴奏。

（3）搏斗运动

搏斗运动，是两人在一定条件下，按照一定的规则，运用相应的攻防技法，斗智、斗勇、较技、较力的对抗性练习形式，如散打、推手、短兵等。

2. 按依附地域分类

传统的武术流派往往是依托不同的山川名胜而自然形成的，并传承至今，如少林派（嵩山）、武当派、峨眉派、青城派、华山派、崆峒派、天山派等。

3. 按二分法来分类

按技术、技击风格的不同，兴盛地域的差异等，民间多以二分法，通过比较对武术进行分类，如南拳与北腿、长拳与短打、内家拳与外家拳等。

任务2　武术基本功和基本动作

基本功和基本技术是武术运动的基础，一般包括腰、腿、手和跳跃、平衡等练习内容。通过基本功和基本技术的练习，可使身体各部位得到较全面的锻炼，并能较快地发展武术运动所需要的专项身体素质和技能，为学习拳术、器械套路和技击格斗技术，提高武术运动技术水平打下良好的基础。

（一）腿部练习

腿部练习主要是发展腿部的柔韧性、灵活性和力量、速度等专项素质。练习方法有压腿、劈腿和踢腿等。

1. 压腿

压腿主要是拉长腿部的肌肉和韧带，加大膝和髋关节的柔韧性和活动性。压腿的方法如图14－1至图14－5所示。

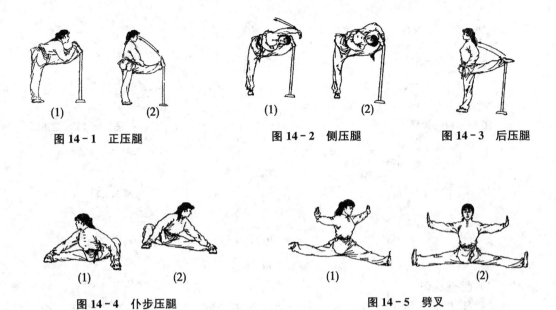

(1)　　　　　　(2)
图 14 - 1　正压腿

(1)　　　　　　(2)
图 14 - 2　侧压腿

图 14 - 3　后压腿

(1)　　　　　　(2)
图 14 - 4　仆步压腿

(1)　　　　　　(2)
图 14 - 5　劈叉

2. 踢腿是腿部练习的重要内容之一，也是表现基本功和基本动作训练的主要方法之一。可以较集中地反映出腿部的柔韧性、灵活性、速度和力量等素质和技能水平。踢腿的方法如图 14 - 6 至图 14 - 14 所示。

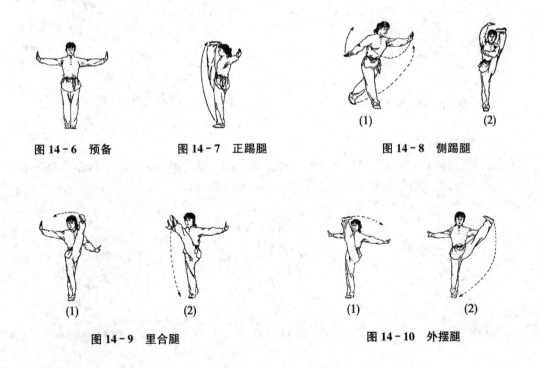

图 14 - 6　预备

图 14 - 7　正踢腿

(1)　　　　　　(2)
图 14 - 8　侧踢腿

(1)　　　　　　(2)
图 14 - 9　里合腿

(1)　　　　　　(2)
图 14 - 10　外摆腿

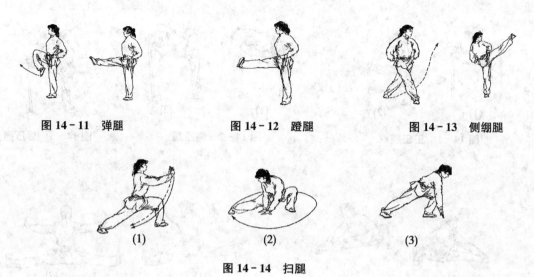

图 14 - 11　弹腿　　　　　　图 14 - 12　蹬腿　　　　　　图 14 - 13　侧绷腿

（1）　　　　　　　　　　（2）　　　　　　　　　　（3）

图 14 - 14　扫腿

（二）腰部练习

腰是贯通上下肢体的枢纽，拳谚说："练拳不活腰，终究艺不高。"在手、眼、身法（腰）、步法四个要素中，腰是较集中地反映身法技巧的关键。腰部练习的主要方法如图 14 - 15 至图 14 - 16 所示。

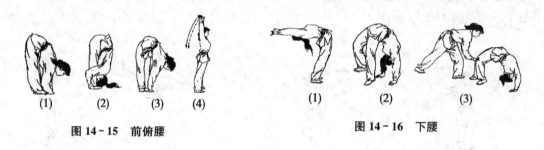

（1）　　（2）　　（3）　　（4）

图 14 - 15　前俯腰

（1）　　　　（2）　　　　（3）

图 14 - 16　下腰

（三）手型手法练习

手型、手法练习，是运用拳、掌、勾三种主要手型，结合冲拳、推掌、架拳和亮掌等手法，以提高上肢运动技能的基本练习（图 14 - 17～图 14 - 23）。

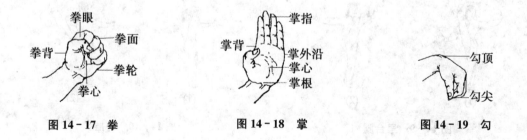

图 14 - 17　拳　　　　　　图 14 - 18　掌　　　　　　图 14 - 19　勾

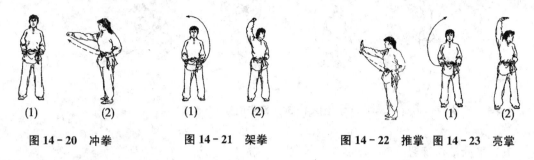

(1)　　　　(2)　　　　　(1)　　　　(2)　　　　　　　　(1)　　　　(2)

图 14 - 20　冲拳　　　图 14 - 21　架拳　　　图 14 - 22　推掌　图 14 - 23　亮掌

（四）步型步法练习

步型和步法练习主要是为增进腿部的速度和力量、移动与转换的灵活性和稳固性。

1. 步型

如图 14 - 24 至图 14 - 28 所示。

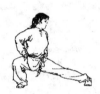

图 14 - 24　弓步　　　图 14 - 25　马步　　　图 14 - 26　虚步　图 14 - 27　仆步　图 14 - 28　歇步

2. 步法

如图 14 - 29 至图 14 - 32 所示。

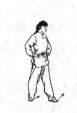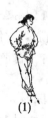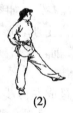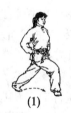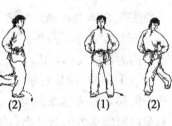

图 14 - 29　准备　　　图 14 - 30　击步　　　图 14 - 31　弧形步　　　图 14 - 32　插步

3. 跳跃动作的练习对增强腿部力量和提高弹跳能力都有很好的作用，是基本动作练习的组成部分之一。一般常见的和最基本的跳跃动作如图 14 - 33 至图 14 - 34 所示。

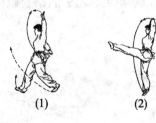

(1)　　　　　　(2)　　　　　　(3)

图 14 - 33　腾空飞脚

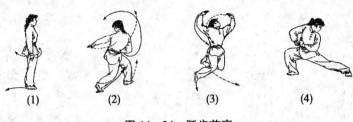

图 14-34 跃步前穿

（五）平衡动作练习

平衡动作分为持久性平衡和非持久性平衡。持久性平衡要求平衡动作完成后，保持两秒钟以上的静止状态；非持久性平衡没有时间上的要求，只要求完成动作后出现静止状态。做好平衡动作，不仅要腰、髋有较好的柔韧性，而且要有较好的肌肉控制力量。平衡动作很多，本书仅介绍提膝平衡和燕式平衡，如图 14-35 至图 14-36 所示。

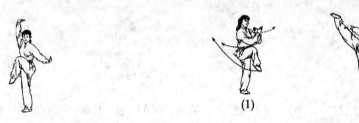

图 14-35　提膝平衡　　　　　　　图 14-36　燕式平衡

（六）五步拳练习

1. 起势　两脚并步站立，两拳抱于腰两侧。目视左方，如图 14-37 所示。

2. 弓步搂手冲拳　身体稍向左转，左脚向左前方上步，膝稍屈，右腿随之屈膝半蹲成半马步，同时左拳变掌，俯掌向左前方搂出，掌心朝前，虎口朝右。右拳仍抱于腰间。目视左手，如图 14-38（1）所示。

重心前移，左腿屈膝半蹲，右腿伸直，脚跟外蹬成左弓步。同时左手握拳收抱于左腰侧；右拳由腰间猛力向前冲出，臂与肩平，拳眼朝上，目视右拳，如图 14-38（2）所示。

3. 弹腿冲拳　重心前移，左腿挺膝立起；右腿屈膝提起接近水平时，迅速挺膝绷脚面，向前甩摆小腿，腿成水平，力达脚尖。同时右拳收抱至腰右侧；左拳自腰侧向前猛力冲出，高与肩平，力达拳面，拳眼朝上，目视左拳，如图 14-39 所示。

4. 马步架冲拳　右脚向前落步，脚尖内扣，上体左转 90°，两腿屈膝半蹲成马步。同时左拳变掌，屈肘上架于头上方，掌外缘朝上，掌指尖朝右；右拳自腰间向右立拳冲出，臂与肩平，目视右拳，如图 14-40 所示。

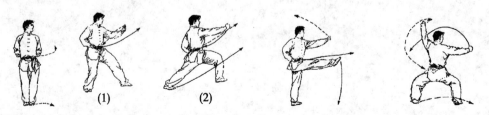

图 14-37　起势　　图 14-38　弓步搂手冲撑　　图 14-39　弹腿冲拳　图 14-40　马步架冲拳

5. 歇步冲拳　左转身约 90°，左脚向右脚后插步，脚前掌着地，同时左掌收至左腰侧抱拳，拳心向上，右拳变掌向上经头上方向前下方盖掌至胸前，环臂，掌心向下，掌指尖向左。目视右掌（如图 14 - 41（1）所示）。

两腿屈膝全蹲成右歇步。同时右掌变拳收至腰间，左拳自腰间向前平举冲出。目视右拳（如图 14 - 41（2）所示）。

6. 提膝穿掌　两脚碾地，身体左转，右腿挺膝直立，左腿屈膝提起。同时左拳变掌屈肘回收下按，右拳变掌自腰间经左手背向前上方穿出，左掌顺势回收至右腋下，目视右掌（如图 14 - 42 所示）。

7. 仆步穿掌　右腿屈膝全蹲，左腿随之向左侧落步，左脚内扣，左腿平仆成左仆步。同时左手经腹前，沿左腿内侧穿至左脚面，掌心朝前。目视左掌（如图 14 - 43 所示）。

8. 虚步挑掌　重心前移，左腿屈膝蹲起，脚尖外展；右脚随之蹬地向前上步，脚尖右侧着地成右虚步。同时左手向前，经上绕至左后方成立掌；右手向下，经体右侧绕至右前方成立掌挑起，两臂成一直线，左手稍高，右手略低。目视右手（如图 14 - 44 所示）。

9. 并步抱拳　右脚收至左脚内侧，两腿随之挺膝立起。同时右掌收于右腰侧抱拳，左掌收于左腰侧抱拳。目视前方（如图 14 - 45 所示）。

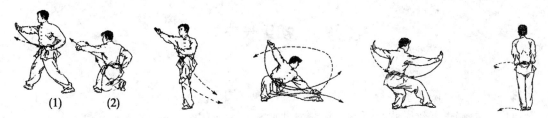

（1）　　（2）

图 14 - 41　歇步冲拳　图 14 - 42　提膝穿掌　图 14 - 43　仆步穿掌　图 14 - 44　虚步挑掌　图 14 - 45　并步抱拳

10. 弓步搂手冲拳　此动作与图 14 - 38 "弓步搂手冲拳"相同，惟动作运行方向相反（如图 14 - 46 所示）。

11. 弹腿冲拳　此动作与图 14 - 39 "弹腿冲拳"相同，惟动作运行方向相反（如图 14 - 47 所示）。

12. 马步架冲拳　此动作与图 14 - 40 "马步架冲拳"相同，惟动作运行方向相反（如图 14 - 48 所示）。

13. 歇步冲拳　此动作与图 14 - 41 "歇步冲拳"相同，惟动作运行方向相反（如图 14 - 49 所示）。

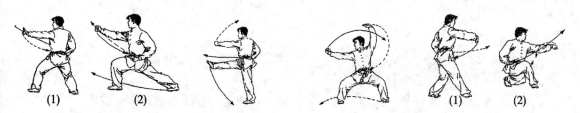

（1）　　（2）　　　　　　　　　　　　　　　（1）　　（2）

图 14 - 46　弓步搂手冲拳　　图 14 - 47　弹腿冲拳　图 14 - 48　马步架冲拳　　图 14 - 49　歇步冲拳

14. 提膝穿掌　此动作与图 14-42"提膝穿掌"相同，惟动作运行方向相反（如图 14-50 所示）。

15. 仆步穿掌　此动作与图 14-43"仆步穿掌"相同，惟动作运行方向相反（如图 14-51 所示）。

16. 虚步挑掌　此动作与图 14-44"虚步挑掌"相同，惟动作运行方向相反（如图 14-52 所示）。

17. 收势　右脚回收至左脚内侧，两腿随之挺膝立起。同时两掌分别收至腰两侧抱拳，拳心朝上，拳面朝前，目视前方（如图 14-53 所示）。

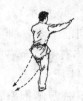
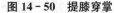
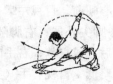
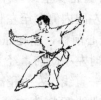

图 14-50　提膝穿掌　　　　图 14-51　仆步穿掌　　　　图 14-52　虚步挑掌　　　图 14-53　收势

任务 3　初级长拳

（一）预备势

两脚并步站立，两臂垂于身体两侧，眼向前平视（图 14-54）。

要点：头要端正，颏微收，挺胸、塌腰、收腹。

（二）虚步亮掌

1. 右脚向右后方撤步成左弓步。右掌向右、向上、向前划弧，掌心向上；左臂屈肘，左掌提至腰侧，掌心向上。目视右掌（图 14-55 之①②）。

2. 重心继续后移，左脚稍向右移，脚尖点地，成左虚步。左臂内旋向左、向后划弧成勾手，勾尖向上；右手继续向后、向右、向上划弧。屈肘抖腕，在头前成亮掌（即横掌），掌心向前，掌指向左。目视左方（图 14-55 之③）。

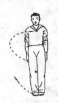
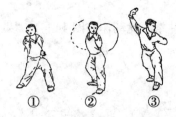

图 14-54　预备势　　　　　　　　图 14-55　虚步亮掌

要点：三个动作必须连贯，成虚步时，重心落于右腿上。左腿微屈，脚尖点地。

（三）并步对拳

1. 右腿蹬直，左腿提膝，脚尖里扣，上体姿势不变（图 14-56 之①）。

2. 左脚前让步，重心前移，左臂屈肘，左勾手变掌经左肋前伸，右臂外旋向前下落于左掌右侧，两掌同高，掌心均向上（图 14-56 之②）。

3. 右脚向前上一步，两臂下垂后摆（图 14-56 之③）。

4. 左脚向右脚并步，两臂外向向上经胸前肘下按，两掌变拳，拳心向下，停于小腹前。目视左侧（图 14-56 之④）。

要点：并步后挺胸、塌腰。对拳、并步、转头要同时完成。

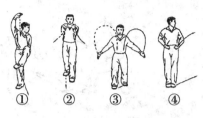

图 14-56

第一段

（一）弓步冲拳

1. 左脚向左上一步，脚尖向斜前方；右腿微屈，成半马步。左臂向上向左格打，拳眼向后，拳与肩同高，右拳收至腰侧，拳心向上。目视左拳（图 14-57 之①）。

2. 右腿蹬直成左弓步。左拳收至腰侧，拳心向上；右拳向前冲出，高与肩平，拳眼向上。目视右拳（图 14-57 之②）。

要点：成弓步时右腿充分蹬直，脚跟不要离地。冲拳时，尽量转腰顺肩。

（二）弹踢冲拳

重心前移至左腿，右腿屈膝提起，脚面绷直，猛力向前弹出伸直，高与腰平。右拳收至腰侧，左拳向前冲出。目视前方（图 14-58）。

要点：支撑腿可微屈，弹出的腿要有爆发力，力点达于脚尖。

（三）马步冲拳

右脚向前落步，脚尖里扣，上体左转。左拳收至腰侧，两腿下蹲成马步；右拳向前冲出。目视右拳（图 14-59）。

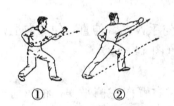

图 14-57 弓步冲拳

图 14-58 弹踢冲拳

图 14-59 马步冲拳

要点：成马步时，大腿要平，两脚平行，脚跟外蹬，挺胸、塌腰。

（四）弓步冲拳

1. 上体右转90°，右脚尖外撇向斜前方，成半马步。右臂屈肘向右格打，拳眼向后。目视右拳（图 14-60 之①）。

2. 左腿蹬直成弓步。右拳收至腰侧；左拳向前冲出。目视左拳（图 14-60 之②）。

（五）弹踢冲拳

重心移右腿，左腿屈膝提起，脚面绷直，猛力向前弹出伸直，高与腰平。左拳收至腰侧，右拳向前冲出。目视前方（图 14-61）。

要点：与本段的弹踢冲拳相同。

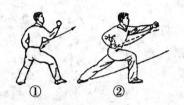

图 14 - 60　弓步冲拳

图 14 - 61　弹踢冲拳

（六）大跃步前穿

1. 左腿屈膝。右拳变掌内旋，以手背向下挂至左膝外侧，上体前倾。目视右手（图14 - 62之①）。

2. 左脚向前落步，两腿微屈。右掌继续向后挂，左拳变掌，向后向下伸直。目视右掌（图14 - 62之②）。

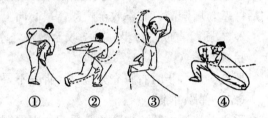

图 14 - 62　大跃步前穿

3. 右腿屈膝向前提起，左腿立即猛力蹬地向前跃出。两掌向前向上划弧摆起。目视左掌（图14 - 62之③）。

4. 右腿落地全蹲，左脚随即落地向前铲出成仆步。

右掌变拳抱于腰侧，左掌由上向右向下划弧成立掌，停于右胸前。目视左脚（图14 - 62之④）。

要点：跃步要远，落地要轻，落地后立即接做下一个动作。

（七）弓步击掌

右腿猛力蹬直成左弓步。左掌经左脚面向后划弧至身后成勾手，左臂伸直，勾尖向上；右拳由腰侧变掌向前推出，掌尖向上，掌外侧向前。目视右掌（图14 - 63）。

（八）马步架掌

1. 重心移至两腿中间，左脚脚尖里扣成马步，上体右转。右臂向左侧平摆，稍屈肘；同时左勾手变掌由后经左腰侧从右臂内向前上穿出，掌心均朝上。目视左手（图14 - 64之①）。

2. 右掌立于左胸前；左臂向左上屈肘抖腕亮掌于头部左上方，掌心向前。目右转视（图14 - 64之②）。

要点：马步向前。

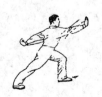

图 14 - 63　弓步击掌

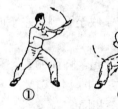

图 14 - 64　马步架掌

第二段

（一）虚步栽拳

1. 右脚蹬地，屈膝提起；左腿伸直，以前脚掌为轴向右后转体180°。右掌由左胸前向下经右腿外侧向后划弧成勾手；左臂随体转动并外旋，使掌心朝右。目视右手（图 14-65 之①）。

2. 右脚向左落地，重心移至右腿上，下蹲成左虚步，左掌变拳下浇于左膝上，拳眼向里，拳心向后；右勾手变拳，屈肘向上架于右上方，拳心向前。目视左方（图 14-65 之②）。

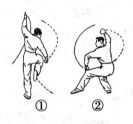

图 14-65　虚步栽拳

（二）提膝穿掌

1. 右腿稍伸直。右拳变掌快收至腰侧，掌心向上；左拳变掌由下向左向上划弧盖压头上方，掌心向前（图 14-66 之①）。

2. 右腿蹬直，左腿屈膝提起，脚尖内扣。右掌从腰侧经左臂内向右前上方穿出，掌心向上；左掌收至右胸前成立掌。目视右掌（图 14-66 之②）。

要点：支撑腿与右臂充分伸直。

（三）仆步穿掌

右腿全蹲，左腿向左后方铲出成左仆步。右臂不动，左掌由右胸前向下经左腿内侧，向左脚面穿出。目随左掌转视（图 14-67）。

（四）虚步挑掌

1. 右腿蹬直，重心前移至左腿，成左弓步。右掌稍下降，左掌随重心前移向前挑起（图 14-68 之①）。

2. 右脚向前方上步，左腿半蹲，成右虚步。身体随上步左转 180°，在右脚上步的同时，左掌由前向上向后划弧成立掌，右掌由后向下向前上挑起成立掌，指尖与眼平。目视右掌（图 14-68 之②）。

要点：上步要快，虚步要稳。

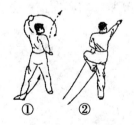

图 14-66　提膝穿掌

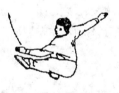

14-67　仆步穿掌

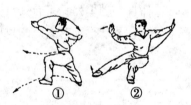

图 14-68　虚步挑掌

（五）马步击掌

1. 右脚落地，脚尖外撇，重心稍升高并右移。左掌变拳收至腰侧；右掌成俯掌向外捋手（图 14-69 之①）。

2. 左脚向前上一步，以右脚为轴向右后转体180°，两腿下蹲成马步。左掌从右臂上成立掌向左侧击出；右掌变拳收至腰侧。目视左掌（14-69 之②）。

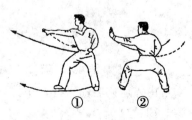

图 14-69　马步击掌

要点：右手做捋手时，先使臂稍内旋，腕伸直，手掌向下向外转，接着臂外旋，掌心经下向上翻转，同时抓握成拳。收拳和击掌动作要同时进行。

（六）叉步双摆掌

1. 重心稍右移，同时两掌向下向右摆，掌指均向上。目视右掌（图14-70之①）。

2. 右脚向左腿后插步，前脚掌着地。两臂继续由右向上向左摆，停于身体左侧，均成立掌，右掌停于左肘窝外。目随双掌转视（图14-70之②）。

要点：两臂要划立圆、幅度要大，摆掌与后插步配合一致。

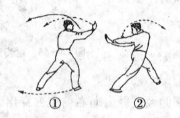 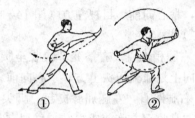

图14-70 叉步双摆掌　　　　　　　图14-71 弓步击掌

（七）弓步击掌

1. 两腿不动，左掌收至腰侧，掌心向上；右掌向上向右划弧，掌心向上（图14-71之①）。

2. 左腿后撤一步，成右弓步。右掌向下向后伸直摆动，成勾手，勾尖向上；左掌成立掌向前推出。目视左掌（图14-71之②）。

（八）转身踢腿马步盘肘

1. 两脚以前脚掌为轴向左后转体180°。在转体的同时，左臂向上向前划半立圆，右臂向下向后划半立圈（图14-72之①）。

2. 上动不停，两脚不动。右臂向后向下向前划半立圆，左臂由前向下向后划半立圆（图14-72之②）。

3. 上动不停，右臂向下成反臂勾手，勾尖向上；左臂向上成亮掌，掌心向前上方。右腿伸直，脚尖勾起，向额前踢（图14-72之③）。

4. 右脚向前落地，脚尖里扣。右手不动，左臂屈肘下落至胸前，左掌心向上。目视左掌。

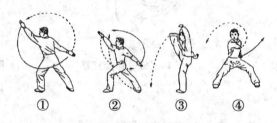

图14-72 转身踢腿马步盘肘

5. 上体左转90°，两腿下蹲成马步。同时左掌向前向左平捋变拳收至腰侧，右勾手变拳，由体后向右前平摆，至体前时屈肘，肘尖向前，高与肩平，拳心向下。目视肘尖（图14-72之④）。

168

要点：两臂抡动时要划立圆，动作连贯。屈肘时要快速有力，右肩前顺。

第三段

（一）歇步抡砸拳

1. 重心稍升高，右脚尖外撇。右臂布胸前向右上抡直；左拳向下向左，使臂抡直。目视右拳（图14-73之①）。

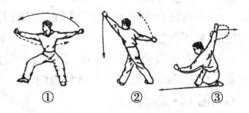

图 14-73　歇步抡砸拳

2. 上动不停，两脚以前脚掌为轴，向右后转体180°。右臂向下向后抡摆，左臂向上向前随身体转动（图14-73之②）。

3. 紧接上动，两腿全蹲成歇步。左臂随身体下蹲向下平砸，拳心向上，臂部微屈；右臂伸直向上举起。目视右拳（图14-73之③）。

要点：抡臂磕头作要连贯完成，划成立圆。歇步要两腿交叉全蹲，左腿大、小腿靠紧，臀部贴于左小腿外侧，脚跟提起；右脚尖外撇，全脚着地。

（二）仆步亮掌

1. 左脚由右腿后抽出前上一步，左腿蹬直，右腿半蹲，成右弓步。上体微向右转。左拳收至腰侧，右拳变掌向下经胸前右横击掌。目视右掌（图14-74之①）。

2. 右腿蹬地屈膝提起，上体右转。左拳变掌从右掌上向前穿出，掌心向上；右掌平收至左肘下（图14-74之②）。

3. 右脚向右落步，屈膝全蹲，左腿伸直，成仆步。左掌向下向后划弧成勾手，勾尖向上；右掌向右向上划弧微屈，抖腕成亮掌，掌心向前。头随右手转动，至亮掌时，目视左手（图14-74之③）。

要点：仆步时，左腿充分伸直，脚尖里扣，右腿全蹲，两脚脚掌全部落地。上体挺胸塌腰稍左转。

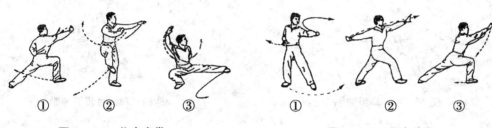

图 14-74　仆步亮掌　　　　　　　图 14-75　弓步劈拳

（三）弓步劈拳

1. 右腿蹬地立起；左腿收回并向左前方上步。右掌变拳收至腰侧，左勾手变掌由下向前上经胸前向左搂手（图14-75之①）。

2. 右腿经右腿前方向左绕上一步，左腿蹬直成右弓步，左手向左平搂后再向前挥摆，虎口朝前（图14-75之②）。

3. 在左手平搂的同时，右拳向后平摆，然后再向前做抡劈拳，拳高与耳平，拳心向上，左掌外旋接扶右前臂。目视右拳（图14-75之③）。

要点：左右脚上步稍带弧形。

（四）换跳步弓步冲拳

1. 重心后移，右脚稍向后移动。右拳变掌，右臂内旋以掌背向下划弧挂至右膝内侧；左掌背贴靠右肘外侧，掌指向前。目视右掌（图14-76之①）。

2. 右腿自然上抬，上体稍向左扭转。右掌挂至左侧，左掌伸向右腋下。目随右掌转视（图14-76之②）。

3. 右脚以全脚掌用力向下震脚，与此同时，左脚急速离地抬起。右手由左向上向前掳盖而后变拳收至腰侧；左掌伸直向下、向上、向前屈肘下按，掌心向下。上体右转，目视左掌（图14-76之③）。

4. 左脚向前落步，右腿蹬直成左弓步，右拳向前冲出，拳高与肩平；左掌藏于右腋下，掌背贴靠腋窝。目视右拳（图14-76之④）。

要点：换跳步动作要连贯、协调。震脚时腿弯屈，全脚掌着地，左脚离地不要高。

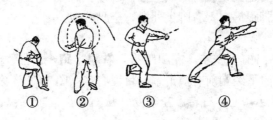

图14-76　换挑步弓步冲拳

（五）马步冲拳

体右转90°，重心移至两腿中间，成马步。右拳收至腰侧，左掌变拳向左冲出，拳眼向上。目视左拳（图14-77）。

图14-77　马步冲拳

图14-78　弓步下冲拳

（六）弓步下冲拳

右脚蹬地，左腿弯屈，上体稍向左转，成左弓步。左拳变掌向下经体前向上架于头左上方，掌心向上，右拳向腰侧向左前斜下方冲出。目视右拳（图14-78）。

（七）叉步亮掌侧踹腿

1. 上体稍右转，右掌由头上下落于右手腕上，右拳变掌，两手交叉成十字。目视双手（14-79之①）。

2. 右脚蹬地并向左腿后插步，以前脚尖向上；右掌由前向右上划弧抖腕亮掌，掌心向前。目视左侧（图14-79之②）。

3. 重心移至右腿，左腿屈膝提起，向左上方猛力蹬出。上肢姿势不变，目视左侧（图14－79之③）。

要点：插步时上体稍向右倾斜，腿、臂原动作要一致。侧踹高度不能低于腰，大腿内旋，着力点在脚跟。

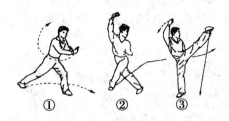

图 14－79　叉步亮掌侧踹腿

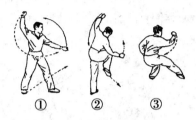

图 14－80　虚步挑拳

（八）虚步挑拳

1. 左脚在左侧落地。右掌变拳稍后移，左勾手变拳由体后上挑，拳背向上（图14－80之①）。

2. 上体左转180°，微含胸前俯。左拳继续向前上划弧上挑。右拳向下向前划弧挂至右膝外侧，同时右膝提起。目视右拳（图14－80之②）。

3. 右脚向左前方上步，脚尖点地，重心落于左脚，左腿下蹲成右虚步。左拳向后划弧收至腰侧，拳心向上；右拳向前屈臂挑出，拳眼斜向上，拳与肩同高。目视右拳（图14－80之③）。

第四段

（一）弓步顶肘

1. 重心升高，右脚踢实。右臂内旋向下直臂划弧以拳背下挂至右膝内侧，左拳不变。目视前下方（图14－81之①）。

2. 左脚蹬地起跳，身体腾空，两臂继续划弧至头上方（图14－81之②）。

3. 左脚向左上一步，左腿屈膝，右腿蹬直成左弓步。右掌推左掌，以左肘尖向左顶出，高与肩平。目视前方（图14－81之③）。

要点：交换步时，不要过高，但要快。两臂抡摆时要成圆弧。

（二）转身左拍脚

1. 以两脚前脚掌为轴向右后转体180°。随着转体，右臂向上向右下划弧抡摆，同时左拳变掌向下向后向前上抡摆（图14－82之①）。

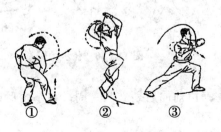

图 14－81　弓步顶肘

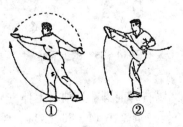

图 14－82　转身左拍脚

2. 左腿伸直向前上踢，脚面绷平。左掌变拳收至腰侧，右掌由体后向上向前拍击左脚面。（图 14 - 82 之②）。

要点：右掌拍脚时手掌稍横过来，拍脚要准而响亮。

（三）右拍脚

1. 左脚向前落地。左拳变掌向下向后摆，右掌变拳收至腰侧（图 14 - 83 之①）。

2. 右腿伸直向前上踢起，脚面绷平。左拳变掌由后向上向前拍击右脚面（图 14 - 83 之②）。

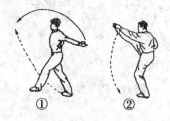
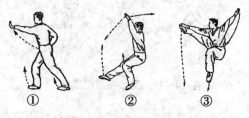

图 14 - 83　右拍脚　　　　　　　　　图 14 - 84　腾空飞脚

（四）腾空飞脚

1. 右脚落地（图 14 - 84 之①）。

2. 左脚向前摆起，右脚猛力蹬地跳起，左腿屈膝继续向前摆。同时右拳变掌向前向上摆起，左掌先上摆而后下降拍击右脚背（14 - 84 之②）。

3. 右腿继续上摆，脚面绷平。右手拍击右脚面，左掌由体前向后上举（图 14 - 84 之③）。

要点：蹬地要向上，不要太向前冲，左膝尽量上提。击响要在腾空时完成，右臂伸直成水平。

（五）歇步下冲拳

1. 左右脚先后相继落地。左掌变拳收至腰侧（图 14 - 85 之①）。

2. 身体右转 90°，两腿全蹲成歇步。右掌抓握、外旋变拳收至腰侧；左拳向腰侧向前下方冲出，拳心向下。目视左拳（图 14 - 85 之②）。

（六）仆步抡劈拳

1. 重心升高，右臂由腰侧向体后伸直，左臂随身体重心升高向上摆起（图 14 - 86 之①）。

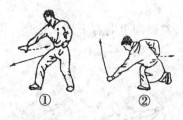
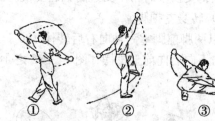

图 14 - 85　歇步下冲拳　　　　　　　图 14 - 86　仆步抡劈拳

2. 以右脚前脚掌为轴，上体左转 270°。左拳由前向后划立圆一周；右拳由后向下向前上划立圆一周（图 14 - 86 之②）。

3. 左腿向后落一步，屈膝全蹲，右腿伸直，脚尖里扣成右仆步。右拳由上向下抡抡劈，拳眼向上；左拳后上举，拳眼向上。目视右拳（图 14 - 86 之③）。

（七）提膝挑掌

1. 重心前移成右弓步。同时右拳变掌由下向上抡摆，左拳变掌稍下落，右掌心向左，左掌心向右（图 14 - 87 之①）。

2. 左右臂在垂直面上由前向后各划立圆一周。右臂伸直停于头上，掌心向左，掌指向上；左臂伸直停于身后成反钩手，同时右腿屈膝提起，左腿伸直挺膝独立。目视前方（图 14 - 87 之②）。

要点：抡臂时要划立圆。

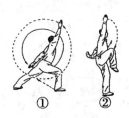

图 14 - 87　提膝挑掌

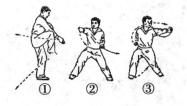

图 14 - 88　提膝劈掌弓步冲拳

（八）提膝劈掌弓步冲拳

1. 下肢不动。右掌由上向下猛劈伸直，停于右小腿内侧，用力点在小指一侧；左勾手变掌，屈臂向前停于右上臂内侧，掌心向右。目视右掌（图 14 - 88 之①）。

2. 右脚向右后落地；身体右转 90°。同时左掌变拳收至腰侧，右臂内旋向右划弧做搂手（图 14 - 88 之②）。

3. 上动不停，左腿蹬直成右弓步。右手抓握变拳收至腰侧，左拳由腰侧向左前方冲。目视左拳（图 14 - 88 之③）。

结束动作

（一）虚步亮拳

1. 右脚扣于左膝后，两拳变掌，两臂右上左下屈肘交叉于体左前。目视右掌（图 14 - 89 之①）。

2. 右脚向右后落步，重心后移，右腿半蹲，上体稍右转。同时右掌向上、向右、向下划弧停于右腋下；左掌向左、向上划弧停于右臂丰与左胸前，两掌心左下右上。左脚尖稍向右移，右腿下蹲成左虚步。左臂伸直向左、向后划弧成反钩手；右臂伸直向下、向右、向上划弧抖腕亮掌，掌心向前。目视左方（图 14 - 89 之②）。

（二）并步对拳

1. 左腿后撤一步，同时两掌从两腰侧向前穿出伸直，掌心向上（图 14 - 90 之①）。

2. 右腿后撤一步，同时两臂分别向体后下摆（图 14 - 90 之②）。

3. 左脚后撤半步向右脚并拢。两臂布后向上经体前屈臂下按，两掌变拳，停于腹前，拳心向，拳面相对。目视左方（图 14 - 90 之③）。

（三）还原势

两臂自然下垂，目视正前方（图 14 - 91）。

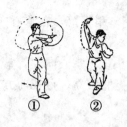
①   ②

图 14-89 虚步亮拳

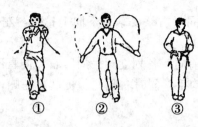
①   ②   ③

图 14-90 并步对拳

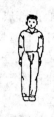

图 14-91 还原势

任务 4 太极拳

一、太极拳简介

"太极"一词源出《周易·系辞》："易有太极，是生两仪，两仪生四象，四象生八卦，八卦定吉凶，吉凶成大业。"意即"太极"是产生万物的本源，含有至高、至极、绝对、唯一之意。太极拳亦是取义于此。

太极拳的起源，众说纷纭，大致有唐朝许宣平、李道子，明朝张三丰、陈卜，清朝蒋发、王宗岳等几种不同的说法。太极拳的发展可见一斑：其并非一人所创，而是前人不断开发、总结、吸收、整理、创新、发展而来的。

太极拳在道家、吐纳等养生之术的基础上，吸收了明代名家拳法之长，结合了中国古代的阴阳学说和中医经络学说，形成了完整独立的体系。具有强身健体、祛病延年、陶冶性情之保健功效。

太极拳动作柔和、缓慢、圆活、连贯、自然、协调，迈步如猫行，运劲似抽丝。讲求体松心静，精持贯注，以意导形，上下相随，中正安舒，虚实分明。整套动作行云流水，连绵不断，既自然又高雅，既有音乐的韵律，哲学的内涵，又有美的造型，诗的意境。其特点是以柔克刚，以静待动，以圆化直，以小胜大，以弱胜强。

太极拳（hexagram boxing）主要身型身法。

头——虚领顶劲，头正、顶平、项直、颏收，有上悬意念；

肩——沉肩，平正松沉；

肘——坠肘，自然弯曲垂坠；

臂——掤劲，上肢充满膨胀的内力；

腋——虚腋，腋下保持一定空隙；

腕——塌腕，劲力贯注；

手——展指舒掌，五指自然分开，掌心微含；

胸——含胸，舒松微含；

背——拔背，舒展伸拔；

脊——正脊，中正竖直；

腰——松腰，松活沉直；

臀——敛臀，向内微敛；

胯——松胯，松正含缩，使劲力贯注下肢；

膝——活膝，松活柔和；

足——扣足，稳健扎实，转旋轻灵，移动平稳。

太极拳七字要诀：静、松、稳、匀、缓、合、连

二、二十四式太极拳

二十四式太极拳又称作简化太极拳，其动作分 8 组，共 24 个动作。

第一组：（1）起势，（2）左右野马分鬃，（3）白鹤亮翅；

第二组：（4）左右搂膝拗步，（5）手挥琵琶，（6）左右倒卷肱；

第三组：（7）左揽雀尾，（8）右揽雀尾；

第四组：（9）单鞭，（10）云手，（11）单鞭；

第五组：（12）高探马，（13）右蹬脚，（14）双峰贯耳，（15）转身左蹬脚；

第六组：（16）左下势独立，（17）右下势独立；

第七组：（18）左右穿梭，（19）海底针，（20）闪通臂；

第八组：（21）转身搬拦捶，（22）如封似闭，（23）十字手，（24）收势。

如图 14 - 92 所示，身体自然直立，两脚并拢；头正颈直，下颌微收，眼平视，口轻闭，舌抵上颚；两臂自然垂于体侧，手指微屈；全身放松，呼吸自然，精神集中。

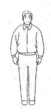

图 14 - 92　站立姿势

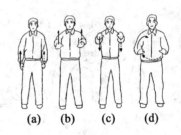

（a）　　（b）　　（c）　　（d）

图 14 - 93　起势

1. 起势

（1）两脚开立：如图 14 - 93（a）所示，左脚缓缓提起（不超过右踝的高度）向左横跨半步，与肩同宽，脚尖、脚跟依次落地，成开立步。

（2）两臂前举：如图 14 - 93（b）、（c）所示，两臂缓缓向前平举，至高、宽同肩。手心向下，指尖向前。

（3）屈膝按掌：如图 14 - 93（d）所示，上体保持正直，两腿缓缓屈膝半蹲；同时两掌轻轻下按，落于腹前；掌膝相对。

要点：眼向前平视；两肩下沉，两肘松垂，手指自然微屈；屈膝、松腰、敛臀，身体重心落于两腿中间；落臂按掌与屈膝下蹲的动作要协调一致；两臂前举时吸气，向下按落时呼气。

2. 左右野马分鬃

（1）左野马分鬃

1）收脚抱球：如图 14 - 94（a）、（b）所示，上体微右转，身体重心移至右腿上；同时右手向右、向上、向左划弧，右臂平屈于右胸前，掌心向下，手指微屈，左手向下、向右划弧，逐渐翻转至右腹前，掌心向上，两掌心上下相对成抱球状；左脚随即收到右脚内侧，脚

尖点地（即脚前掌着地，下同），成左丁步；目视右手。

2）转体迈步：如图 14-94（c）、（d）所示，上体缓缓左转，左脚向左前侧迈出一步，左腿自然伸直，脚跟着地；同时左、右手分别向左上、右下分开；视线随左手移动。

3）弓步分掌：如图 14-94（e）所示，随转体左脚全掌逐渐踏实，左腿屈膝前弓，身体重心逐渐前移至左腿，右腿自然伸直，右脚跟后蹬稍外碾，成左弓步；同时两手继续分开，左手高与眼平，掌心斜向上，右手落于右胯旁，掌心向下，指尖朝前；两肘微屈，保持弧形；目视左手。

（2）右野马分鬃

1）后坐翘脚：如图 14-94（f）所示，上体慢慢后坐，右腿屈膝，身体重心后移至右腿；左腿自然伸直，膝微屈，脚尖翘起；目视左手。

2）收脚抱球：如图 14-94（g）、（h）所示，身体左转，左脚尖随之外摆（40°~60°），左脚全掌踏实，屈膝弓腿，身体重心移至左腿，右脚跟进收至左脚内侧，脚尖点地；同时左手翻转划弧至左臂胸前平屈，右手向左上前摆至左手下，两掌心相对在胸前左侧成抱球状；目视左手。

3）转体迈步：如图 14-94（i）所示，动作说明与"（1）左野马分鬃"中"转体迈步"相同，只是左右式相反，且转体幅度稍小。

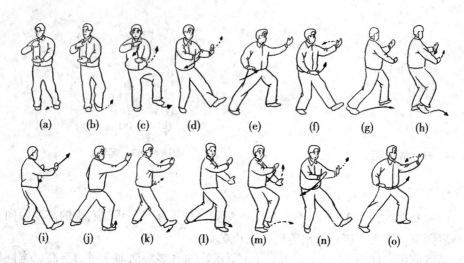

图 14-94　左右野马分鬃

弓步分掌。如图 14-94（j）所示，动作说明与"（1）左野马分鬃"中"弓步分掌"相同，只是左右式相反。

（3）左野马分鬃

1）后坐翘脚：如图 14-94（k）所示，动作说明与"（2）右野马分鬃"中"后坐翘脚"相同，只是左右式相反。

2）收脚抱球：如图 14-94（l）、（m）所示，动作说明与"（2）右野马分鬃"中"收脚抱球"相同，只是左右式相反。

3）转体迈步：如图 14-94（n）所示，动作说明与"（1）左野马分鬃"中"转体迈步"相同。

4）弓步分掌：如图 14-94（o）所示，动作说明与"（1）左野马分鬃"中"弓步分掌"相同。

要点：上体舒松正直，松腰松胯；身体转动时要以腰为轴；做弓步时，迈出脚先脚跟着地，然后过渡至全脚掌，脚尖向前，膝不可超过脚尖，后腿自然伸直，前后脚尖约成 45°～60°夹角（下同）；野马分鬃式弓步时，前后脚的脚跟应分在中轴线的两侧，两脚横向距离（身体的正前方为纵轴，其两侧为横向）约 10～30 厘米；转体、弓腿和分手要协调一致；进步时先进胯，使两腿虚实分明；抱球时为吸气，转体迈步、弓步分掌时为呼气。

3. 白鹤亮翅

（1）跟步抱球：如图 14-95（a）所示，上体微左转，右脚脚跟先离地，向前跟进半步，前脚掌着地，落于左脚后（约 20 厘米），身体重心仍在左腿；同时左手翻掌向下，左臂平屈于左胸前，右手翻掌向上，向左上划弧至左腹前，与左手成抱球状；目视左手。

（2）后坐转体：如图 14-95（b）所示，上动不停（表示动作与动作之间的连贯性），上体稍右转，右脚全脚掌踏实，右腿屈蹲，重心移至右腿；同时两手向右上，左下分开；视线随右手移动。

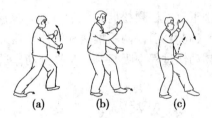

图 14-95　白鹤亮翅

（3）虚步分掌：如图 14-95（c）所示，上动不停，上体稍向左转，面向前方（前进方向），左脚稍向前移，脚尖点地，膝微屈，成左虚步；同时右手继续向右上划弧至右额前，掌心斜向左后方，指尖稍高于头，左手下按至左胯前，掌心向下，指尖朝前；目视前方。

要点：上体舒松正直；转体、分掌和步型的调整要协调一致，同时完成；转动动作要以腰带臂，虚步动作要收腹敛臀；抱球过程吸气，转体分掌过程呼气。

4. 左右搂膝拗步

（1）左搂膝拗步

1）转体摆臂：如图 14-96（a）、（b）、（c）所示，上体微左转再右转；左脚收至右脚内侧，脚尖点地；同时右手体前下落，由下经右胯侧向右肩外侧划弧，至与耳同高，掌心斜向上，肘微屈，左手由左下向上，经面前再向右下划弧至右肩前，肘部略低于腕部，掌心斜向下；目视右手。

2）弓步搂推：如图 14-96（d）、（e）所示，上动不停，上体左转，左脚向左前方迈出，成左弓步，身体重心移至左腿；同时右手内旋回收，经右耳侧向前推出于右肩前方，高与鼻平，掌心向前，指尖朝上，左手向下经左膝前搂过（即向左划弧搂膝），按于左胯侧稍前，掌心向下，指尖朝前；目视右手。

（2）右搂膝拗步

1）后坐翘脚：如图 14-96（f）所示，右腿屈膝，上体后坐，身体重心移至右腿，左腿自然伸直，脚尖翘起，略向外撇（约 40°）；同时右臂微收，掌心旋向左前方，左手开始划弧外展；目视右手。

2）摆臂跟脚：如图 14-96（g）、（h）所示，上体左转，左脚掌逐渐踏实，左腿屈膝前弓，身体重心移至左腿，右脚跟至左脚内侧，脚尖点地；同时两手继续翻掌划弧，左手向左上摆举至左肩外侧，与耳同高，掌心斜向上，右手随转体向上经面前，向左下摆至左肩前，肘部略低于腕部，掌心斜向下；目视左手。

3）弓步搂推：如图 14-96（i）、（j）所示，动作说明与"（1）左搂膝拗步"中"弓步搂推"相同，只是左右式相反。

（3）左搂膝拗步

1）转体摆臂：如图 14-96（k）所示，与"（2）右搂膝拗步"中"后坐翘脚"相同，唯左右相反。

2）摆臂跟脚：如图 14-96（l）、（m）所示，与"（2）右搂膝拗步"中"摆臂跟脚"相同，唯左右相反。

3）弓步搂推：如图 14-96（n）、（o）所示，动作说明与"（1）左搂膝拗步"中"弓步搂推"相同。

要点：推掌时，上体舒松正直，松腰松胯，沉肩垂肘，坐腕舒掌；搂膝拗步成弓步时，两脚跟的横向距离约 30 厘米（同肩宽）；两手推搂和转体弓腿必须协调一致，同时完成；转体摆臂、后坐翘脚、摆臂跟脚动作过程中吸气，弓步搂推动作过程中呼气。

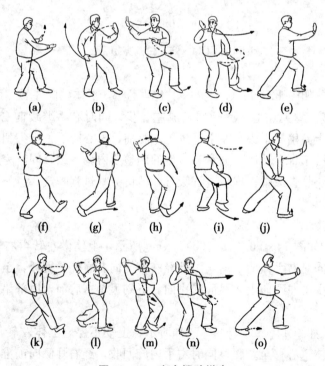

图 14-96　左右搂膝拗步

5. 手挥琵琶

（1）跟步展臂：如图 14-97（a）所示，右脚跟进半步，以前脚掌着地，落于左脚内后约 20 厘米处；同时右臂稍向前伸展，腕关节放松；目视右手。

(2) 后坐引手：如图 14 - 97 (b) 所示，上体后坐，右脚全脚掌踏实，身体重心移至右腿；上体稍向右转，左脚跟离地；随转体左手由左下向前上弧形挑举，高与鼻平，肘微屈，掌心斜向下，右手屈臂后引，收于左肘里侧，掌心斜向下；目视左手。

(3) 虚步合臂：如图 14 - 97 (c) 所示，上体微向左回转，但仍保持稍向右侧身状；左脚稍向前移，脚跟着地，膝微屈，成左虚步；同时，两臂外旋，屈肘合抱，左手与鼻相对，掌心向右，右手与左肘相对，掌心向左，犹如怀抱琵琶；目视左手。

要点：身体姿势平稳自然，胸部放松，沉肩垂肘；上肢与下肢动作应协调一致；在做图 14 - 97 (a) 到图 14 - 97 (b) 动作时吸气，做图 14 - 97 (b) 到图 14 - 97 (c) 动作时呼气。

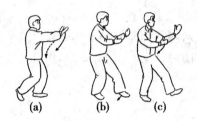

图 14 - 97　手挥琵琶

6. 左右倒卷肱

(1) 左倒卷肱

1) 转体撤掌：如图 14 - 98 (a)、(b) 所示，上体右转；两手翻转向上，右手向下撤引，经腰侧向右后上方划弧，至与耳同高，掌心斜向上，肘微屈；目随转体先右视，再转看左手。

2) 提膝屈肘：如图 14 - 98 (c) 所示，上体微向左回转，左腿屈膝提起，脚尖自然下垂；同时右臂屈肘卷回，右手收向右耳侧，掌心斜向前下方；目视前方。

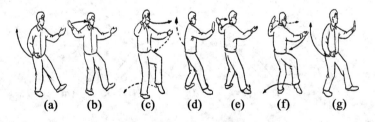

图 14 - 98　左右倒卷肱

3) 退步推掌：如图 14 - 98 (d) 所示，上动不停，上体继续微向左回转至朝前；左脚向后略偏左侧退一步，脚前掌先着地，然后全脚掌踏实，屈膝微蹲，身体重心移至左腿，右脚跟离地，并以前脚掌为轴随转体将脚扭正（脚尖朝前），膝微屈，成右虚步；同时右手经耳侧向前推出，高与鼻平，左臂屈肘收至左胯旁，掌心向上；目视右手。

(2) 右倒卷肱

1) 转体撤掌：如图 14 - 98 (e) 所示，上体稍左转；左手向左肩外侧引举，腕与肩同高，掌心斜向上，肘微屈，右手随之翻掌向上；目随转体先左视，再转看右手。

2）提膝屈肘：如图14-98（f）所示，动作说明与"（1）左倒卷肱"中"提膝屈肘"相同，只是左右式相反。

3）退步推掌：如图14-98（g）所示，动作说明与"（1）左倒卷肱"中"退步推掌"相同，只是左右式相反。

（3）左倒卷肱：动作说明与"（1）左倒卷肱"相同。

（4）右倒卷肱：动作说明与"（2）右倒卷肱"相同。

要点：前推和后撤的手臂均应划弧线；退左脚略向左后斜，退右脚略向右后斜，避免两脚成一直线；最后退右脚时，脚尖外撇的角度应略大些，以便于接下来做"左揽雀尾"的动作；转体撤掌和提膝屈肘时吸气，退步推掌时呼气。

7. 左揽雀尾

（1）转体抱球：如图14-99（a）、（b）、（c）所示，上体右转，左脚收至右脚内侧，脚尖点地，成左丁步，重心落于右腿；同时右手由胯侧向右后上方划弧屈臂与右胸前，掌心向下，左手由体前划弧下落至右腹前，掌心向上，两手相对成抱球状；目视右手。

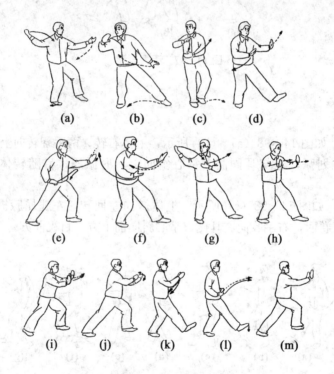

图14-99　左揽雀尾

（2）弓步掤臂：如图14-99（d）、（e）所示，上体左转，左脚向左前方上步，屈膝，右腿自然蹬直，身体重心前移至左腿，成左弓步；同时左臂向左前方平屈掤出（即左臂平屈成弧形，用前臂外侧和手背向左侧推出），高与肩平，掌心向内，右手向右下方划弧落按于右胯旁，掌心向下，指尖朝前；目视左前臂。

（3）转体伸臂：如图14-99（f）所示，上体稍向左转；左前臂内旋，左手前伸翻掌向下，右前臂外旋，右手翻掌向上，经腹前向前上伸至左前臂下方；目视左手。

（4）转体后捋：如图14-99（g）所示，上动不停，上体右转；右腿屈蹲，上体后坐，左腿自然伸直，身体重心移至右腿；同时两手经腹前向右后上捋，直至右手掌心斜向上，高与耳平，左臂平屈于胸前，掌心向内；目视右手。

（5）弓步前挤：如图 14-99（h）、（i）所示，上体微左转，左腿屈膝前弓，右腿自然蹬直，重心前移成左弓步；同时右臂屈肘回收，右手经面前附于左腕内侧，掌心向内，左掌心向外，双手同时向前慢慢挤出，与肩同高，两臂呈半圆形；目视左腕。

（6）后坐收掌：如图 14-99（j）、（k）、图 14-99（l）所示，左前臂内旋，左掌下翻，右手经左腕上方向前伸出，掌心向下，两手左右分开，与肩同宽；然后上体后坐，屈右膝，左腿自然伸直，脚尖翘起，身体重心移至右腿；同时两臂屈肘，两手划弧回收至腹前，掌心均向前下方；目视前方。

（7）弓步按掌：如图 14-99（m）所示，上动不停，左脚掌踏实，左腿屈膝前弓，右腿自然蹬直，身体重心前移成左弓步；同时两手向前、向上推按，与肩同宽，腕高与肩平，掌心向前，指尖朝上，两肘微屈；目视前方。

要点：左揽雀尾中包括掤、捋、挤、按 4 种击法；上体舒松正直，松腰松胯；动作处处带弧，以腰为主宰，带动手臂运动；掤臂、松腰与弓腿，后坐与引捋，前挤、转腰与弓腿，按掌与弓腿，均要协调一致；转体抱球时吸气，掤式时呼气，捋式时吸气，挤式时呼气，后坐收掌时吸气，按式时呼气。

8. 右揽雀尾

（1）转体抱球：如图 14-100（a）、（b）所示，上体右转并后坐，屈右膝，左腿自然伸直，脚尖内扣，身体重心后移至右腿；同时右手经面前平摆右移，掌心向外，两臂成侧平举；视线随右手移动。

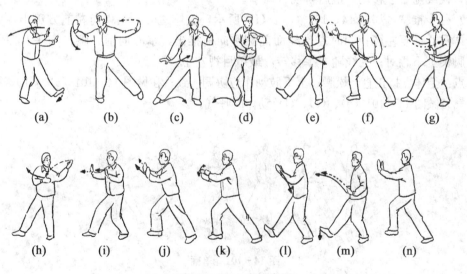

(a)　(b)　(c)　(d)　(e)　(f)　(g)

(h)　(i)　(j)　(k)　(l)　(m)　(n)

图 14-100　右揽雀尾

如图 14-100（c）、（d）所示，上体微左转，屈左膝，右脚收至左脚内侧，脚尖点地，成右丁步，重心回移到左腿；同时左臂平屈胸前，掌心向下，右手由体侧右下向上翻掌划弧至左腹前，掌心向上，两手相对成抱球状；目视左手。

（2）弓步掤臂：如图 14-100（e）、（f）所示，动作说明与"7. 左揽雀尾"中"（2）弓步掤臂"相同，只是左右式相反。

（3）转体伸臂：如图 14 - 100（g）所示，动作说明与"7. 左揽雀尾"中"（3）转体伸臂"相同，只是左右式相反。

（4）转体后捋：如图 14 - 100（h）所示，动作说明与"7. 左揽雀尾"中"（4）转体后捋"相同，只是左右式相反。

（5）弓步前挤：如图 14 - 100（i）、（j）所示，动作说明与"7. 左揽雀尾"中"（5）弓步前挤"相同，只是左右式相反。

（6）后坐收掌：如图 14 - 100（k）、（l）、（m）所示，动作说明与"7. 左揽雀尾"中"（6）后坐收掌"相同，只是左右式相反。

（7）弓步按掌：如图 14 - 100（n）所示，动作说明与"7. 左揽雀尾"中"（2）弓步按掌"相同，只是左右式相反。

要点：与"7. 左揽雀尾"相同。

9. 单鞭

（1）转体扣脚：如图 14 - 101（a）、（b）所示，上体左转并后坐，左腿屈膝微蹲，右膝自然伸展，右脚尖翘起内扣，身体重心移至左腿；同时左手经面前至身体左侧平举，肘微垂，掌心向左，指尖朝上，右手向下经腹前向左划弧至左肋前，臂微屈，掌心向后上方；视线随左手移动。

（2）丁步勾手：如图 14 - 101（c）、（d）所示，上体右转，屈右膝，左脚收至右腿内侧，脚尖点地，身体重心移至右腿；同时右手逐渐翻掌，并向右上方划弧，经面前至身体右侧时变勾手，勾尖朝下，腕高与肩平，肘微垂，左手向下经腹前向右上划弧至右肩前，掌心转向内；视线随右手移动，最后目视右勾手。

（3）弓步推掌：如图 14 - 101（e）、（f）所示，上体左转，左脚向左前方迈出，成左弓步，身体重心移至左腿；同时左掌经面前翻掌向前推出，掌心向前，腕与肩平，左掌、左膝、左脚尖上下相对；视线随左手移转，最后目视左手。

要点：上体保持正直，松腰；上下肢动作应协调一致；在做图 14 - 101（a）、（b）、（c）动作时吸气，做图 14 - 101（d）、（e）、（f）动作时呼气。

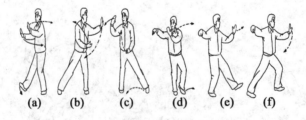

（a）　（b）　（c）　（d）　（e）　（f）

图 14 - 101　单鞭

10. 云手

（1）云手一

1）转体扣脚：如图 14 - 102（a）、（b）、（c）所示，身体渐向右转，右腿屈膝半蹲，左脚尖翘起、内扣、着地，身体重心回移至右腿；同时左手下落经腹前向右上划弧至右肩前，掌心斜向后，右手松勾变掌，掌心向右前方；目视右手。

2）收步云手：如图 14 - 102 （d）、（e）所示，上体左转，身体重心随之左移；右脚提起，收至左脚内侧（相距 10～20 厘米），前脚掌先着地，全脚掌逐渐踏实，两脚平行，两膝微屈；同时左手划弧经面前向左运转，至身体左侧时，内旋外撑，掌心向外，腕与肩平；右手下落经腹前向左上方划弧，至左肩前，掌心斜向里；目视左手。

（2）云手二

1）开步云手：如图 14 - 102 （f）、（g）、（h）所示，上体右转，左脚向左横跨一步，脚尖向前，前脚掌先着地，全脚掌逐渐踏实，身体重心移至右腿；同时右手经面前向右划弧，至身体右侧时，内旋外撑，掌心向外，腕与肩平；左手向下经腹前向右上方划弧，至右肩前；目视右手。

2）收步云手：动作说明与"（1）云手一"中"收步云手"相同。

（3）云手三

1）开步云手：动作说明与"（2）云手二"中"开步云手"相同。

2）收步云手：动作说明与"（1）云手一"中"收步云手"相同。

要点：云手左右各做 3 次，左云手时收右脚，右云手时跨左脚；视线随云手移动；身体转动以腰为轴，松腰松胯，重心应稳定；两臂随腰而动，要自然圆活，速度应缓慢均匀；最后右脚落地时，脚尖微内扣，以便于接做"单鞭"的动作；转体扣脚和开步云手时吸气，收步云手时呼气。

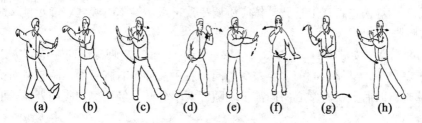

图 14 - 102　云手

11. 单鞭

（1）转体勾手：如图 14 - 103 （a）、（b）、（c）所示，上体右转，左脚跟离地，身体重心移至右腿；同时右手经面前向右划弧至身体右侧，内旋、五指屈拢变成勾手，勾尖朝下，左手向下经腹前向右上划弧至右肩前，掌心斜向内；视线随右手移动，最后目视右勾手。

（2）弓步推掌：如图 14 - 103 （d）、（e）所示，动作说明与"9. 单鞭"中"（3）弓步推掌"相同。

要点：与"9. 单鞭"相同。

12. 高探马

（1）跟步翻掌：如图 14 - 104 （a）所示，上体微向右转，右脚跟进半步，前脚掌先着地，全脚掌逐渐踏实，屈膝后坐，身体重心移至右腿，左脚跟提起；同时右勾手变掌外旋，两掌心翻转向上，两肘微屈；目视左手。

（2）虚步推掌：如图 14 - 104 （b）所示，上体微向左转，左脚稍向前移，脚尖点地，

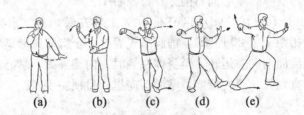

图 14 - 103　单鞭

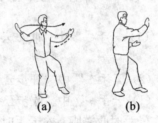

图 14 - 104　高探马

膝微屈，成左虚步；同时右臂屈肘，右手经耳侧向前推出，腕与肩平，掌心向前，左手收至左腰前，掌心向上；目视右手。

要点：上体舒松正直；上下肢动作应协调一致；跟步翻掌时吸气，虚步推掌时呼气。

13. 右蹬脚

（1）弓步分掌：如图 14 - 105（a）、（b）、（c）所示，左脚提起向左前侧方迈出，脚尖稍外撇，成左弓步，身体重心前移至左腿；同时左手前伸至右腕背面，两腕背对交叉，腕与肩平，左掌心斜向后上，右掌心斜向前下；随即两手分开，经两侧向腹前划弧，肘微屈；目视前方。

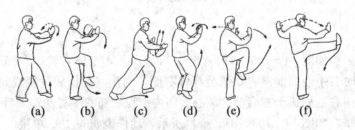

图 14 - 105　右蹬脚

（2）收脚抱手：如图 14 - 105（d）所示，上动不停，右脚跟进，收至左脚内侧，脚尖点地；同时两手下落经腹前由外向内上划，相交合抱于胸前，右手在外，掌心均向内；目视右前方。

（3）蹬脚分掌：如图 14 - 105（e）、（f）所示，右腿屈膝上提，右脚向右前方慢慢蹬出，脚尖朝上，力贯脚跟；同时两手翻掌左右划弧分开，经面前至侧平举，肘微屈，腕与肩平，掌心均斜向外；右臂与右腿上下相对；目视右手。

要点：身体重心要稳定；分掌与蹬脚动作要同时进行、协调一致；图 14 - 105（a）、

（b）的动作过程为吸气，图 14－105（c）到（d）的动作过程为呼气，图 14－105（d）到（e）的动作过程为吸气，图 14－105（e）到（f）的动作过程为呼气。

14. 双峰贯耳

（1）屈膝并掌：如图 14－106（a）、（b）所示，右小腿回收，屈膝平举，脚尖自然下垂；同时左手摆至体前，两手并行由体前向下划弧，落于右膝上方，掌心均翻转向上；目视前方。

（2）迈步落手：如图 14－106（c）所示，右脚向前方落下，脚跟着地；同时两手继续下落至两胯旁，掌心均斜向上；目视前方。

（3）弓步贯拳：如图 14－106（d）所示，右脚掌逐渐踏实，右腿屈膝前弓成右弓步，身体重心移至右腿；同时两手继续向后划弧，并内旋握拳，从两侧向前、向上弧形摆至面部前方，高与耳齐，宽约与头同，拳眼斜向下，两臂微屈；目视右拳。

要点：头颈正直，松腰松胯，沉肩垂肘，两拳松握；弓步与贯拳要协调一致，同时完成；屈膝并掌到迈步落手时吸气，迈步落手到弓步贯拳时呼气。

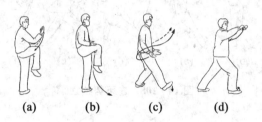

（a）　　　（b）　　　（c）　　　（d）

图 14－106　双峰贯耳

15. 转身左蹬脚

（1）转体分掌：如图 14－107（a）、（b）所示，上体向左后转，左腿屈膝后坐，右脚尖内扣（约 90°），身体重心移至左腿；同时两拳变掌，向左右两侧分开平举，掌心斜向外，肘微屈；目视左手。

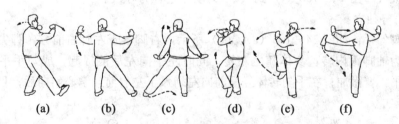

（a）　　（b）　　（c）　　（d）　　（e）　　（f）

图 14－107　转身左蹬脚

（2）收脚抱手：如图 14－107（c）、（d）所示，上动不停，右腿屈膝后坐，左脚收至右脚内侧，脚尖点地，身体重心回移至右腿；同时两手下落经腹前向上划弧，交叉合抱于胸前，左手在外，两掌心皆向内；目视前方。

（3）蹬脚分掌：如图 14－107（e）、（f）所示，动作说明与"13. 右蹬脚"中"（3）蹬脚分掌"相同，只是左右式相反。

要点：与"13. 右蹬脚"相同。

16. 左下势独立

（1）收腿勾手：如图14-108（a）、（b）所示，左腿回收平屈，小腿稍内扣，脚尖自然下垂；随之上体右转；同时右掌变勾手，勾尖朝下，左手向上、向右经面前划弧下落，立于右肩前，掌心斜向后；目视右勾手。

（2）仆步穿掌：如图14-108（c）、（d）所示，右腿慢慢屈膝下蹲，左脚向左侧偏后伸出，脚尖内扣，成右弓步，上体左转，右腿继续向下全蹲成左仆步；同时左手外旋下落，向左下沿左腿内侧向前穿出，掌心向外；目视左手。

（3）弓步立掌：如图14-108（e）所示，左脚以脚跟为轴，脚尖外摆，左腿屈膝前弓，右脚尖内扣，右腿自然蹬直，身体重心前移；上体微向左转并随步型转换向前起身；同时左臂继续前伸，立掌挑起，掌心斜向右，右勾手内旋下落于身后，勾尖转向后上方，右臂伸直成斜下举；目视左手。

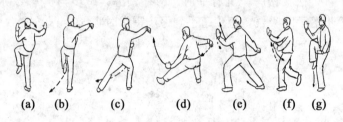

（a） （b） （c） （d） （e） （f） （g）

图14-108 左下势独立

（4）提膝挑掌：如图14-108（f）、（g）所示，身体重心继续前移，右腿慢慢屈膝提起，与腹同高，脚尖自然下垂，左腿微屈支撑，成左独立式；同时右勾手变掌，下落经右腿外侧向体前弧形挑起，屈臂立于右腿上方，肘膝相对，掌心斜向左，指尖朝上，腕与肩平，左手下按落于左胯旁，掌心向下，指尖朝前；目视右手。

要点：仆步时，左脚尖与右脚跟在一条直线上；图14-107（f）到图14-108（b）的动作过程为吸气，图14-108（c）到（d）的动作过程为呼气，图14-108（d）到（e）的动作过程为吸气，图14-108（f）到（g）的动作过程为呼气。

17. 右下势独立

（1）落脚勾手：如图14-109（a）、（b）所示，右脚落于左脚右前方，脚尖点地，然后以左脚前掌为轴脚跟内转，身体随之左转；同时左手向左后侧提起，成勾手平举，勾尖朝下，腕与肩平，臂微屈；右手随转体经面前向左划弧至左肩前，掌心斜向后；目视左勾手。

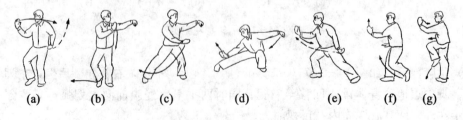

（a） （b） （c） （d） （e） （f） （g）

图14-109 右下势独立

（2）仆步穿掌：如图14-109（c）、（d）所示，动作说明与"16.左下势独立"中"（2）

仆步穿掌"相同，只是左右式相反。

（3）弓步立掌：如图 14‐109（e）所示，动作说明与"16. 左下势独立"中"（3）弓步立掌"相同，只是左右式相反。

（4）提膝挑掌：如图 14‐109（f）、（g）所示，动作说明与"16. 左下势独立"中"（4）提膝挑掌"相同，只是左右式相反。

要点：右脚尖触地后要稍提起，再向下仆腿；其他均与"左下势独立"相同。

18. 左右穿梭

（1）左穿梭

1）落脚转体：如图 14‐110（a）、（b）所示，上体左转，左脚向左前落地（先以脚跟着地，再全脚掌踏实），脚尖外摆，两腿屈膝，成半坐盘式，身体重心略前移；同时左手内旋屈臂于左胸前，掌心向下，右手外旋摆至腹前，掌心向上；目视左手。

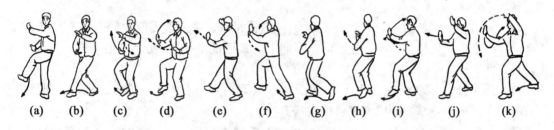

图 14‐110　左右穿梭

2）收脚抱球：如图 14‐110（c）所示，上体继续左转，右脚收到左脚内侧，脚尖点地，身体重心移至左腿；同时两手左上右下成抱球状；目视左手。

3）弓步架推：如图 14‐110（d）、（e）、（f）所示，上体右转，右脚向右前方迈出，成右弓步，身体重心前移；同时右手内旋，向前、向上划弧，举架于右额前，掌心斜向上；左手先向左下划弧至左肋前，再向前上推出，与鼻同高，掌心向前；目视左手。

（2）右穿梭

1）收脚抱球：如图 14‐110（g）、（h）所示，右脚尖稍向外撇，左脚收至右脚内侧，脚尖点地，身体重心移至右腿；同时右臂屈肘落于右胸前，掌心向下，左手外旋，向下、向右划弧下落于右腹前，掌心向上，两手右上左下在右胸前成抱球状；目视右手。

2）弓步架推：如图 14‐110（i）、（j）、（k）所示，动作说明与"左穿梭""3 弓步架推"相同，只是左右式相反。

要点：身体正直，重心平稳；架推掌和前弓腿动作要协调一致；弓步时，两脚跟的横向距离同搂膝拗步式，约 30 厘米；落脚转体和收脚抱球时吸气，弓步架推时呼气。

19. 海底针

（1）跟步提手：如图 14‐111（a）所示，上体稍向右转，右脚向前跟进半步，右腿屈膝微蹲，左脚稍提起，身体重心移至右腿；同时右手下落经体侧向后、向上屈臂提抽至右耳侧，掌心斜向左下，指尖斜向前下，左手经体前下落至腹前，掌心向下，指尖斜向右前方；目视右前方。

（2）虚步插掌：如图 14‐111（b）所示，上动不停，上体稍左转；左脚稍向前移，脚尖点地成左虚步；同时右手向斜前下方插出，掌心向左，指尖斜向前下，左手向下、向后划弧，经左膝落至左大腿侧，掌心向下，指尖朝前；目视前下方。

要点：右手前下插掌时，上体稍前倾，松腰松胯，收腹敛臀，不可低头；跟步提手时吸起，虚步插掌时呼气。

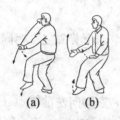

图 14-111 海底针

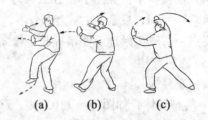

图 14-112 闪通臂

20. 闪通臂

(1) 提脚提手：如图 14-112 (a) 所示，左腿屈膝，左脚微提起；同时右手经体前上提至肩，掌心向左，指尖朝前；左手向前、向上划弧至右腕内侧下方，掌心向右，指尖斜向上；目视前方。

(2) 迈步分手：如图 14-112 (b) 所示，上体稍右转，左脚向左前方迈出，脚跟着地；同时右手上提内旋，掌心翻向外；目视右前方。

(3) 弓步推撑：如图 14-112 (c) 所示，上体继续右转，左脚掌踏实，左腿屈弓成左弓步，重心前移；同时左手向前推出，掌心向前，高与鼻平，肘微屈；右手屈臂上举，圆撑于右额前上方，掌心斜向上；目视左手。

要点：上体正直，松腰沉胯；推掌、撑掌和弓腿动作要协调一致；弓步时，两脚跟横向距离不超过 10 厘米；提脚提手时吸起，迈步分手和弓步推撑时 呼气。

21. 转身搬拦捶

(1) 转体扣脚：如图 14-113 (a) 所示，上体右转，右腿屈膝后坐，左脚尖翘起内扣，身体重心移至右腿；同时两手向右划弧，右手成右侧举，左手至头左侧，掌心均向外；目视右手。

(2) 坐身握拳：如图 14-113 (b) 所示，上体继续右转，左腿屈膝后坐，右脚跟离地，以脚前掌为轴微向内转，身体重心回移至左腿；同时右手继续向下、向左划弧，经腹前屈臂握拳，摆至左肋旁，拳心向下；左手继续上举至左额前上方，掌心斜向前上；目视右前方。

(3) 摆步搬拳：如图 14-113 (c)、(d) 所示，上动不停，身体右转至面向前方；右脚提收到左踝内侧（不触地），再向前垫步迈出，脚尖外撇，脚跟先着地，随即全脚掌踏实；同时右拳经胸前向前翻转搬出（即右手经胸前以肘关节为轴，向上、向前搬打），高与肩平，拳心向上，拳背为力点，肘微屈；左手经右前臂外侧下落，按于左胯旁，掌心向下，指尖朝前；目视右拳。

(4) 转体收拳：如图 14-113 (e) 所示，上体微向右转，右腿屈膝，重心前移，左脚跟提起；同时左掌经体侧向前上划弧，右拳内旋回收至体侧，拳心转向下，右臂平屈于胸前右侧；目视前方。

(5) 上步拦掌：如图 14-113 (f)、(g) 所示，上动不停，左脚向前上步，脚跟着地；同时左手向前上划弧拦出，高与肩平，掌心斜向右，指尖斜向上；右拳向右摆，内旋屈收于右腰旁，拳心转向上；目视左手。

（6）弓步打拳：如图 14-113（h）所示，身体稍左转，左脚掌踏实，左腿屈弓成左弓步，重心前移；同时右拳向前打出，高与胸平，拳眼向上，肘微屈；左手微收，附于右前臂内侧，掌心向右，指尖斜向上；目视右拳。

要点：上、下肢动作应协调一致；"搬"要先按后搬，在体前划立圆，并与右脚外撇提落相配合；"拦"以腰带臂平行绕动向前平拦，并与上步动作向配合；"捶"，拳要螺旋形向前冲出，应与弓步动作相配合，同时完成；图 14-113（a）、（b）为吸气，图 14-113（b）、（c）、（d）为呼气，图 14-113（d）、（e）、（f）、（g）为吸气，图 14-113（g）、（h）为呼气。

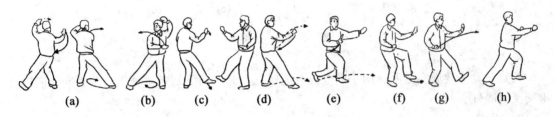

（a）　　（b）　　（c）　　（d）　　（e）　　（f）　　（g）　　（h）

图 14-113　转身搬拦捶

22. 如封似闭

（1）穿手翻掌：如图 14-114（a）、（b）所示，右拳变掌，两掌心翻转向上，左掌经右手前臂下向前伸出；两手交叉，随即分别向两侧分开，与肩同宽；目视前方。

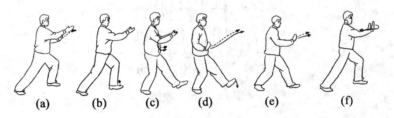

（a）　　（b）　　（c）　　（d）　　（e）　　（f）

图 14-114　如封似闭

（2）后坐收掌：如图 14-114（c）、（d）所示，上动不停，右腿屈膝，上体慢慢后坐，左脚尖翘起，身体重心移向右腿；同时两臂屈肘回收，两手翻转向下，沿弧线经胸前内旋向下按于腹前，掌心斜向下；目视前方。

（3）弓步推掌：如图 14-114（e）、（f）所示，上动不停，左脚掌踏实，左腿屈膝成左弓步，重心前移；同时两手向上、向前推出，臂微屈，腕与肩平，掌心均向前；目视前方。

要点：上体保持正直；两手距离不超过两肩；穿手翻掌时吸气，后坐收掌和弓步推掌时呼气。

23. 十字手

（1）转体分掌：如图 14-115（a）、（b）所示，上体稍右转，右腿屈膝后坐，脚尖稍外撇，左腿自然带直，脚尖内扣，成右侧弓步，身体重心移向右腿；同时右手随转体经面前向右平摆划弧，与左手成两臂侧平举，肘微屈，掌心均向前；目视右手。

（2）收脚合抱：如图 14-115（c）、（d）所示，上动不停，上体稍左转，左腿屈膝，右脚尖内扣，脚跟离地，身体重心移至左脚；随即右脚轻轻提起向左回收，前脚掌先着地，进而全脚掌踏实，脚距与肩同宽，脚尖朝前，两腿慢慢伸直成开立步，身体重心移到两腿中间；同时两手下落经腹前再向上划弧，交叉合抱于胸前，腕与肩平，两臂撑圆，两掌心均向内，右手在外，成十字手；目视前方。

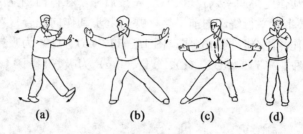

图 14-115　十字手

要点：动作要虚实分明；两手向外分开时吸气，两手向下划弧时呼气，两手向上向里合抱交叉时吸气。

24. 收势

（1）翻掌分手：如图 14-116（a）所示，两手向外翻掌，掌心向下，左右分开，与肩同宽；目视前方。

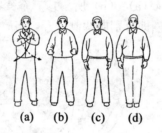

图 14-116　收势

（2）垂臂落手：如图 14-116（b）、（c）所示，两臂慢慢下落至两胯外侧，自然下垂，松肩垂肘；目视前方。

（3）并步还原：如图 14-116（d）所示，左脚提起与右脚并拢，两脚尖向前，恢复成预备姿势；目视前方。

要点：全身放松；两掌下按的过程呼气，动作完成后，应再进行 3～4 次深呼吸。

任务5　中华传统养生保健功

【五禽戏】是通过模仿虎、鹿、熊、猿、鸟（鹤）五种动物的动作，以保健强身的一种气功功法。中国古代医家在前人的基础上创造的，故又称"华佗五禽戏"。五禽戏能治病养生，强壮身体。练习时，可以单练一禽之戏，也可选练一两个动作。单练一两个动作时，应增加锻炼的次数。

一、虎戏

脚后跟靠拢成立正姿势，两臂自然下垂，两眼平视前方。

（一）左式

1. 两腿屈膝下蹲，移至右腿，左脚虚步，脚掌点地、靠于右脚内踝处，同时两掌握拳提至腰两侧，拳心向上，眼看左前方。

2. 左脚向左前方斜进一步，右脚随之跟进半步，重心坐于右腿，左脚掌虚步点地，同时两拳沿胸部上抬，拳心向后，抬至口前两拳相对翻转变掌向前按出，高与胸齐，掌心向前，两掌虎口相对，眼看左手。

（二）右式

1. 左脚向前迈出半步，右脚随之跟至左脚内踝处，重心坐于左腿，右脚掌虚步点地，两腿屈膝，同时两掌变拳撤至腰两侧，拳心向上，眼看右前方。

2. 与左式 2 同，唯左右相反。如此反复左右虎扑，次数不限。

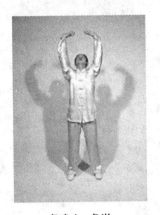

虎戏之　虎举

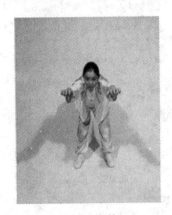

虎戏之　虎扑

二、鹿戏

身体自然直立，两臂自然下垂，两眼平视前方。

（一）左式

1. 右腿屈膝，身体后坐，左腿前伸，左膝微屈，左脚虚踏；左手前伸，左臂微屈，左手掌心向右，右手置于左肘内侧，右手掌心向左。

2. 两臂在身前同时逆时针方向旋转，左手绕环较右手大些，同时要注意腰胯、尾骶部的逆时针方向旋转，久而久之过渡到以腰胯、尾骶部的旋转带动两臂的旋转。

（二）右式动作与左式相同，唯方向左右相反，绕环旋转方向亦有顺逆不同。

三、熊戏

身体自然站立，两脚平行分开与肩同宽，双臂自然下垂，两眼平视前方。先右腿屈膝，身体微向后转，同时右肩向前下晃动，右臂亦随之下沉，左肩则向外舒展，左臂微屈上提。然后左腿屈膝，其余动作与上左右相反。如此反复晃动，次数不限。

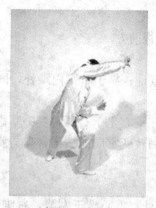

鹿戏之 鹿抵

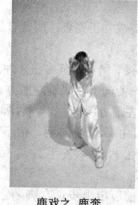

鹿戏之 鹿奔

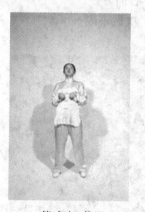

熊戏之 熊运

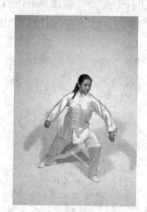

熊戏之 熊晃

四、猿戏

脚跟靠拢成立正姿势，两臂自然下垂，两眼平视前方。

（一）左式

1. 两腿屈膝，左脚向前轻灵迈出，同时左手沿胸前至口平处向前如取物样探出，将达终点时，手掌撮拢成钩手，自然下垂。

2. 右脚向前轻灵迈出，左脚随至右脚内踝处，脚掌虚步点地，同时右手沿胸前至口平处时向前如取物样探出，将达终点时，手掌撮拢成钩手，左手同时收至左肋下。

3. 左脚向后退步，右脚随之退至左脚内踝处，脚掌虚步点地，同时左手沿胸前至口平处向前如取物样探出，最终成为钩手，右手同时收回至右肋下。

（二）右式动作与左式相同，唯左右相反。

五、鸟戏

两脚平行站立，两臂自然下垂，两眼平视前方。

（一）左式

1. 左脚向前迈进一步，右脚随之跟进半步，脚尖虚点地，同时两臂慢慢从身前抬起，掌心向上，与肩平时两臂向左右侧方举起，随之深吸气。

2. 右脚前进与左脚相并，两臂自侧方下落，掌心向下，同时下蹲，两臂在膝下相交，

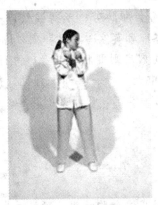

猿戏之　猿提

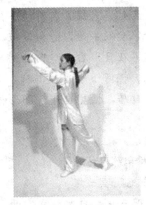

猿戏之　猿摘

掌心向上，随之深呼气。

（二）右式同左式，唯左右相反。

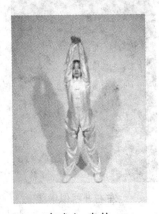

鸟戏之　鸟伸

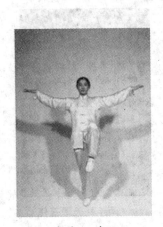

鸟戏之　鸟飞

【养生真诀】

上士修之，全真延命；中士修之，无诸灾咎；下士修之，免身枉横；愚者轻之，早殒性命。

老君曰：一人之身，一国之象也。胸腹之设，犹宫室也，肢体之位，犹郊境也；骨节之分，犹百官也，腠理之间，犹四衢也，神犹君也，血犹臣也；气犹民也。能治其身，亦如明君能理国焉。夫爱其民，所以安其国，爱其气，所以全其身。民弊则国亡，气竭即身谢。是故至人上士，当施医于未病之前，不追于既败之后。故知，生难保而易丧，气难清而易浊。若能审机权，可以安社稷，制嗜欲，何以保性命。

且夫善摄生者，要当先除六害，然后可以保性命，延驻百年。何者是也？一者薄名利，二者禁声色，三者廉货财，四者捐滋味，五者除佞妄，六者去妒嫉。去此六者，则修生之道无不成耳。若此六者不除，盖未见其益。虽心希妙理，口念真经，咀嚼英华，呼吸景象，不能补其短促，盖捐于其本而妄求其末，深可诫哉！所以保其真者，当须少思、少念、少笑、少言、少喜、少怒、少乐、少愁、少好、少恶、少事、少机。夫多思即神伤，多念即心劳，多笑即脏腑上翻，多言即气海虚脱，多喜即膀胱纳客风，多怒即腠理奔浮，多乐即心神邪荡，多愁即发须焦枯，多好即志气倾覆，多恶即精爽奔腾，多事即筋脉干急，多机即智慧沉迷。斯乃伐人之生，甚于斤斧，蚀人之性，猛于豺狼。

无久坐、久行、久视、久听。不得强食，不饥而食即脾劳；不得强饮，不渴而饮则胃涨。体欲常劳，食欲半饱，劳勿过极，饱勿过半。冬即朝莫空心，夏即夜勿饱食。早起勿在鸡鸣前，晚起不在日出后。心内澄则真神守其位，气内定则邪物去其身。身行欺诈即神悲，行争竞则神沮。轻侮于人当减算数，杀害于物必当中天。行一善即魂神悦，行一恶则魄神欢。常以宽泰自居，恬寞自守，即形神安静；生篆必书其名，死籍必削其咎。养生之理，尽在于斯矣。

【八段锦】

【基本技术和练习方法】

（一）两手托天理三焦

双手托天理三焦：自然站立，两足平开，与肩同宽，含胸收腹，腰脊放松。正头平视，口齿轻闭，宁神调息，气沉丹田。双手自体侧缓缓举至头顶，转掌心向上，用力向上托举，足跟亦随双手的托举而起落。托举六次后，双手转掌心朝下，沿体前缓缓按至小腹，还原。

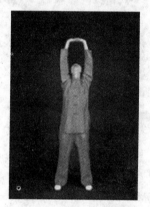

两手托天理三焦

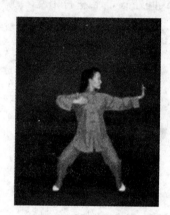

左右开弓似射雕

（二）左右开弓似射雕

自然站立，左脚向左侧横开一步，身体下蹲成骑马步，双手虚握于两髋之外侧，随后自胸前向上划弧提于与乳平高处。右手向右拉至与右乳平高，与乳距约两拳许，意如拉紧弓弦，开弓如满月；左手捏剑诀，向左侧伸出，顺势转头向左，视线通过左示指凝视远方，意如弓剑在手，等机而射。稍作停顿后，随即将身体上起，顺势将两手向下划弧收回胸前，并同时收回左腿，还原成自然站立。此为左式，右式反之。左右调换练习六次。

（三）调理脾胃须单举

自然站立，左手缓缓自体侧上举至头，翻转掌心向上，并向左外方用力举托，同时右手下按附应。举按数次后，左手沿体前缓缓下落，还原至体侧。右手举按动作同左手，惟方向相反。

（四）五劳七伤向后瞧

自然站立，双脚与肩同宽，双手自然下垂，宁神调息，气沉丹田。头部微微向左转动，两眼目视左后方，稍停顿后，缓缓转正，再缓缓转向右侧，目视右后方稍停顿，转正。如此六次。

（五）摇头摆尾去心火

两足横开，双膝下蹲，成"骑马步"。上体正下，稍向前探，两目平视，双手反按在膝盖上，双肘外撑。以腰为轴，头脊要正，将躯干划弧摇转至左前方，左臂弯曲，右臂绷直，

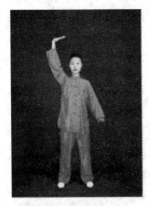

调理脾胃须单举

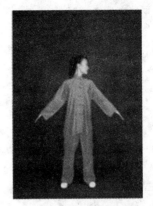

五劳七伤向后瞧

肘臂外撑，头与左膝呈一垂线，臀部向右下方撑劲，目视右足尖；稍停顿后，随即向相反方向，划弧摇至右前方。反复六次。

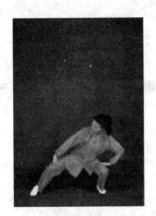

摇头摆尾去心火

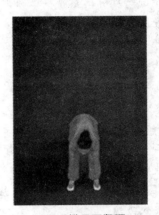

两手攀足固肾腰

（六）两手攀足固肾腰

松静站立，两足平开，与肩同宽。两臂平举自体侧缓缓抬起至头顶上方转掌心朝上，向上作托举劲。稍停顿，两腿绷直，以腰为轴，身体前俯，双手顺势攀足，稍作停顿，将身体缓缓直起，双手右势起于头顶之上，两臂伸直，掌心向前，再自身体两侧缓缓下落于体侧。

（七）攒拳怒目增气力

两足横开，两膝下蹲，呈"骑马步"。双手握拳，拳眼向下。左拳向前方击出，顺势头稍向左转，两眼通过左拳凝视远方，右拳同时后拉。与左拳出击形成一种"争力"。随后，收回左拳，击出右拳，要领同前。反复六次。

（八）背后七颠百病消

两足并拢，两腿直立、身体放松，两手臂自然下垂，手指并拢，掌指向前。随后双手平掌下按，顺势将两脚跟向上提起，稍作停顿，将两脚跟下落着地。反复练习六次。

【八段锦：保健应用】

"八段锦"是我国古代的一种传统医疗保健功法。因有八节运动，故谓"八段"。

1."两手托天理三焦"法可吐故纳新，调理脏腑功能，消除疲劳，滑利关节（尤其是对

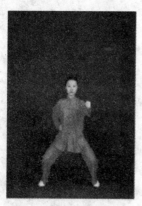

攒拳怒目增气力

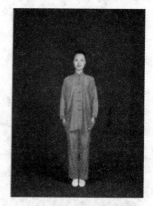

背后七颠百病消

上肢和腰背）。

2."左右开弓似射雕"法通过扩胸伸臂可以增强胸肋部和肩臂部肌力，加强呼吸和血液循环，有助于进一步纠正姿势不正确所造成的病态。

3."调理脾胃须单举"法有助于防治胃肠病。

4."五劳七伤向后瞧"法可消除疲劳，健脑安神，调整脏腑功能，防治颈肩酸痛。

5."摇头摆尾去心火"法可健肾（去心火即强身）。

6."两手攀足固肾腰"法可增强腰部及下腹部的力量，但高血压病和动脉硬化患者，头部不宜垂得太低。

7."攒拳怒目增气力"法可激发经气，加强血运，增强肌力。

8."背后七颠百病消"法可疏通背部经脉，调整脏腑功能。长期坚持练习八段锦可增强体质，防止疾病。

【坐式八段锦】基本技术与练习方法

一、坐式八段锦

（一）坐式八段锦口诀闭目冥心坐，握固静思神。叩齿三十六，两手抱昆仑。左右敲玉枕，二十四度闻。微摆撼天柱，动舌搅水津，鼓漱三十六，津液满口生，一口分三咽，以意送脐轮。闭气搓手热，背后摩精门，尽此一口气，意想体氤氲。左右辘轳转，两脚放舒伸。翻掌向上托，弯腰攀足频。以候口水至，再漱再吞津，如此三度毕，口水九次吞，咽下汩汩响，百脉自调匀。任督慢运毕，意想气氤氲。名为八段锦，子后午前行。勤行无间断，去病又强身。

（二）坐式八段锦练习方法

1.宁神静坐 采用盘膝坐式，正头竖颈，两目平视，松肩虚腋，腰脊正直，两手轻握，置于小腹前的大腿根部。要求静坐3～5分钟。

2.手抱昆仑 牙齿轻叩二三十下，口水增多时即咽下，谓之"吞津"。随后将两手交叉，自身体前方缓缓上起，经头顶上方将两手掌心紧贴在枕骨处，手抱枕骨向前用力，同时枕骨后用力，使后头部肌肉产生一张一弛的运动。如此行十数次呼吸。

3.指敲玉枕 接上式，以两手掩位双耳，两手的示指相对，贴于两侧的玉枕穴上，随即将示指搭于中指的指背上，然后将示指滑下，以示指的弹力缓缓地叩击玉枕穴，使两耳有咚咚之声。如此指敲玉枕穴十数次。

4.微摆天柱 头部略低，使头部肌肉保持相对紧张，以左右"头角"的颈，将头向左右频频转动。如此一左一右地缓缓摆撼天柱穴 20 次左右。

5. **手摩精门**　作自然深呼吸数次后，闭息片刻，随后将两手搓热，以双手掌推摩两侧肾俞穴二十次左右。

6. **左右辘轳**　接上式，两手自腰部顺势移向前方，两脚平伸，手指分开，稍作屈曲，双手自胁部向上划弧如车轮形，象摇辘轳那样自后向前做数次运动，随后再按相反的方向前向后作数次环形运动。

7. **托按攀足**　接上式，双手十指交叉，掌心向上，双手作上托劲；稍停片刻，翻转掌心朝前，双手作向前按推劲。稍作停顿，即松开交叉的双手，顺势作弯腰攀足的动作，用双手攀两足的涌泉穴，两膝关节不要弯曲。如此锻炼数次。

8. **任督运转**　正身端坐，鼓漱吞津，意守丹田，以意引导内气自中丹田沿任脉下行至会阴穴接督脉沿脊柱上行，至督脉终结处再循任脉下行。

【易筋经】

"达摩易筋经"是一种很好的健身方法，此功使神、体、气三者，即人的精神、形体和气息有效地结合起来，经过循序渐进，持之以恒地认真锻炼，从而使五脏六腑、十二经脉、奇经八脉及全身经脉得到充分的调理，进而达到保健强身、防病治病、抵御早衰、延年益寿的目的。

【技术动作及练习步骤与方法】

预备式：

两腿开立，头端平，目视前方，口微闭，调呼吸，含胸，直立，蓄腹，松肩，全身自然放松。

第一势：韦驮献杵第一势

自然呼吸，两腿挺膝，两足跟内侧相抵，脚尖外撇，成立正姿式，躯干正直，头顶之百会穴与裆下的长强穴成一条直线；两掌自然下垂于体侧；目平视，定心凝神；然后双手向前分抬合十，屈腕立掌，指头向上，掌心相对（10 厘米左右距离）。停于胸前膻中穴外，式定后约静立一分钟。此动作要求肩、肘、腕在同一平面上，合呼吸酌情做 8～20 次。

诀曰：立身期正直，环拱手当胸，气定神皆敛，心澄貌亦恭。

第二势：韦驮献杵第二势

两足分开，与肩同宽，足掌踏实，两膝微松；两掌从胸前向体侧平开，手心朝上，两手自胸前徐徐外展，至两侧平举；立掌，掌心向外；目前视；吸气时胸部扩张，臂向后挺；呼气时，指尖内翘，掌向外撑。反复进行 8～20 次。

诀曰：足指挂地，两手平开，心平气静，目瞪口呆。

第三势：韦驮献杵第三势

两脚开立，足尖着地，足跟提起；双手上举高过头顶，掌心向上，两中指相距 3 厘米；沉肩屈肘，仰头，目观掌背。舌舐上腭，鼻息调匀。吸气时，两手用暗劲尽力上托，两腿同时用力下蹬；呼气时，全身放松，两掌向前下翻。收势时，两掌变拳，拳背向前，上肢用力将两拳缓缓收至腰部，拳心向上，脚跟着地。反复 8～20 次。

诀曰：掌托天门目上观，足尖着地立身端。力周腿胁浑如植，咬紧牙关不放宽。舌可生津将腭舐，鼻能调息觉心安。两拳缓缓收回处，用力还将挟重看。

第四势：摘星换斗势

右脚稍向右前方移步，与左脚形成斜八字，随势向左微侧；屈膝，提右脚跟，身向下沉，右虚步。右手高举伸直，掌心向下，头微右斜，双目仰视右手心；左臂曲肘，自然置于背后。吸气

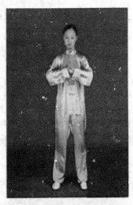

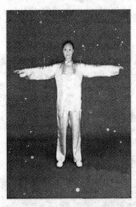

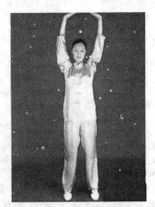

第一势 韦驮献杵第一势　　　　第二势 韦驮献杵第二势　　　　第三势 韦驮献杵第三势

时，头往上顶，双肩后挺；呼气时，全身放松，再左右两侧交换姿势锻炼。连续5～10次。

诀曰：只手擎天掌覆头，更从掌内注双眸。鼻端吸气频调息，用力回收左右侔。

第五势：倒拽九牛尾势

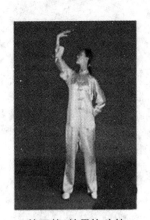

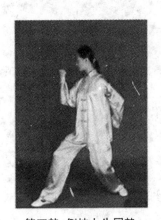

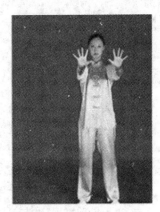

第四势 摘星换斗势　　　　　　第五势 倒拽九牛尾势　　　　　第六势 出爪亮翅势

右脚前跨一步，屈膝成右弓步。右手握拳，举至前上方，双目观拳；左手握拳；左臂屈肘，斜垂于背后。吸气时，两拳紧握内收，右拳收至右肩，左拳垂至背后；呼气时，两拳两臂放松还原为本势预备动作。再身体后转，成左弓步，左右手交替进行。随呼吸反复5～10次。

诀曰：两腿后伸前屈，小腹运气空松；用力在于两膀，观拳须注双瞳。

第六势：出爪亮翅势

两脚开立，两臂前平举，立掌，掌心向前，十指用力分开，虎口相对，两眼怒目平视前方，随势脚跟提起，以两脚尖支持体重。再两掌缓缓分开，上肢成一字样平举，立掌，掌心向外，随势脚跟着地。吸气时，两掌用暗劲伸探，手指向后翘；呼气时，臂掌放松。连续8～12次。

诀曰：挺身兼怒目，推手向当前；用力收回处，功须七次全。

第七势：九鬼拔马刀势

脚尖相衔，足跟分离成八字形；两臂向前成叉掌立于胸前。左手屈肘经下往后，成勾手置于身后，指尖向上；右手由肩上屈肘后伸，拉住左手指，使右手成抱颈状。足趾抓地，身体前倾，如拔刀一样。吸气时，双手用力拉紧，呼气时放松。左右交换。反复5～10次。

诀曰：侧首弯肱，抱顶及颈；自头收回，弗嫌力猛；左右相轮，身直气静。

第八势：三盘落地势

左脚向左横跨一步，屈膝下蹲成马步。上体挺直，两手叉腰，再屈肘翻掌向上，小臂平举如托重物状；稍停片刻，两手翻掌向下，小臂伸直放松，如放下重物状。动作随呼吸进行，吸气时，如托物状；呼气时，如放物状，反复5～10次。收功时，两脚徐徐伸直，左脚收回，两足并拢，成直立状。

诀曰：上腭坚撑舌，张眸意注牙；足开蹲似踞，手按猛如拿；两掌翻齐起，千斤重有加；瞪目兼闭口，起立足无斜。

第九势：青龙探爪势

两脚开立，两手成仰拳护腰。右手向左前方伸探，五指捏成勾手，上体左转。腰部自左至右转动，右手亦随之自左至右水平划圈，手划至前上方时，上体前倾，同时呼气；划至身体左侧时，上体伸直，同时吸气。左右交换，动作相反。连续5～10次。

诀曰：青龙探爪，左从右出；修士效之，掌气平实；力周肩背，围收过膝；两目平注，息调心谧。

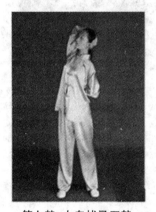 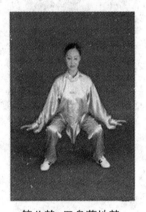 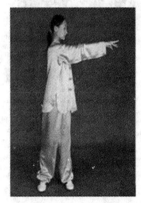

第七势　九鬼拔马刀势　　　　第八势　三盘落地势　　　　第九势　青龙探爪势

第十势：卧虎扑食势

右脚向右跨一大步，屈右膝下蹲，成右弓左仆腿势；上体前倾，双手撑地，头微抬起，目注前下方。吸气时，同时两臂伸直，上体抬高并尽量前探，重心前移；呼气时，同时屈肘，胸部下落，上体后收，重心后移，蓄势待发。如此反复，随呼吸而两臂屈伸，上体起伏，前探后收，如猛虎扑食。动作连续5～10次后，换左弓右仆脚势进行，动作如前。

诀曰：两足分蹲身似倾，屈伸左右腿相更；昂头胸作探前势，偃背腰还似砥平；鼻息调元均出入，指尖著地赖支撑；降龙伏虎神仙事，学得真形也卫生。

第十一势：打躬势

两脚开立，脚尖内扣。双手仰掌缓缓向左右而上，用力合抱头后部，手指弹敲小脑后片刻。配合呼吸做屈体动作；吸气时，身体挺直，目向前视，头如顶物；呼气时，直膝俯身弯腰，两手用力使头探于膝间作打躬状，勿使脚跟离地。根据体力反复8～20次。

诀曰：两手齐持脑，垂腰至膝间；头惟探胯下，口更齿牙关；掩耳聪教塞，调元气自闲；舌尖还抵腭，力在肘双弯。

第十二势：工尾势

两腿开立，双手仰掌由胸前徐徐上举至头顶，目视掌而移，身立正直，勿挺胸凸腹；十指交叉，旋腕反掌上托，掌以向上，仰身，腰向后弯，目上视；然后上体前屈，双臂下垂，推掌至地，昂首瞪目。呼气时，屈体下弯，脚跟稍微离地；吸气时，上身立起，脚跟着地；如此反复21次。收功：直立，两臂左右侧举，屈伸7次。

诀曰：膝直膀伸，推手自地；瞪目昂头，凝神一志；起而顿足，二十一次；左右伸肱，以七为志；更作坐功，盘膝垂眦；口注于心，息调于鼻；定静乃起，厥功维备。

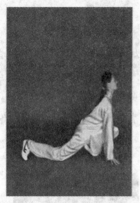
第十势 卧虎扑食势

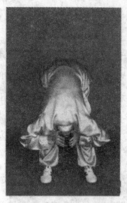
第十一势 打躬势

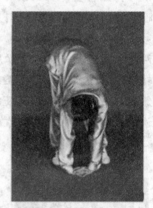
第十二势：工尾势

运动兴趣爱好拓展篇

情境 15　体育舞蹈

任务 1　体育舞蹈概述

体育舞蹈是在交谊舞基础上发展起来的一项新兴体育运动。由于它是经过整理、规范后形成的一种具有国际间统一的标准、要求和规范动作的舞蹈，因此人们又称它为国际标准交谊舞。

作为一项新兴的体育运动，正因为它具有表演、比赛、观赏、社交等多种功能和独特的健身价值，因而深受世界各国人民的喜爱。1995 年 4 月 2 日—5 日，国际奥委会在摩纳哥召开会议，通过承认了体育舞蹈成为奥运会项目。

体育舞蹈 20 世纪 80 年代正式传入我国，随即得到了迅速的发展。人们知道它，认识它，熟悉它也是近几年的事。

交谊舞是体育舞蹈的前身，已有了几个世纪的历史。它的正式名称为"舞厅舞"或称为"舞会舞"也被人称为"社交舞"。我国习惯上称之为交际舞或交谊舞。

交谊舞是起源于西方的一种舞蹈形式，多由民间舞蹈演变发展而来。如华尔兹舞起源于奥地利和美国的波士顿，快四步舞起源于英国，探戈舞则是阿根廷和西班牙的产物。再如拉丁舞中的伦巴舞、恰恰舞起源于古巴，桑巴舞起源于巴西，斗牛舞起源于西班牙等。经过长期的演变发展，到 1924 年由英国皇家交谊舞专业教师协会对当时的交谊舞进行了整理，对各舞种的舞步、舞姿、跳法加以系统和规范，相继制定了"布鲁斯"、"慢华尔兹"、"慢狐步舞"、"快华尔兹"、"快步舞"、"伦巴"、"探戈"七种交谊舞为"国际标准交谊舞"。1947 年，在柏林举行了首届世界交谊舞锦标赛。1960 年，拉丁舞也正式成为世界锦标赛的比赛项目。至此，国际标准交谊舞发展在世界范围内得了极大的推广。

把历史悠久的交谊舞发展为奥运的体育项目，体育舞蹈经历了一个漫长的形成与发展过程。它的成功，得益于一代又一代艺术家的创造和奋斗，得益于世界各国舞蹈协会的共同努力，得益于世界舞蹈水平的提高与发展，使这项运动在原有的娱乐性基础上，具备了很高的艺术性，技巧性，较大难度和运动量，较强的技术性、竞争性，良好的表演与观赏效果，以及独特的健身价值和广泛的群众基础，从而使这项运动广泛流行于世界。

国际标准交谊舞观已形成两大类 10 个舞种。

第一类：现代舞（也称摩登舞）

1. 华尔兹舞

2. 探戈舞

3. 狐步舞

4. 快步舞

5. 维也纳华尔兹

第二类：拉丁舞

1. 伦巴

2. 恰恰恰

202

3. 桑巴

4. 斗牛舞

5. 牛仔舞（也称加依夫）

到目前，全世界许多国家都有了国际标准舞协会，并定期举办国际性的交谊舞大赛，有力地推动了舞蹈水平的发展，虽然交谊舞传入我国已有几十年的历史，然而它的发展却是近十几年的事。从 20 世纪 80 年代开始，国际标准交谊舞在我国广州、上海、北京等大城市逐渐兴起，受到了人们的关注和喜爱。自 1987 年举办了第一届"中国杯"国际标准交谊舞大赛后，我国又相继举办了一些地区性、全国性比赛。进入 20 世纪 90 年代，在举办国内现代舞和拉丁舞比赛的同时，还邀请了国际上的一些著名选手来我国进行表演，并于 1993 年 12 月在上海和北京举办了世界杯体育舞蹈比赛，从而有力地推动了我国国际标准交谊舞的发展和水平的迅速提高。我国的部分选手已开始进入国际比赛，并取得了较好的成绩。可以说，我国的体育舞蹈水平正处在迅速发展阶段，大有方兴未艾之势。

随着国际标准交谊舞在我国的迅速开展，群众性的交谊舞活动也蓬勃兴起。人们已不满足于散步、看电影、看电视的现状，纷纷走出家门，走向社会，学跳交谊舞。在改革开放的今天，中国人才真正认识并接受了这一融社交、娱乐、健身于一体的舞蹈艺术。

这项舞蹈艺术也得到了高等院校高职学生的认识和青睐。越来越多的高职学生要求学习交谊舞，以作为丰富生活、陶冶情操，建立友谊和日后参与社交与社会活动的需要。

任务 2 体育舞蹈基础知识

一、舞程线和舞程向

对于每位跳舞者来说，必须首先懂得舞程向和舞程线，对现代舞的这一规定可避免舞蹈者相互之间的碰撞使舞蹈者均沿着舞场的大圆按逆时针方向进行。舞程向是指整套舞蹈沿舞场逆时针行进的方向。舞程线是指舞蹈者在起舞时沿舞场四侧之一按舞程向行进的路线（图 15 - 1）。

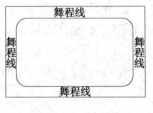

图 15 - 1 舞程线

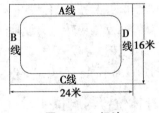

图 15 - 2 场地

二、场地（赛场）

场地应呈长方形，两长边一般为 24 米，两条短边为 16 米。两条长边分别为 A 线和 C 线，两条短边分别为 B 线和 D 线（图 15 - 2）。

三、方位

跳舞时，为了便于在舞蹈中正确辨别自己的方向和位置，检查旋转的角度，国际标准舞中又规定了 8 条线来指示舞蹈者每个舞步进行和完成的方向（图 15 - 3）。

四、旋转与角度

跳交谊舞离不开旋转（转身），旋转是构成交谊舞的基本步法之一，也是表现舞蹈水平和特点的重要组成因素。

1. 旋转的分类

按旋转的方向分：有左转和右转，左转（也叫反转），即按逆时针方向的身体转动，这种向左方向的旋转，也称为向内侧的转动。右转（也叫正转），即按顺时针方向的身体转动，这种向右的转动，也叫向外侧的转动。

按旋转的角度分：有 45°、90°、135°、180°、225°、270°、315°、360°等。

按整体与局部分：有公转和自转。公转，是指在跳舞时每一对舞伴沿舞池（场）形成的整体转动。自转，指与此同时每一对舞伴在运用舞步时所出现的自身转动。自转可以是逆时针的，也可以是顺时针的，但它们转动的总趋势都是按公转的方向进行的。

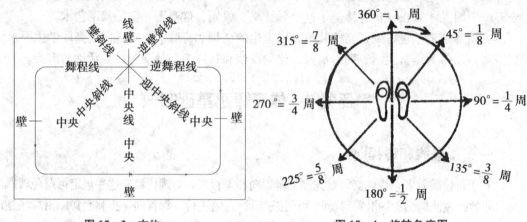

图 15 - 3　方位　　　　　　　　　　　图 15 - 4　旋转角度图

按两人之间的配合分：有男、女自转（分手后自转），女转男不转（牵手旋转），男女同时转（两点转），女围男转（男原地转）或女围男转（男原地不转），男绕女转（女原地转），男托女转（原地转）等。

旋转的角度常有 45°、90°、135°、180°、225°、270°、315°、360°等（图 15 - 4）。

五、身体位置与脚位

1. 身体位置

身体位置是指跳舞者从舞步开始或结束时身体与舞场的位置关系。按舞蹈的方位所示，分别有以下几种不同的位置关系：面对舞程向，背对舞程向，面对中央，面对墙壁，面斜对中央，背斜对中央，面斜对墙壁，背斜对墙壁。在跳舞过程，这种位置关系处于不停的变化之中。舞者可根据动作编排的需要去选择适当的位置关系，以提高表演的效果和突出舞蹈的风格特点。

2. 脚位

交谊舞中旋转的角度大小是以脚的位置来确定的。根据舞步的运用情况，一般有以下几种（图 15－5）：

①左（右）脚前进

②左（右）脚后退

③左（右）脚向侧

④左（右）脚斜进

⑤左（右）脚斜退

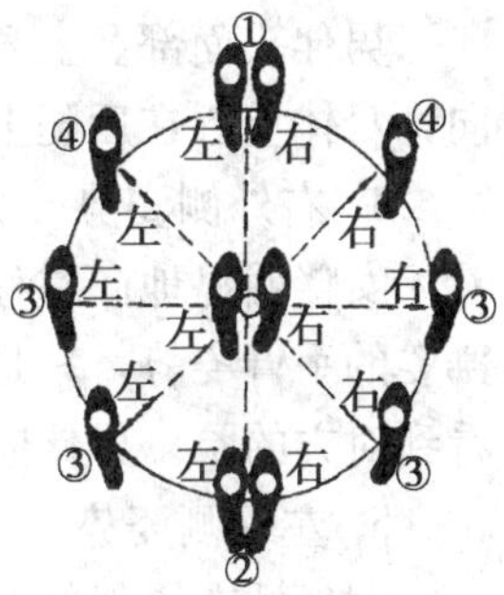

六、握持方法与身体

基本姿势

正确的姿势和握持方法是跳好交谊舞的两个很重要的因素，也

图 15－5　脚位图示

是保持优美舞姿，提高交谊舞水平的基础。

交谊舞中最基本的也是最常用的姿势叫闭式舞姿（图 15－6①为侧面，②为正面）。

男女舞伴面对面站好，两人右侧腹部微微接触，身体保持正直，腰部挺拔但不能挺肚子。双脚并立，各自的右脚尖对准对方双脚中心线。男伴的左手手臂向左平伸，四指并拢（拇指除外）掌心向上，女伴的右手臂以同样动作向右平伸，但掌心向下，放在男伴左手上，拇指紧贴男伴拇指外面。此时男伴左手握住女伴右手，松紧要适度。两伴握拳内旋，小臂与上臂大约成120°角，握持的高度与女伴耳朵（或以眉毛）相齐为宜，位于双方上体的平行中线处。男伴的右手五指并拢，手背向外，其右臂形成自然的弧度，右手平放在女伴左侧背后肩胛骨下方。女伴左手平放在男伴右臂三角肌中间位置，拇指与示指分开．右臂轻微倚靠在男伴右臂上。

男伴头向左侧转动，从女伴右耳旁向左前方平视，女伴头向左微转约45°，身体略向后仰，稍带胸腰，从男伴右耳旁或右肩上方向前平视。

探戈的握持姿势与其他舞有所不同。两人间的贴身更紧一些，错位更多一点。男伴的左前臂稍微降低，约与女伴耳朵下沿齐平，左手稍向内转，肘部明显弯曲。右手掌放置于女伴肩胛骨内侧稍向四指并拢，掌心向下，以虎口位放置于女伴右腋下（图 15－7）。

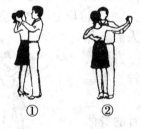

①　　②

图 15－6　闭式舞姿

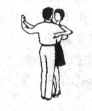

图 15－7　探戈舞姿

七、常见舞姿分述

1. 闭式舞姿（图 15－6）

2. 散式舞姿（PP 式）

在闭式舞姿基础上，男伴头面部及上身略向左外侧打开，右脚后锁在右脚跟处，女伴与男伴相反姿势，此时两人的头均向同一方向（图 15－8）。

3. 散式舞姿

男伴头面部及上身略向左前方打开，左脚在左前方，女伴动作相反。双方头均向同一方向，身体重心在后腿上（图 15 - 9）。

4. 右外侧姿势

女伴明显地向左移动到男伴的右侧，使女伴右肩对着男伴的右肩。男女伴基本保持闭式舞姿的手臂姿势，只是女伴的右臂要稍微伸长一些。男女伴的头要稍向右回转一点，以便能看到对方的脸。男伴向前迈步要迈到女伴的右侧（图 15 - 10）。

5. 左外侧姿势

女伴站在男伴的左侧，左肩对着男伴的左肩，两人双肩保持平行，男伴的右臂和女伴的左臂稍伸直，肘部仍保持一定的弯度。两人的头稍向左回转，以便能互相看到对方的脸。男伴向前迈步要迈到女伴的左侧（图 15 - 11）。

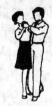 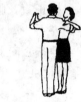 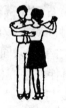 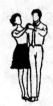

图 15 - 8　散式舞姿　　　图 15 - 9　敞式舞姿　　　图 15 - 10　右外侧姿势　　　图 15 - 11　左外侧姿势

任务 3　体育舞蹈的舞种

一、慢华尔兹

（一）简介

慢华尔兹（也称慢三步舞），最早发源于奥地利和美国的波士顿市，19 世纪传入英国成为皇家宫廷舞，由于具有旋转的特点，因此也称为圆舞。它是由交谊舞中历史最悠久的舞蹈维也纳华尔兹演变而来，为了区别于快的维也纳华尔兹，人们又称其为波士顿华尔兹。慢华尔兹在英国得到了发展，形成了一直延续到今天的这种形式的华尔兹。20 世纪传入我国，成为今天舞会中一种主要的舞蹈。

慢华尔兹要求连续而流畅地沿着舞程线行进。要求舞者的身体姿势要挺直、拔起，动作过程具有上下的起伏性。慢华尔兹舞曲为 3/4 拍，每分钟约 28～32 小节，音乐节奏为强弱弱，或嘭嚓嚓。舞

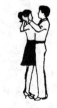

图 15 - 12　华尔兹舞姿

步特点，节奏缓慢，一拍一步，第一步大而下降踏重拍，二三步小而上升踏弱拍，形成第一步低，第二步稍高，第三步前半拍最高，后半拍渐低三拍一个循环，三拍一个弧线，起伏圆润，连绵不断的舞蹈特征（图 15 - 12）。

步法的运用，上步时（前进时）脚跟先着地，后退时脚掌先着地，运步起伏流畅，如同海浪。华尔兹舞的舞姿，闭式，其风格是典雅大方，回旋起伏，且动作舒展流畅，表现柔和优美，素有"舞中皇后"之美称。其舞蹈技巧为反身、摆荡、倾斜、升降。

（二）基本舞步

预备姿势：男女舞伴相对握持站立。

1. 前进后退步（图 15 - 13）

·【男舞步】·

1 拍，左脚前进一大步。

2 拍，右脚前进一步。

3 拍，左脚向右脚并步。

4 拍，右脚后退一大步。

5 拍，左脚后退一步。

6 拍，右脚向左脚并步。

·【女舞步】·

1 拍，右脚后退一大步。

2 拍，左脚后退一步。

3 拍，右脚向左脚并步。

4 拍，右脚前进一大步。

5 拍，右脚前进一步。

6 拍，左脚向右脚并步。

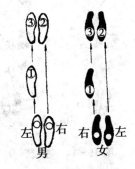

图 15 - 13　前进后退步

动作要点：

第一步步幅要大些，身体重心下降，前进以脚跟滑行着地，后退以前脚掌向后滑行着地。第二、三步步幅稍小些，身体重心逐渐上升。

2. 左旋转步

（1）左旋转 90°（1/4）（图 15 - 14）

·男舞步·

1 拍，左脚前进一步，脚尖左转，同时身体向左转 90°。

2 拍，右脚前进一步，脚尖左转。

3 拍，左脚向右脚并步。

4 拍，右脚后退一步，脚跟右转，同时身体向左转 90°。

5 拍，左脚后退一步。

6 拍，右脚向左脚并步。

·女舞步·

1 拍，右脚后退一步，脚跟右转，同时身体向左转 90°。

2 拍，左脚后退一步。

3 拍，右脚向左脚并步。

4 拍，左脚前进一步，脚尖左转，同时身体向左转 90°。

5 拍，右脚前进一步。

6 拍，右脚向左脚并步。

（2）左旋转 180°（1/2）（图 15 - 15）

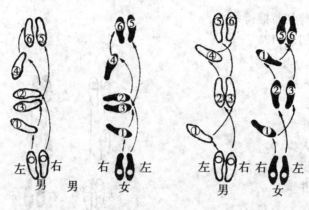

图 15 - 14 左旋转 90° 图 15 - 15 左旋转 180°

·男舞步·

1 拍，左脚前进一步，脚尖左转，同时身体向左转 90°。

2 拍，右脚前进一步，脚尖左转，同时身体向左转 90°。

3 拍，左脚向右脚并步。

4 拍，右脚后退一步，脚跟右转，同时身体向左转 90°。

5 拍，左脚后退一步，脚尖左转，同时身体向左转 90°。

6 拍，右脚向左脚并步。

·女舞步·

1 拍，右脚后退一步，脚跟右转，同时身体向左转 90°。

2 拍，左脚后退一步，脚尖左转，同时身体向左转 90°。

3 拍，右脚向左脚并步。

4 拍，左脚前进一步，脚尖左转，同时身体向左转 90°。

5 拍，右脚前进一步，脚尖左转，同时身体向左转 90°。

6 拍，左脚向右脚并步。

3. 右旋转步

（1）右旋转 90°（1/4）（图 15 - 16）

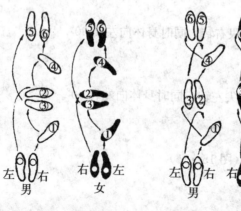

图 15 - 16 右旋转 90° 图 15 - 17 右旋转 180°

·男舞步·

1拍，右脚前进一步，脚尖右转，同时身体向右转90°。

2拍，左脚前进一步。

3拍，右脚向左脚并步。

4拍，左脚后退一步，脚跟左转，同时身体向右转90°。

5拍，右脚后退一步。

6拍，左脚向右脚并步。

·女舞步·

1拍，左脚后退一步，脚跟左转，同时身体向右转90°。

2拍，右脚后退一步。

3拍，左脚向右脚并步。

4拍，右脚前进一步，脚尖右转，同时体向右转90°。

5拍，左脚前进一步。

6拍，右脚向左脚并步。

（2）右旋转180°（1/2）（图15－17）

·男舞步·

1拍，右脚前进一步，脚尖右转，同时身体向右转90°。

2拍，左脚前进一步，脚尖右转，同时身体向右转90°。

3拍，右脚向左脚并步。

4拍，左脚后退一步，脚跟外转，同时身体向右转90°。

5拍，右脚后退一步，脚尖右转，同时身体向右转90°。

6拍，左脚向右脚并步。

·女舞步·

1拍，左脚后退一步，脚跟外转，同时身体向右转90°。

2拍，右脚后退一步，脚尖右转，同时体向右转90°。

3拍，左脚向右脚并步。

4拍，右脚前进一步，脚尖右转，同时身体向右转90°。

5拍，左脚前进一步，脚尖右转，同时身体向右转90°。

6拍，右脚向左脚并步。

4.帚形步（图15－18）

·男舞步·

1拍，左脚前进一步。

2拍，右脚前进一步。

3拍，左脚向右脚后交叉进一步，同时双脚提踵立。

·女舞步·

1拍，右脚后退一步。

2拍，左脚后退一步。

3拍，右脚向右后绕摆，同时身体向右转180°（至男伴右侧），右脚在左脚后交叉着地，双脚提踵立。

动作要点：

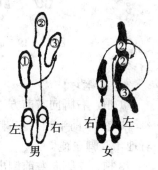

图 15－18　帚形步

女步以第三步练习为主，右旋转时以左脚为轴，两腿伸直。

5. 追步（图15-19）（节拍：1—2达—3）

·男舞步·

1拍，右脚前进一步。

2拍，左脚前进一步；右脚再向左脚前进半步，前脚掌着地。

3拍，左脚前进一小步。

·女舞步·

1拍，左脚前进一步。

2拍，右脚前进一步，脚尖左转，同时身体向左转180°；左脚后退半步，前脚掌着地。

3拍，右脚后一小步。

动作要点：

①男步第二拍后半拍右脚快速向左脚前进半步，前脚掌着地。

②女步第二拍前半拍右脚进步脚尖左转的同时，身体迅速向左转180°，接着左脚再后退半步。

③女伴转身后，男女保持相对位置，女伴保持在男伴身体右侧。

6. 锁步（节拍：1—2—达3）

（1）前锁步（图15-20）

·男舞步·

1拍，左脚向左后方退一步，全脚掌着地。

2拍，（前半拍）右脚向后再退一步，前脚掌着地，重心升起。（后半拍）左脚后退至右脚前锁步，前脚掌着地，双脚立踵。

3拍，右脚向左后侧出一步。

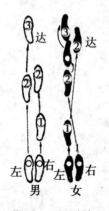

图15-19　追步

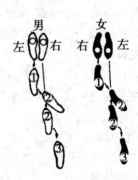

图15-20　前锁步

·女舞步·

1拍，右脚向右前方进一步，全脚掌着地。

2拍，（前半拍）左脚前进一步，前脚掌着地。（后半拍）右脚在左脚后跟半步，前脚掌着地，双脚立踵。

3拍，左脚向左前侧出一步。

（2）后锁步（图15-21）（节拍1—2达—3）

· 男舞步 ·

1 拍，右脚向右前方进一步，全脚掌着地。

2 拍，（前半拍）左脚向前进一步，前脚掌着地。（后半拍）右脚在左脚后跟半步，前脚掌着地，双脚立踵成锁步。

3 拍，左脚向左前侧出一步。

· 女舞步 ·

1 拍，左脚向左后方退一步，全脚掌着地。

2 拍，（前半拍）右脚的后退一步，前脚掌着地。（后半拍）左脚后退至右脚前，前脚掌着地，双脚立踵成交叉锁步。

3 拍，右脚向右后侧出一步。

动作要点：

前锁步时身体向左稍倾斜，后锁步时身体向右稍倾斜，女伴随男伴倾斜方向而动作。第二拍的交叉锁步要靠紧，同时提踵踏步节奏要快。

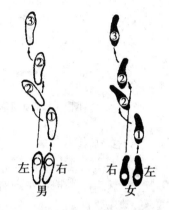

图 15-21 后锁步

二、快华尔兹

（一）简介

快华尔兹（也称快三步舞），在国标准舞中称为维也纳华尔兹。它起源于奥地利，由阿尔卑斯地区的农民舞蹈伦德列尔演变而来，德文（walzen）的意思是"旋转"。快华尔兹在 19 世纪曾是舞会舞的佼佼者，素有舞中之王的美称。著名的奥地利作曲家约翰·施特劳斯以及肖邦、柴可夫斯基等创作了许多不朽的华尔兹舞曲，把华尔兹舞推向了新的发展阶段，以致有人把 19 世纪称为华尔兹时代。时至今日，它仍然是交谊舞的主要内容之一，也是最受人们欢迎的舞蹈之一。

快华尔兹音乐优雅动人，节奏轻盈活泼，速度多为小快板。快华尔兹舞曲（也称圆舞曲），它的节奏类型同华尔兹一样，都是 3/4 拍，节奏为强弱弱。重拍在每小节每一拍上。速度每分钟 60～64 小节。舞步特点：一拍一步，节奏清晰，起伏流畅，活泼轻快，以旋转为主，每小节的第一拍步幅要稍大一步。但就整个舞蹈风格来讲，还是要文雅、平稳、流畅，好似在溜冰场上一样旋转。上身和胯部要相对的稳定，千万不能扭动，以保持华尔兹高雅庄重的风格。

（二）基本舞步

预备姿势：男女舞伴相对握持站立（图 15-22）。

1. 前进后退步

（1）三拍一步（图 15-23）

· 男舞步 ·

1—3 拍：1 拍，左脚前进一步，2—3 拍，右脚向左脚并步。

4—6 拍：4 拍，右脚后退一步，5—6 拍，左脚向右脚并步。

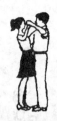

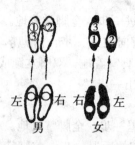

图 15-22 预备姿势   图 15-23 三拍一步

·女舞步·

1—3 拍：1 拍，右脚后退一步，2—3 拍，左脚向右脚并步。

4—6 拍：4 拍，左脚前进一步，5—6 拍，右脚向左脚并步。

动作要点：

①1—3 拍只走一步，并步后稍有停顿。

②前进步时腿稍弯曲滑行，到位迅速伸直。

③前进时（1—3 拍）身体重心保持在左腿，后退时（4—6 拍）身体重心保持在右腿，男女相同。

（2）三拍三步（图 15-24）

·男舞步·

1—3 拍，左脚前进一步，右脚向左脚并步，左脚再原地踏一步。

4—6 拍，右脚后退一步，左脚向右脚并步，右脚再原地踏一步。

·女舞步·

1—3 拍，右脚后退一步，左脚向右脚并步，右脚再原地踏一步。

4—6 拍，左脚前进一步，右脚向左脚并步，左脚原地再踏一步。

动作要点：

①基本要求同三拍一步。

②每步必须变换身体重心。

③注意 2、3 拍和 5、6 拍的提踵动作。

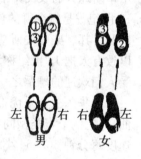

图 15-24 三拍三步

2. 左旋转步（三拍三步）（图 15-25）

·男舞步·

1 拍，左脚向左前方进步，进步时插向女伴两脚之间，同时身体向左转 45°。

2 拍，右脚向左脚前进步，并靠近左脚，同时身体继续左转 90°。

3 拍，左脚向右脚并步提踵，继续左转 45°。

4 拍，右脚向右后方退步，同时身体向左转 45°。

5 拍，左脚向右脚后退步，并靠近右脚，同时身体继续左转 90°。

6 拍，右脚向左脚并步提踵，继续向左转 45°。

·女舞步·

1 拍，右脚向右后方退步，同时身体向左转 45°。

2 拍，左脚向右脚后退步，并靠近右脚，同时身体继续左转 90°。

3 拍，右脚向左脚并步提踵，继续向左转 45°。

4 拍，左脚向左前方进步，进步时插向男伴两脚之间，同时身体向左转 45°。

5 拍，右脚向左脚前进步，并靠近左脚，同时身体继续左转 90°。

6 拍，左脚向右脚并步提踵，继续向左转 45°。

动作要点：

①进步时，脚插向对方两脚之间。

②旋转时，两脚靠近伸直，提踵。

③前进时脚着地脚尖稍向外转。退步时脚着地脚跟稍外转。

3. 右旋转步（三拍三步）（图 15 - 26）

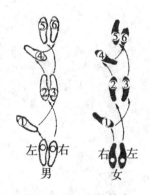

图 15 - 25　左旋转步

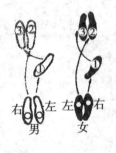

图 15 - 26　右旋转步

・男舞步・

1 拍，左脚向左后方退一步，脚跟稍外转，同时身体向右转 45°。

2 拍，右脚向右侧退步，同时身体继续向右转 90°。

3 拍，左脚向右脚并步提踵，继续右转 45°。

4 拍，右脚向右前方进一步，脚插向女伴两脚之间，脚尖稍外转，同时身体向右转 45°。

5 拍，左脚向右脚前进步，同时身体继续向右转 90°。

6 拍，右脚向左脚并步提踵，继续向右转 45°。

・女舞步・

1 拍，右脚向右前方进一步，插向男伴两脚之间，同时身体向右转 45°。

2 拍，左脚和左前方进步，同时身体继续向右转 90°。

3 拍，右脚向左脚并步提踵，继续右转 45°。

4 拍，左脚向左后方退一步，同时身体向右转 45°。

5 拍，右脚向左脚后退步，继续向右转 90°。

6 拍，左脚向右脚并步提踵，继续向右转 45°。

动作要点：同左旋转步。

4. 变换步（三拍一步）

(1) 前进变换步（用于衔接左旋转）（图 15 - 27）

・男舞步・

1 拍，右脚前进一步。

2 拍，左脚向左前方进一步。

3拍，右脚向左脚并步，同时身体稍向左转动。

·女舞步·

1拍，左脚后退一步。

2拍，右脚向右后方退一步。

3拍，左脚向右脚并步，同时身体稍向左转动。

（2）后退变换步（用于衔接右旋转）

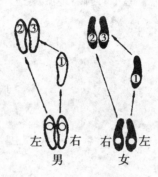

左 右　右 左

男　　女

图 15-27　前进变换步

·男舞步·

1拍，右脚后退一步。

2拍，左脚向左后方退一步。

3拍，右脚向左脚并步，同时身体稍向右转动。

·女舞步·

1拍，左脚前进一步。

2拍，右脚向右前方进一步。

3拍，左脚向右脚并步，同时身体稍向右转动。

动作要点：

前进变换步和后退变换步是快华尔兹的关键动作，只有熟练地掌握和配合才能跳的连贯圆润。练习时应注意身体重心的快速跟随和身体稍向旋转方向转动。

注：维也纳华尔兹与快华尔兹跳法上不同的是左旋转时要锁步，不论男女在做前进步时第三步走成锁步，以便于迅速旋转。由于舞蹈是沿舞厅逆时针方向行进，左转是内转，因此左旋转转身的角度应大于180°，男进步时锁步，女退步则并步，女进步时锁步，男退步则并步，2小节动作形成一锁一并。而右旋转也称外转，无论是前进还是后退男女均运用并步，转身的角度应小于180°。除锁步时身体姿势略有升高外，其他时间则应保持身体的平稳，不能有大的起伏。由于音乐节奏比较快，约60～64小节份，因此男女舞伴身体的倾斜姿势也稍大一些。

5. 前进并合步（侧行并步）S、Q、Q、S

·男舞步·

1拍（慢），左脚前进一步。

2拍（快快），右脚前进一步，接着左脚再前进一步。

3拍（慢），右脚向左脚并步，同时身体向右转45°。

· 女舞步 ·

1 拍（慢），右脚前进一步。

2 拍（快快），左脚前进一步，接着右脚再前进一步。

3 拍（慢），左脚向右脚并步，同时身体向左转 45°。

三、伦巴舞

（一）简介

伦巴舞起源于古巴，由民间舞蹈演变而来，属拉丁舞范畴。其特点是舞步较小，髋的韵律动作比较突出，头部与上体保持正直。伦巴舞风格柔和，富于浪漫色彩，是交谊舞中最为柔和和富有感情的舞蹈。

伦巴舞的舞曲为 4/4 拍，音乐节奏为强、弱、次强、弱，旋律为：‖：咚恰恰恰恰咚恰咚恰‖。重音在第 1 拍和第 3 拍上。舞步的基本节奏是"快、快、慢"，快步占 1 拍，慢步占 2 拍，4 拍一个循环，左右脚轮换起步。舞步特点，4 拍走三步，第四步旁点。舞蹈时两手胸前左右微微飘动，两胯左右上下匀称扭动，由于舞曲速度较快，动作变化多，身体姿势柔软缠绵，加之男女舞伴面面相观，随音乐情调显示出含情脉脉富于浪漫的色彩。

伦巴舞的开始舞姿一般为，男女伴相对站立，两手在胸前变曲平行牵手，手心男向上，女向下，五指并拢自然弯曲，男伴拇指在上，从女伴小指外侧牵拉双手。

为了有别于国际标准舞中的伦巴舞，人们又把舞会中常跳的这种伦巴舞称为"自娱性伦巴舞"。

（二）基本舞步

预备姿势：男女舞伴相对平行牵手站立，两臂在胸前弯曲，女伴手心向下，五指并拢放于男伴手上，男伴拇指在上，从女伴手指外侧牵拉双手（图 15 - 28）。

1. 侧行并点步（图 15 - 29）

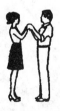

图 15 - 28　预备姿势

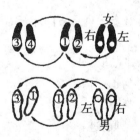

图 15 - 29　侧行并点步

· 男舞步 ·

1 拍，左脚向左侧迈一步。

2 拍，右脚向左脚并步，前脚掌着地。

3—4 拍，左脚向左侧再迈一步，右脚移向左脚并步，脚尖点地，重心保留在左脚。

5 拍，右脚向右侧迈一步。

6 拍，左脚向右脚并步，前脚掌着地。

7—8 拍，右脚再向右侧迈一步，左脚移至右脚并步，脚尖点地，重心保持在右脚。

· 女舞步 ·

动作同男步，只是1—4拍向右，5—8拍向左。

动作要点：

（1）踝、膝关节要柔和而富有弹性的屈伸。

（2）髋的绕动应随身体重心的起落和移动而绕动。

（3）两手相握在胸前随髋的绕动而向同方向绕小环。

（4）髋的动作应是先向上提再向侧绕。

2. 左右交叉步（图 15 - 30）

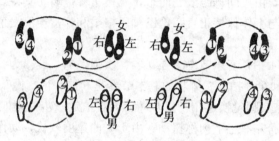

图 15 - 30　左右交叉步

·男舞步·

1拍，左脚向左侧迈一步。

2拍，右脚从左脚前侧交叉迈一步，前脚掌着地。

3—4拍，左脚向左侧进一小步，右脚移向左脚，脚尖点地。

5拍，右脚向右侧迈一步。

6拍，左脚从右脚前侧交叉迈一步，前脚掌着地。

7—8拍，右脚向右侧出一小步，左脚移向右脚，脚尖点地。

·女舞步·

动作同男步，只是方向相反，1—4拍向右，5—8拍向左。

动作要点：

同侧行并点步。只是左右交叉步时步幅稍大一些，移动范围也大一些。

3. 前进后退步（图 15 - 31）

·男舞步·

1拍，左脚前进一步。

2拍，右脚前进一步。

3—4拍，左脚再前进一步，
右脚向左脚并步，脚尖点地。

5拍，右脚后退一步。

6拍，左脚后退一步。

7—8拍，右脚再后退一步，
左脚向右脚并步，脚尖点地。

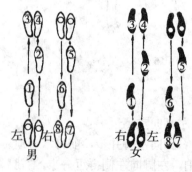

图 15 - 31　前进后退步

·女舞步·

动作同男步，只是1—4拍先退步，5—8拍再进步。

4. 斜向前进步（图 15 - 32）

·男舞步·

1 拍，左脚向左前方进一步，同时左转 45°。

2 拍，右脚向前进一步（从女伴右侧进步）。

3—4 拍，左脚前进一步，右脚向左脚并步，脚尖点地。

5 拍，右脚向右前方进一步，同时身体右转 90°。

6 拍，左脚向右前方进一步（从女伴左侧进步）。

7—8 拍，右脚再进一步，左脚移向右脚并步，脚尖点地。

·女舞步·

动作同男步，但出步相反。1—4 拍先向右后方退步，5—8 拍向左后方退步。动作要点：

①斜向进步时，两人成交错位置。

②从左斜方向右斜方转换时，动作要迅速右转。

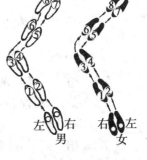

图 15 - 32　斜向前进步

5. 单手牵转 180°（图 15 - 33）

男女舞伴相对站立开始。

第一个八拍

女伴逆转 180°（图 15 - 33—①②③）

·男舞步·

1—4 拍，左脚起前进并点步，同时身体向右慢转 90°，右手上举牵动女伴前进。

5—8 拍，右脚起向右踏转并点步，同时身体向右转 90°与女伴相对。

·女舞步·

1—4 拍，右脚起前进并点步，同时身体向左慢转 90°。

5—8 拍，左脚起向左踏转并点步，同时身体继续向左转 190°与男伴相对。

第二个八拍

男伴顺转 180°（图 15 - 33—③④⑤）

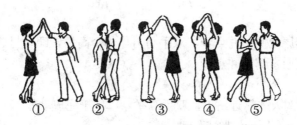

图 15 - 33　单手牵转 180°

·男舞步·

1—4 拍，左脚起前进并点步，同时身体向右慢转 90°，右手上举从右臂下走过。

5—8 拍，右脚起向右踏转并点步，同时身体向右继续转 90°与女伴相对。

·女舞步·

1—4 拍，右脚起前进并点步，同时身体向左转 90°，左手上举与男伴相牵。

5—8 拍，左脚起向左踏转并点步，同时身体继续向左转 90°与男伴相对。

动作要点：①第一个八拍，女伴从男伴右臂下穿过，逆转180°，男女伴互换位置。

②第二个八拍，男伴从自己右臂下顺转180°，男女伴互换位置。

6. 双手牵转360°（图15-34）

男女舞伴相对站立，交叉牵手开始（两右手在上，左手在下）。第一个八拍女伴右转360°（图15-35）

·男舞步·

1—4拍，左脚起原地侧踏并点步，双手牵女伴双手高举，同时使女伴向右转圈走。

5—8拍。右脚起向右侧踏并点步。

·女舞步·

1—4拍，右脚起向右转原地踏点步走，双手举起从双臂下走过，同时身体向右转180°。

5—8拍，左脚起向右继续旋转180°，双手还原至体前交叉（此时左手在上，右手在下），与男伴相对。

第二个八拍

男伴左转360°（图15-34）

·男舞步·

1—4拍，左脚起向左转原地踏点步走，双手举起从双臂下走过，同时身体向左转180°。

5—8拍，右脚起向左继续旋转180°，双手还原至体前交叉（右手在上，左手在下），与女伴相对。

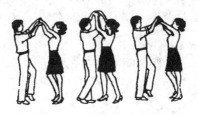

图15-34　第二个八拍

·女舞步·

1—4拍，右脚起原地侧踏并点步，双手与男伴相牵高举，配合男伴左转圈走。

5—8拍，左脚起向左侧踏并点步。

动作要点：

①牵转360°时，两人需靠近站位，双手高举，以便于完成动作。

②转体时，基本上在原地做踏点转动。

③在转动过程中，无论男女均应挺胸，头稍向左侧后仰，以展示伦巴舞的柔和风趣和浪漫。

7. 同向侧行并点步（图15-35）

·男舞步·

1—4拍，右脚起向右侧行并点步，同时身体向右转45°，左手握女伴右手向右进步，第4拍左脚也可用脚跟在右脚前擦地或打地。

5—8拍，左脚起向左侧行并点步，同时身体向左转90°，第8拍时用右脚跟在左脚前擦地或打地。

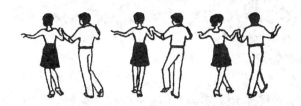

图 15 - 35　同向侧行并点步

・女舞步・

1—4 拍，同男步。

2—8 拍，同男步。

每个节拍的第 1 拍变换方向。

向右时，男在前女在后，向左时，女在前男在后。

注意打地动作的柔和轻快。

任务 4　黔东南民族民间舞蹈

黔东南苗族侗族自治州位于贵州省东南部。这里山川秀丽、人杰地灵、资源丰富。生长在这里的苗族、侗族等各族儿女勤劳、朴实、善良。在长期的社会历史发展进程中，他们创造了丰富多彩的民族民间舞蹈，古朴原始的原生态民族民间舞蹈活动遍布全州 16 个县市。他们为人类保存了丰富的民族民间体育资源，如苗族反排木鼓舞、跳芦笙、侗族摔跤、抢花炮、民族民间武术、舞龙、划龙舟等。

一、反排木鼓舞蹈

反排木鼓舞是贵州省黔东南苗族侗族自治州台江县反排村苗族人民庆祝家族团聚及祭祀祖先的舞蹈，它以其粗犷豪迈、矫健敏捷的舞姿和深厚的历史文化而闻名于世，近年越来越受到世人的关注。反排木鼓舞以激越的鼓点为主节奏，由踏步、腾越、翻越、甩同边手、反跨转体等基本动作构成，并配以大幅度的动作，舞姿激情豪迈，粗犷有力，主要反映苗族祖先不畏艰难险阻，披荆斩棘，长途迁徙，开辟疆土，围栏打猎，创造美好生活的壮举。鼓点急如雷鸣，缓若滴水，身着民族服饰的舞者伴随着木鼓的节奏，不停地前后旋转，不但具有娱乐价值而且还具有巨大的体育健身价值，是寓锻炼于娱乐之中的理想体育活动。

（一）反排木鼓舞蹈概念

苗族反排木鼓舞音乐是在鼓点的伴奏下进行，以身体练习为基本手段，以有氧运动为基础，融反排木鼓舞和健身操于一体的体育运动。

1. 反排木鼓舞蹈的文化渊源

苗族反排木鼓舞是为祭祀祖先、祈神禳灾、娱神、娱祖灵所用。每逢丑年，十三年一次的祭鼓节与宰牛祭祀和盛大的节庆活动相配合，村民举行大型反排木鼓舞仪式。反排木鼓舞由"牛高抖"、"牛扎厦"、"厦地福"、"高抖大"、"扎厦耨"五个鼓点章节组成，五个章节分别表现反排村苗族祖先从东方迁徙来反排村时昼夜兼程、跋山涉水、披荆斩棘、打猎御敌、开垦田土、贡祭祖先的情境，将苗族千百年来迁徙、发展的历史写在舞蹈中，显示了苗族人民相亲相爱、团结互助、不忘历史的精神风貌。

随着健身操的发展，其种类越来越多，苗族人又将本族反排木鼓舞融入其中，使苗族反排木鼓健身操得以广泛推广传承。

2. 反排木鼓舞蹈的特点

（1）广泛的适应性

为了让人们初步了解反排木鼓健身操，便于向不同年龄段的人群普及与推广，反排木鼓健身操动作简单易学，讲求实效，流畅优美且不受场地限制。难度适中，连接动作流畅，基本步伐、动作组合充分将民族元素与现代健身操有机结合，赋予了极强的表现力，这样参与者不会有任何负担，练习时轻松随意，并能从中产生愉悦情绪，从而达到了解民族文化、增进健康、培养正确的体态、塑造优美的形体、陶冶美的情操的目的，适合学校教学活动的开展。

（2）浓厚的民族性

反排木鼓健身操民族风格突出，健身娱乐效果显著，将民族个性与健美操、舞蹈、音乐融为一体，充分体现了本土民族文化，更能引发学生参与的兴趣，使学生通过体育教学获得良好的运动知识和技能，让学生了解民族文化特征，促进其身心的健康发展。

（3）强烈的节奏性

反排木鼓健身操的音乐鼓点急时如雷鸣，缓时如滴水。动作特点是踏二四拍，其头、肩、腰、臀各部位的动律均稳定在一节拍时控中统一进行，和谐统一。全身运动以胯为动力点，甩同边手。头、手、脚开合度大，整个舞蹈动作是模仿虫、鸟、鱼、兽、禽的动作，变化时动作粗犷豪迈、矫健敏捷、灵巧活泼。

（二）反排木鼓健身操的功能

苗族反排木鼓健身操除了具有健身操的增进健康美、塑造形体美、缓解精神压力、娱乐身心和医疗保健的功能外还有保护和传承我国少数民族原生态文化的功能。

（三）反排木鼓舞蹈的动作结构

第一部分：热身运动，这一部分动作简单，音乐节奏缓慢，运动量较小，使运动者逐渐进入运动状态；

第二部分：基本部分，主要根据苗族反排木鼓舞的起源传说创编，分为五节，将苗族木鼓舞的民族元素与健美操有机地结合，使身体各个部位参与运动，动作难度、运动负荷、音乐鼓点均采用递进方式变化，逐步把情节推向高潮，每个情节层次分明，过渡自然；

第三部分：整套动作的结束部分——放松部分，这一部分动作幅度大、速度慢，主要结合厚重鼓点，以苗舞中摆动动作、四肢甩动和屈膝整理动作而进行。

（四）反排木鼓舞蹈成套动作技术要求

第一节：热身运动

1. 预备姿势：站立 ①两手叉腰，膝关节屈伸一次。②同①。③～⑧同①～②。

2.①两臂向左摆动至侧平举。②同①，动作相反。③～⑧同①～②。3～4 同1～2。

第二节：出门操

1.①～②左脚向左侧一步与肩同宽成马步。两臂与肩平，左臂向下屈肘 90°，右臂向上屈肘 90°。③～④右脚向左脚并拢成站立，手臂同①～②相反。⑤同①～②，⑥同③～④，⑦同①～②，⑧直立。

2. 同 1 动作反方向。

3.①～②左脚向前，右脚跟进做屈膝"V"字步，两手依次在胸前握拳屈肘。③～④左右脚依次后退，两手相对合掌向前伸直下落至体侧成直立。⑤～⑥两手前平举，掌心向下，两脚依次踏步向左转体90°成直立。

4.①～②左脚向左侧点地，右腿屈膝，左臂体侧直臂握拳，右臂以肩为轴屈肘，拳心向内。③～④左脚收回成直立，⑤～⑧两手前平举，掌心向下，两脚依次踏步，向右转体90°成直立。5～8同1～4。

第三节：砍草操

1.①～②左脚向左侧一步，右脚跟进成并步，两臂腹前交叉成侧平举。③～④同①～②动作相同，方向相反。⑤～⑧向左侧45°做侧并步跳，两手由腹前交叉由下向上画圆经胸前交叉至侧平举下落成直立。

2.①～②右腿屈膝向内踢，左手直臂握拳，右手以肩为轴握拳屈肘。③～④同①～②。⑤～⑧同1⑤～⑧动作相反跳成面对1点。

3.①～②左脚外侧点地收回，左手侧平举屈肘内收至胸前。③～④同①～②。

第四节：过河操

1.①～②左脚向侧一步，右脚在左脚后点地，两手由右侧斜前方向左平行摆动，手心向后。③～④右脚向右侧平移一步，左脚在右脚前方点地。手动作同①～②。⑤～⑧同①～④。

2.①～②两腿屈膝，右脚右侧点地，两手前平举向右做转体。③～④同①～②动作相反。⑤～⑥同①～②。⑦～⑧直立。

3.①～②左脚向左一步，右脚跟进成屈膝点地，上体向左转同时两手依次向左抡臂击掌。③～④右手向上屈肘拉开。⑤～⑧同①～②动作相同，方向相反。

4.①～②左脚侧一步，右脚跟进并步，左手做穿掌，掌心向上。③～④同①～②动作相反。⑤～⑧同①～④手握拳，一拍一个动作。5～8同1～4。

第五节：踩虫操

1.①左脚向前一步，两臂胸前握拳屈肘。②踢右脚至水平，两臂上举，五指分开。③右脚收回外侧屈膝踢小腿，两手侧平举。④成直立。⑤～⑥左脚后退一步，右脚跟进成直立。⑦～⑧右脚屈膝小腿内踢落成站立，两手握拳胸前屈，拳心向内。

2.①～②左脚向左侧一步，右脚跟进成并步，屈上体，两手平行向左侧摆动。③～④左脚向左侧一步，右脚提膝转180°，两手平行向左上方"S"形摆动成左侧下举。⑤～⑧同①～④动作相反。

3.①～②左脚落地，右脚并拢跺脚，重心在左脚上，左手握拳于体侧向上屈肘，右手握拳体侧向下屈肘。③～④右脚向侧跺脚再收回，⑤～⑧同2⑤～⑧。

4.①～④同2①～④，⑤～⑥同3①～④，⑤～⑧同①～④。

第六节：丰收操

1.①～②左脚向左一步成侧弓步，右手左侧下举，左手后上举，掌心向下。③～④同①～②动作相反。⑤～⑥右脚收至左脚膝关节处，左手上举，右手屈肘平举。⑦～⑧站立。

2.同1动作相同，方向相反。

3.①～②左脚向侧一步成马步，两臂平于肩，向下屈肘，拳心向后。③～④收右脚在左膝关节屈膝，左手体侧上屈肘，右手下屈肘。⑤～⑥右脚侧点地一次收回，左手体侧下屈肘，右手上屈肘。⑦～⑧站立。

4. 同 3 动作相反。

5. ①～④左右脚依次小跳三次，④右脚屈膝向内踢，两拳在体前上下摆动。⑤～⑧同①～④动作相反。

6. ①～④向左转体 90°，动作同①～④。⑤～⑧向右转体 180°，动作同 5⑤～⑧。

7. ①～②两脚开合跳，两手向上击掌。③～④开合跳向左跳转 90°，两手屈肘，手心对耳。⑤～⑧向左反髋跳转 180°。

8. ①～④向右反髋跳转 180°。⑤～⑧左、右侧弓步跳成站立。

第七节：整理运动

1. ①双腿屈伸，双手向前交叉向外打开至侧平举。②双腿屈伸，双手前交叉。③～④同①～②。⑤～⑧同①～④。

2. ①～②左脚向侧一步，右脚向左侧前方踢出。同时双手摆至侧平举。3～4 同 1～2。

二、苗族芦笙舞

芦笙舞是苗族人民祭祀祖先、喜庆的主要舞蹈之一。芦笙舞，又名"踩芦笙"、"踩歌堂"等，是一种以男子边吹"芦笙"同时以下肢（包括胯、膝、踝）的灵活舞动为主要特征的传统民间舞蹈，因用芦笙为舞蹈伴奏和自吹自舞而得名。它流行于贵州、广西、湖南、云南等地的苗、侗、布依、水、仡佬、壮、瑶等民族聚居区，在各苗族地区尤其普及。其中以贵州东南部、西北部和广西西部山区最为活跃。

1. 芦笙舞的分类

芦笙舞它具有宗教、民俗和文化娱乐等多种性质，在苗族人民的社会生活中起着不同的作用。按其活动内容和性质，一般可分为自娱性、习俗性、表演性、祭祀性以及礼仪性的五种。

（1）自娱性芦笙舞：自娱性芦笙舞最为普及，因对舞者年龄、性别不限、故参加人数甚众，通常在草坪、河坝或山坡空地上活动。常见的活动形式有两种，一种是男的吹小芦笙、女的持花手帕，男一圈、女一圈的把一群吹大芦笙的舞者围在中间，踩着乐曲的节奏、轻轻地摆动着身体绕圈而舞。有的地方还有高达丈余的特大号芦笙和各种长短不一的芒筒（一种用大竹筒制造的低音簧管乐器）在旁伴奏。还有一种是由一对以上的芦笙手作领舞，众人（多为女性）尾随其后围圈而舞。动作随领舞者吹奏的曲调而变化。

自娱性芦笙舞，从动作特点上看，又可分为"踩"和"跳"两种，"踩"以两膝的轻微屈伸并踏着节奏向前移动为特色，"跳"是由动力脚落地后，下肢的颤动以及抬脚踹动，上身随之自然地摆动为特色。前一种娴雅、端庄，后一种柔和、潇洒。

（2）习俗性芦笙舞：这是反映男女青年爱情生活的一种舞蹈形式，这种舞蹈只有未婚男女青年参加。各地跳法不同，其中以黔东南地区的丹寨、凯里等县的"讨花带"和黔中地区盛行的"牵羊"较有代表性。"讨花带"是小伙子边舞边吹着芦笙曲向自己爱慕的姑娘求爱。在这种场合，姑娘若与小伙子情投意合，就会把自己精心编织的花带，含情脉脉地拴在小伙子的芦笙上。这种形式主要是以芦笙吹歌传情，所以舞蹈动作幅度不大，舞步也并不复杂。"牵羊"是男青年在前面边吹边跳，尾随而舞的姑娘若爱上了某个小伙子，就把自己亲手编织的美丽花带作为定情的信物，拴在他的腰上，然后牵着花带的一端，跟在小伙子身后踏节而舞。

（3）表演性芦笙舞：表演性芦笙舞一般以竞技的方式进行集体比赛，以吹奏乐曲多，舞蹈时间长，声音谐和、优美、动作和步法丰富取胜。一般都在节日或集会中以竞技或献技的方式进行表演。有的地方盛行以村寨芦笙队为单位进行集体比赛，如黔东南的从江县、傍洞一带，每逢年节，邻近各村寨以百十人为队同时吹跳比赛，参加比赛的芦笙队以能吹奏乐曲的多寡、声音是否优美、谐和以及动作和步法是否丰富、舞蹈的时间是否持久定优胜。有的地方则以个人竞技的方式进行。这种竞技一般都不设规定动作，每个芦笙手都有施展个人技艺的机会。这类芦笙舞的动作以矮步、蹲踢、旋转、腾跃等为多。竞技者有的以动作的节奏多变，迅疾激烈见长；有的则以能完成较多的高难度动作取胜。

（4）祭祀性芦笙舞：祭祀性芦笙舞通常是在木鼓、铜鼓的伴奏下跳的。舞者多为中、老年人。吹奏的大芦笙长达三尺至丈余。过去，这类芦笙舞只在"吃牯脏"（杀牛祭祖）时才跳。在庄严、肃穆的气氛中，表现出对祖灵的尊敬和怀念，动作稳重、迟缓。随着社会、文化的进步，现在苗族已很少举行这种有原始宗教色彩的祭祖活动了。因此，这类舞蹈现已不见了。

（5）礼仪性芦笙舞：礼仪性芦笙舞也因其活动时的内容不同，而具有不同的活动形式和特点。凡属男婚女嫁、新屋落成等喜庆活动，则以动作跳跃、轻快，气氛热烈欢腾为特色。舞者也多在堂中起舞以示祝贺。在丧葬的仪式上，芦笙舞蹈的作用主要是对死者家属的安慰和向死者致哀。在这样的场合，除在入棺仪式上有跨过棺木的跳跃动作外，其余动作均沉稳而有节制。

2. 苗族芦笙舞基本动作

芦笙舞从音乐到舞蹈，都蕴含着一种沉缓、凄楚的情绪。如。"探路步"、"上河滩"、"望家乡"等舞段和动作，据说是苗族古史传说中苗族人民负重在泥泞的路上行进，倒骑于牛背上遥望家乡并观看后面的同胞是否赶上逃难的队伍，以及怀念因渡河死去的人们等场景的再现。举足维艰的动作，配上呜呜咽咽如泣如诉的哀怨笙声，舞蹈给人一种凝重、悲怆之感。仿佛是一种历史的追忆，仿佛是在向人们展现一轴活的历史画图。

芦笙舞以"探路步"为基本舞步。"探路步"舞者左脚提起往左侧空划小半圆落地，右脚左靠，身体同时往左侧横移，微右斜腰，右脚又做对称动作。这种前行中又有向左右两侧横移的动律。

舞姿以四步为主，也有两步、三步、六步、蹲步、跳步、点步、旋转步等。其动作分为11种。

（1）表示先民们沿河而上，要去很远的地方。

①1—2 反针横向两步。3－吸左腿，身体向正前方摆动。4－踢右腿，双手向后摆动。5—8 同1—4。停一步。②1—2 左脚向前跨一步，右脚向左脚并步，3—8 同时转体360°。③1—2 原地踢左右腿，3—4 反手拐180°。

（2）表示先民们来到山九千、寨七万。

①1—3 顺时针横向走两步，吸左脚，身体向上前方摆动一次。4－踢右腿。5—8 重复1—4。停一步，身体向上前摆动一次。②1—4 向左横走两步，反手拐180°。1—2 再左横走两步，3—4 右横走两步，5—8 顺手拐180°，行走时双手在面前摆动。

（3）表示先民们来党故松计（剑河县巫脸）①1—2 顺时针横走两步，吸左脚，身体向正前方摆动，踢右脚，双手自由摆动。5—8 同1—4。停一步。②1—4 男的左腿向前跨一步，右腿跟上后，反手拐360°成里圈；女的同时顺拐360°走外圈，5—8 男女同时行进四步，反手拐180°。

（4）表示先民们来到南东、巫西

①1—4顺时针横走两步，吸左脚，抬右腿，摆同边手。5—8同1—4。②1—4原地跺脚，右手向面前下击，左手反拐，呼劳动号声，大摆动，转体360°。5—8复踢左右腿，顺转身180°。

（5）表示又来到九将方、丢将方。

①1—4后转身行进，左转180°，踢右腿，5—8大摆动顺转体360°。②1—8同上。③1—4边转体边左踢右踢四次。5—8转体360°。

（6）表示先民们来到耶丁翁岭

①1—4身体向正前行走两步，侧身摆同摆同边手，向左向右各前进两步。5—8同1—4。②1—4向前四步，边走边变成方队，顺时针转体180°。5—8同③1—4。1—4向前四步，再顺时针转体180°。5—8同1—4。

（7）表示来到奉党

①1—4身体正转行进两步，双手大摆动，原地跺脚，停一步；5—8转体360°。②1—3向前行进三步；4—6后退三步；1—3顺拐手360°。

（8）表示来到巫留、摆伟

①1—4顺时针横走两步，吸左脚，踢左右腿，行走时双手自由摆动，5—8同1—4。停一步，男女相靠，转头反耳传情。②同①。

（9）表示来到巫交

①1—4右脚垫步，左腿踢跳。5—8横垫两步，再左右踢跳，双手自由摆动。②同①。

（10）表示先民们最后散居巫交、反排。

1—2身体正前，双手大摆自由行走两步。3—4接着侧身大掰步，左右各掰一次。5—8同1—4同时作队列变化，男女列成方队，单列行走，分男女两圈，最后男女间插，单列结束。

（11）表示先民们定居巫交、反排后又发展，欢迎部分先民定居他乡

1—4身体正前，左脚起步，右脚跟上两步，成弓箭步，左手叉腰，右手侧手招两下。5—8同1—4走成"8"字形，最后男女间插，单列出场，行进时全身微抖动。

三、苗族板凳舞

苗族板凳舞是贵州省黔东南苗族侗族自治州舞阳河流域苗族最喜爱的一种民间舞蹈。其特点是以小板凳作道具的一种舞蹈，伴奏乐器主要是板凳，用板凳来做道具和伴奏是为了增加舞蹈热闹气氛，没有板凳时则以摆手、击掌舞之，舞蹈节奏热烈，舞姿变化不大，一步一击板凳面，步伐别致，节奏感强，步变身转活动量大，道具简便，参与性强。一般在正月间比较盛行，亲属好友拜年访友，饮酒之余，微醉之际，主客即跳起板凳舞蹈以助兴。

苗族板凳舞动作特征：一是脚步与手击板凳的动作协调而有弹性；二是交换动作时，双脚可以交叉跳跃式反腿动作；三是舞蹈队形时而成排，时而成圈。

苗族板凳舞的基本动作技术：

基本步法是进三步退三步、一停四拍、抬腿打击板凳，下蹲转圈，大跳跃和弓箭步等步伐。舞蹈动作不多，但动作变换较多。苗族板凳舞的基本动作规律可概括为：手紧臂活、翻身旋转、上下屈伸、抛举灵活。其步法有横并步、转身并步、蹲跳步、左右赴步花等，其

基本动作有：和尚撞钟、乌龙翻身、倒拨杨柳、蹲步飞凳及左右缠头花等。整个舞蹈动作都在双手上"翻凳、举凳抛接"中进行，十分有助于人们的身心健康，所以得以流传至今，经久不衰。下面就苗族板凳舞蹈动作作简单介绍。

1.①1—2男左脚上前一步，女右脚上前一步，在男女同时迈出各自的脚步时，各自的身体稍往后倾斜，3—4另一只脚也同时在原地转动，5—6男女同时后退一步到原位，在后退时，身体又恢复了站立，双脚是并位，7—8另一只脚也在原地跳动。②同①围成圈，男女相对。

2.①1—2男女转身背对背、3—4男右脚、女左脚，同时向外面前进一步，另一只脚在原地转动。5—8同3—4。

3.①1—2原地的男女在向前迈进一步时。3—4另一只脚也前进一步。5—8在原地换脚向外重复3—4的舞步。

4.①1—2男女前进一步，后退一步，3—4转过身面对另一男伴。3—男右脚前进一步、女左脚前进一步，而各自的另一只脚在原地转动，同样在跳动时各自的身体也是往后倾斜，4—前进的那只脚又往后退一步。5—8同1—4。②1—2一次前进一步后退一步，慢慢转45°，3—4男左脚、女右脚前进一步并列，5—6又退回脚下步，7—8男女的转向外围跳形成背对背。③男左脚、女右脚前进一步并列；3—4又退回脚步。5—8男女各自前后在转180°男队往外围跳动，女队往里跳动。

5.①1—2前进一步后退一步，3—4换另一只脚步来跳动，5—6男右脚步、女左脚步，往外跳，7—8往里面跳。②同①。③1—4成男出动右脚、女出动左脚，男女各自往前跳动一步，后退一步，恢复到原来队形，5—8女队往外围跳动，男队往面跳动，男女各自向前跳动一步，后退一步，后退一步后恢复到原来的队形。

6.①1—4向里面前进一步后退一步还原，3—4换另一脚，5—6男右脚、女左脚，往外跳动7—8同5—6。②1—2男左女右转动身体，面向外，各自脚步是并行，3—4男右、女左面朝外，各自出动脚步往外边跳动，5—8同1—4。③1—4接着转过身来，男左脚、女右脚，并行重复②1—4的跳动动作，5—6又转身来，脚下步往里面出动脚步跳动的②1—4脚步。

苗家的板凳舞在苗语中叫"第祝"，苗家跳板凳舞时是在边歌边舞。哪一个客人在跳舞中，跳错了舞步，或是跟不上大家的舞步，就要被大家罚喝酒的同时还要被罚唱歌。

四、苗族水鼓舞

水鼓舞是剑河革东镇大稿午村苗族同胞传统祭祀节日活动中独特的舞蹈，遇到节日时，村里总是组织男女老少来到大稿午寨边沼泽地里为游客跳水鼓舞。舞者打扮夸张，舞姿古朴奔放，场面壮观。该舞是全国最为独特的一种在水中跳的舞蹈，被专家、学者誉为民族原始舞蹈的"活化石"。

根据文献资料显示，水鼓舞节至少有五六百年以上的历史。水鼓舞是苗族人的水文化与鼓文化的反映。在苗族传统哲学中，水是世界的本源。苗族先民原居地在临近江河湖海的黄河和长江中下游地区，存在深厚的水崇拜。大稿午苗族之所以在水中踩鼓，是苗族水文化传统与人类在自然生存中离不开水的体现。鼓是苗族的"重器"，被认为是祖先灵魂的安居之地，《苗族史诗·寻找木鼓》中说："祭了鼓大家才更富有繁昌。"尤其值得重视的是，大稿午的鼓文化与邻近的其他苗寨不尽相同——这里行的是没有什么禁忌的"白鼓藏"，而他寨多行"黑鼓藏"。有非鼓社祭之年不允许随便敲鼓、踩鼓等清规戒律。同时，在许多苗族社区传统观念中，还有春播至秋收之间，不吹芦笙、不敲木鼓的禁忌，大稿午在其他社区禁笙鼓期间踩鼓，反映了她独特的鼓文化。尤其值得注意的是这里将鼓与水结合在一起，成为全国苗族中绝无仅有的，在其他民族中也不多见的水鼓舞文化。

苗族原始崇拜的反映。《苗族史诗》认为，雷公在天上掌管"雨事"，所以水鼓舞祭祀时，主祭要高呼："下雨来，雷公！"传说觅蛰伏时水渡不兴，一旦翻身则大雨滂沱，在水中击鼓跳舞，惊动它就会下雨。据说，每次举行水鼓舞活动后，马上就会雷声大作，普降喜雨，这是苗族雷、龙（自然）崇拜的体现。日常生活中，苗族既崇拜共同的祖先，也崇拜本支系、本宗族以至家庭的祖宗，在水鼓舞来源的第一个传说中，专门叙述了对告翌仲老祖公祭祀后，上天普降甘露的细节。从中管窥到祖先崇拜的"信息"。

据了解，苗族水鼓节现在仅存于贵州省剑河县革东镇大稿午村，总共分为"祭祀"、"起鼓"、"踩鼓"、"狂欢"四个部分。是一种以祭祀祖先，祈求风调雨顺、村寨平安的水、鼓、舞相结合的民族民间舞蹈。他们在水中狂欢、跳跃、嬉戏、打闹，活泼生动，情趣盎然，充分展现了苗族人民开朗、乐观、积极向上的精神风貌和对美好幸福生活的追求与渴望，极具生命张力。

情境 16　体育休闲与体育欣赏

任务 1　认知体育休闲

一、什么叫休闲

休闲是指在非劳动及非工作时间内以各种"玩"的方式求得身心的调节与放松，达到健康保健、体能恢复、身心愉悦目的的一种业余生活在。合理科学的休闲方式，可以有效地促进身体能量的储存和释放，它包括对智能、体能的调节和生理、心理机能的锻炼。

二、休闲体育的概念

休闲体育运动是社会体育的组成部分。指人们在闲暇时间以增进身心健康，丰富和创造生活情趣，完善自我为目的的身体锻炼活动。特点是具有自由性、文化性、非功利性和主动性等。对增进健康、强健体魄，预防疾病与康复，提高文化素养与精神文明建设，丰富生活内容与加强人际关系，以及促进人的社会化与个性形成等都有重要意义和作用。

三、休闲体育项目

休闲体育项目十分广泛，其中传统休闲有垂钓、棋牌、秋千等。现代休闲体育项目有保龄球、台球、轮滑、户外运动等。

任务 2　现代休闲体育

一、保龄球

（一）保龄球简介

保龄球又叫"地滚球"，是一种在木板球道上用球滚击木瓶的室内体育运动。据传起源于古埃及，13 世纪时流行于德国教会，又称"九柱戏"。

1875 年，美国纽约地区 9 个保龄球俱乐部的 27 名代表组成了世界上第一个保龄球协会（NBA），其规定了球道的长短和球瓶的大小，为保龄球的发展奠定了一定的基础。1895 年，美国保龄球总会（ABC）正式成立，规定将保龄球瓶排列为正三角形并确定了标准保龄球的直径。1946 年，AMF 公司研制出全自动置瓶机，将保龄球运动推向新纪元。1952 年，国际保龄球联盟（FIQ）成立，总部设在芬兰的赫尔辛基，它以奥林匹克精神为宗旨，积极提倡并推进着该项运动的发展。1954 年，第一次保龄球国际比赛在赫尔辛基举行。1963 年，举行了第一届世界锦标赛。1964 年，举行了第一届世界杯赛。1968 年，举行了首届亚洲锦标赛。1974 年，保龄球项目被列为亚运会正式比赛项目。1988 年，第二十四届汉城奥运会上，保龄球被列为表演项目。1992 年，第二十五届巴塞罗那奥运会首次将保龄球列为正式比赛项目。

保龄球拥有独特的球场礼仪，其和台球、高尔夫球、网球一起并称为 4 大绅士运动。

（1）进入投球区时，必须更换保龄球鞋。

（2）只使用自己选定的保龄球。无论是公用球还是个人专用球，未经对方允许不得使用。

（3）先让已经准备好投球姿势的球员投球。

（4）遵守先右后左的原则。相邻球道的球员同时进到投球动作时，应让自己右边的球员先投。如果得到右边球员的示意，也可自行先投。

（5）不要进入旁边的投球区。特别是当对方球员站立在起步位置上准备投球时，自己应停留在助跑道底线之后，以免影响和干扰对方。

（6）不可以随意进入投球区。进入投球区后，投球预备姿势不可太久。不可投出高球。投球动作结束后，不可长久站在投球区。

（7）等到瓶完全置完之后再投球。

（8）正常投球后，摆弄姿势或进行习惯动作，应停留在自己的助跑道上。连续投得全中球时，不要因心情喜悦而使动作过分夸张。

（9）不在投球区，不可挥动保龄球，且不要在休息室和观众场地内练习摆臂投球等动作，以免发生意外。

（10）成绩不好时，应严格控制情绪，不可调笑、批评他人，勿轻率迁怒于球道。

（11）暂时离开球台或上洗手间时，尽可能换下保龄球鞋；应注意水渍，不可将饮料等撒落在投球区内；打球结束后，应主动把球和鞋放回原处。

（二）保龄球基本技术

1. 持球技术

保龄球持球是用拇指、环指和中指来抓握球，主要有 3 种持球方法，如下所述。

（1）传统式持球法

如图 16 - 1 所示，拇指完全伸入指孔，中指、环指伸入指孔到第二指节。它比较容易控制球，因为 3 个手指放得深，且球的重量平均分配在 3 个手指上，所以投球时不怕球漏掉。另外，使用这种持球方法时应注意，在手掌和球之间必须留有一定空间，一般以能够插入 1 支铅笔为宜。这样可以充分发挥手型的杠杆作用。这是一种最基本的持球方法，也是最受欢迎的一种方法。对于初学者或手力弱的女性比较合适。但这种持球方法很难投出旋转球。

（2）半握式持球法

如图 16 - 2 所示，中指和环指伸入指孔到第一指节和第二指节之间，拇指可以完全伸入孔中。这种持球方法比传统式持列法容易投出旋转球及曲线球，同时也更能体会保龄球的趣味性，但必须注意控制得当。一般职业球员采用这种持球法。

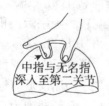

图 16 - 1　传统式持球法

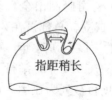

图 16 - 2　半握式持球法

（3）全握式持球法

如图 16 - 3 所示，这是一种"浅入"的持球方法。中指和环指只有一指节伸入指孔中，拇指可以完全伸入指孔中。球的起伏、回转都比较好，但摆动费力，非常难控制，而且容易增加手指头的负担。所以，一般只有熟练的球员才会选择这种持球法。勉强使用会使手指、手腕的筋肉受到牵拉，产生疼痛感。

（4）手腕姿势

选好持球方法以后，持球的手腕可以有 3 种不同姿势：手腕挺直，见图 16 - 4 （a）；向内侧弯曲，见图 16 - 4 （b）；向外侧张开，见图 16 - 4 （c）。这 3 种姿势将决定投球的形式。绝大多数球员采用前两种姿势。不管选用上述哪一种姿势，都必须始终如一，绝不能因运球、摆臂等不同动作而中途改变持球手腕的姿势，因为这样不仅会影响投掷效果，甚至会扭伤或拉伤手腕。

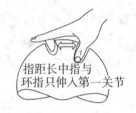

图 16 - 3　全握式持球法

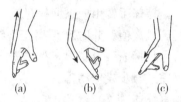

图 16 - 4　手腕姿势

2. 投球技术

（1）四步助跑投球

助跑投球技术一般分为三步助跑、四步助跑和五步助跑。下面着重介绍四步助跑投球技术。

1）准备动作：身体对着目标，双脚并拢；肘部紧贴身体，球与肩膀成一水平线双膝坐下 10～15 厘米，身体自然向前倾；保持身体向前倾约 15°。

2）第一步推球：如图 16 - 5 所示，右脚向正前方迈出一小步，同时双手把球向前下方推出，右手臂伸直与身体约成 45°角，同时左手离球向外侧展出。右脚着地后重心随即移至右腿。迈出右脚和推出球的动作必须时间一致。

3）第二步直臂下摆：如图 16 - 6 所示，迈出左脚，步幅比第一步稍大，同时右手臂在球重力作用下下摆，左手继续外展，当持球手臂下摆到与地面成垂直角度位置时，平稳地完成第二步，身体重心平稳地移动到左脚处。

4）第三步直臂后摆：如图 16 - 7 所示，握球的右手臂在重力和人体的作用下，由下摆过渡到后摆，同时迈出右脚，左手继续外展。这一步的步幅和第一步一样，但速度加快，第三步着地时球后摆至最高点与右肩齐平。

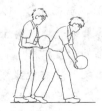

图 16 - 5　推球

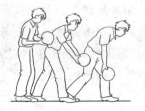

图 16 - 6　直臂下摆

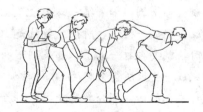

图 16 - 7　直臂后摆

5）第四步滑步回摆投球：如图16-8所示，紧接第三步，球以重力向下回摆，同时左脚前脚掌贴着地面向正前方滑进。左脚向前滑进一大步后，在犯规线前，脚跟落地制动前冲，这时左腿深屈，左手向外展平，配合身体保持平衡。躯干前屈重心移至左脚，成左弓步。

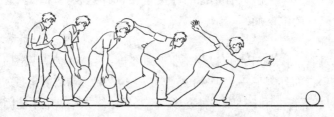

图16-8　滑步回摆投球

此时，持球手臂由向下回摆过渡到向前回摆，当持球手臂加速回摆至与地面垂直时，回摆速度达到最大值。此时球距离犯规线上15～20厘米的高度时，手腕不作任何人为转动，把球向二号目标箭头上送出，拇指先行脱出球孔，中指和环指向上钩提后脱出指孔。随后顺势拉起，完成滑步投球动作。

（2）直线球

直线球是指球路为直线而无侧旋的球。这种球只要摆动正确就可以投出好球，而且不费力气，适合初学者。

投直线球时，球的旋转类型一般是充分滚动球，对木瓶仅有向前的撞击力。这个撞击力随着木瓶阻力而不断减弱，直进力变小，同时球路还会出现不应有的偏离。因此，全中率较低。这是直线球最大的缺点。

投直线球时，除了遵照上面的助跑技术以外，还要掌握正确的投球动作。放球时，首先把拇指脱出指孔，接着顺势依次以中指、环指直线向上扬起。投出球后，掌心直对头顶的后方，球沿自身横轴向前滚进。

【阅读材料】　　　　　**保龄球项目竞赛规则要点**

保龄球比赛分单人赛、双人赛、三人赛、五人赛和精英赛5种形式。精英赛和单人赛属计个人成绩的比赛；双人赛、三人赛、五人赛属计多人成绩的比赛，一般代表团体或国家进行此类比赛。

赛前，以抽签形式决定道次和投球前后顺序。比赛时，运动员投球时必须站在犯规线后面，不得超越或触及犯规线，违者判该次投球得分无效。投球动作规定用下手前送方式，采用其他方式为违例。

计分。每一局总共有十格，每一格里面有两球，共有十支球瓶，要尽量在两球之内把球瓶全部击倒，如果第一球就把全部的球瓶都击倒了，也就是"STRIKE"，画面出现"X"，就算完成一格了，所得分数就是10分再加下一格两球的倒瓶数，但是如果第一球没有全倒时，就要再打一球了，如果剩下的球瓶全部击倒，也就是"SPARE"，画面出现"/"，也算完成一格，所得分数为10分再加下一格第一球的倒瓶数，但是如果第二球也没有把球瓶全部击倒的话，那分数就是第一球加第二球倒的瓶数，再接着打下一格。依此类推直到第十格。但是第十格有三球，第十格时如果第一球或第二球将球瓶全部击倒时，可再加打第三球，如此就完成一局。

二、台球

(一)台球运动简介

台球(Billiards/Pool),也叫桌球,是一种用球杆在台上击球、依靠计算得分确定比赛胜负的室内体育项目。其源于英国,迄今已有五、六百年的历史,娱乐功能较强。

台球运动的种类众多,一般而言可以分为有袋式和无袋式两大类。就地区划分,又有英式台球、美式台球、法式台球。其中英式和美式属于有袋台球,法式属于无袋台球。按规则及打法分类,包括斯诺克台球、8 球、9 球、14.1、15 球积分、3 球开伦、4 球开伦。目前,世界上较为流行的是英式(斯诺克)台球和美式台球。

台球运动的设施由 3 部分组成:球台、球和球杆。

球台通常是由坚硬的木材制成,台面一般以三四块石板铺成,上面铺一层绿呢绒。形似长方形会议桌,包括置球点、内区、外区、底袋、中袋、顶袋、开球区。

球是由塑胶制成的实心球。以斯诺克而言,双方共用一只白球,另外使用 21 个目标球。其中红球 15 个,每个分值为 1 分;彩球 6 个,黄球 2 分,绿球 3 分,棕球 4 分,蓝球 5 分,粉球 6 分,黑球 7 分。

球杆由杆体、杆头、皮头构成。按用途大致可分为斯诺克杆和美式九球杆。球杆的长短和重量没有统一的规定,但一般不短于 91 厘米。

(二)台球基本技术

1. 身体姿势

如图 16 - 9 所示,两脚约齐肩宽站立,左腿向前微屈,右腿伸直。两脚避免张得太开,或太过于靠拢,要使重心平稳,身体的姿势自然轻松。

如图 16 - 10 所示,握杆时手腕放轻松,虎口朝下,四指微握,手臂弯曲约成 90°角。击球前要使握杆、架桥、母球以及目标球成一直线,然后开始平稳地抽打动作,以预备击球。球杆必须在脸部(下巴)正中心的正下方,使架桥、下巴、握杆三点成一直线(图 16 - 11)。

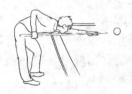　　　　　　　　

图 16 - 9　身体姿势 1　　　图 16 - 10　身体姿势 2　　　图 16 - 11　身体姿势 3

2. 握杆

如图 16 - 12 所示,握杆的方法正确与否直接影响到出杆的好坏。正确的握杆方法是:手腕自然下垂,拇指、示指和中指在虎口处用轻力握住球杆,其余 2 个手指要虚握。

3. 架杆

架杆就是用手或杆架给球杆一个稳定支撑(架桥)和对杆头在主球的击球点进行调节的姿势。一般情况下,都是用手给球杆做支架。

(1)平背式:如图 16 - 13 所示,先将整个手掌放在台面上,将拇指以外的四指分开,手背稍微弓起,拇指跷起和示指的根部相贴形成一个"V"形的夹角,球杆放在"V"夹角内。需要注意的是,架杆手的掌根、小指、示指以及拇指处大鱼际部位要充分地贴住台面,切勿使架杆向左侧或右侧翻起，以确保架杆的稳定。这种架杆方法常用于斯诺克台球。

（2）凤眼式：如图 16 - 14 所示，左手指张开，指尖微向内弯曲，用拇指和示指扣成一个指环，并与球杆成直角，掌握和中指、环指、小指构成稳定支撑。这种架杆方法多用在开伦台球、美式台球中。

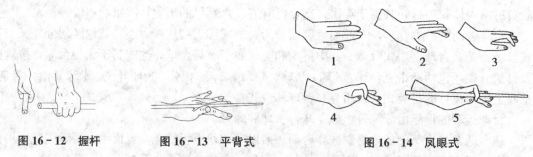

图 16 - 12　握杆　　　　　　图 16 - 13　平背式　　　　　　图 16 - 14　凤眼式

（3）杆架的使用：当主球远离台边，用正常的击球姿势无法击打主球时，就必须使用杆架。运用杆架时，身体适度前倾，手持球杆的尾部，拇指在下，示指、中指在上夹住球杆，环指、小指自然弯曲，另一手将杆架放置于适当位置，将杆架整体放在台面上，用手按住以防运杆、出杆时杆架晃动。

4. 运杆

运杆指的是击球前的瞄视准备动作。在击主球前，台球选手都会有一个运杆的过程，这个过程可分解为后摆和暂停。

（1）后摆：后摆的幅度大小取决于所需要的击球力量，在肌肉用力相同时，后摆幅度大，球杆击球力量也要大，后摆动作要做到"稳"和"慢"以保证出杆的平直。

（2）暂停：暂停是在出杆前的一个短暂的暂停，以此保证平稳出杆。

运杆时，要求身体保持稳定，持杆手的手臂进行前后运杆，运杆时应尽可能使球杆平直运摆。运杆的目的是为了获得击球的准确性，运杆的次数不宜太多。

5. 出杆击球

出杆击球是台球击球动作结构中最重要的环节，决定最终击球的效果。出杆击球是在后摆停顿后所完成的动作。以肘关节为轴，前臂向前送出，触击球瞬间，根据击球的要求，注意对手腕力量使用的控制，避免由于过分抖动手腕造成击球的不准确；出杆时，肩部和身体不要用力，出杆动作要果断、清晰。

斯诺克台球竞赛规则要点

斯诺克台球球台内沿长 350 厘米，宽 175 厘米，高 85 厘米。斯诺克共用球 22 颗，其中 15 颗红球、6 颗彩球、1 颗白球（主球）。

台上半圆形区域为开球区，以彩球 2—4—3 为直径。开球前，双方可以通过抛硬币来决定谁先开球。开球一方，可将白球摆在开球区的任何位置，每次击球后，白球停在什么位置，就必须接着由什么位置击起。打球方必须先打入一颗红球后，才能任选一颗有利的彩球打。彩球打进后，需取出重新摆回其自己的定位点。接着，再打红球，红球打进后再打彩球，如此反复，红球全部入袋后，必须按照从低分值球到高分值的顺序打彩球，依次是黄球、绿球、棕球、蓝球、粉球和黑球。此时打进的彩球，不用再拿出来，直至所有彩球入袋，台面上剩下白球，比赛宣告结束。

从开球到所有球被击打入袋这一个过程称为一局。打球过程中，如果一方未能一杆全收，或者打了一个违规球，则击球权让于另一方。一场比赛可约定打一局、三局、五局、七局决定胜负。世界职业锦标赛决赛则是打三十五局。如果结束时，双方平分，传统决定胜负的方法是：将黑球摆在黑球位上，白球摆在开球区，双方通过抛硬币，决定谁先打，先将黑球打入者为胜方。每局的胜负由双方积分多寡决定，分值高者为胜方。得分有两种途径：一是靠进球得分，二是通过对方失误罚分而得分。每打入一颗红球得 1 分，打入一次黄球得 2 分，绿球 3 分，棕球 4 分，蓝球 5 分，粉球 6 分，黑球得 7 分。因此，双方都会尽最大努力，多将黑球打入袋内。

斯诺克规则规定，未遵守下述规则，属犯规行为，当处罚分：打红球时，如果白球未能撞到任何红球——空杆，则要罚 4 分；如果误撞了彩球，则按照该彩球的分数罚分，但是最少罚 4 分。即，如果撞到了黑球罚 7 分，撞了黄球罚 4 分；打彩球时，如果未能打到要打的彩球，则按照此彩球的分数罚分。如果误撞了更高分的彩球，按照高分罚分，最少罚 4 分。因此进红球后，打彩球前，如果要打的彩球不能明显看得出来，则必须要声明击打的是哪个球，否则自动罚 7 分；如果误将白球击入袋，最少罚 4 分，或者按照白球进袋前最先碰到的最高分数球罚分。白球入袋后，接着打的一方可将白球摆在开球区的任何位置击球；罚分不从受罚方的分中扣减，而是加入对方的得分中。

下列行为也属违规：（1）将球打落台面；（2）双脚同时离地击球；（3）白球跳过中间球击打目标球；（4）台面上的球被球杆击球端以外任何物品或身体任何部位所碰到；（5）在出杆时，球杆连续击白球两次以上；（6）球杆、白球和目标球同时接触。当白球和目标球距离少于 2.5 厘米时，想不犯规出杆非常困难，所以当白球紧贴目标球时，击球方就只准将白球击开，而不得带动目标球。这种特殊情况下，只要将白球打离目标球，就当作击中目标球。好的球手，经常会利用这种机会做安全球或斯诺克。

斯诺克其他规则

自由球：在一方打了失误球台面出现斯诺克后，另一方无法直接打到红球，则可以任选一彩球当红球打，此彩球便被称为"自由球"。如果这个彩球入袋，就当做红球入袋得 1 分，接着照常规打彩球。但如果台面红球已被打完，另一方无法直接打的是彩球，则另一方可以任选一彩球打，此球即为自由球，自由球入袋得分按台面上所剩的最低分球计算，进球后其他球按常规顺序击打。

重打球：如果一方打了一个失误球，而使对方处于不利的境地，对方有权要求失误方接着打。这条规则同自由球规则一样，是防止任何一方有意打失误球从中得益。不过，在决策让失误方重打之前，一定要确认台面上每个球都不存在机会，而且要正确考虑失误方打球的水平因素。

无意识救球：在一方打了失误球以后，如果裁判认为这个球应该可以打到，则可以判罚无意识救球。在这种情况下，另一方可以有以下几个选择：（1）将球恢复失误球前的原状，要求失误方重新打；（2）要求失误方在现在的位置上接着打；（3）在现在的位置上自己打；（4）如果台面上出现斯诺克，自己打自由球。

彩球摆位：当彩球落袋重新摆回台面时，如果这个彩球的原位点被其他球占了，则将这个彩球摆到当时最高分的彩球空位点上。如果所有彩球点都被占，此时应将此彩球摆在自己定位点垂直于底边的直线上——应最靠近自己定位点，且不能够碰到其他球。

僵局：当裁判认为台面已成僵局，裁判会向双方声明，如果几个回合之后，局面仍无明显变化，此局便成为无效局，得重新开始。

三、轮滑

（一）轮滑运动

轮滑（Roller Skating）也叫"溜旱冰"，是从滑冰运动过渡而来的。最初一位荷兰的滑冰运动员，为了在自然冰融化的情况下继续进行训练，尝试把木线轴安在皮鞋下，试图在平坦的地面上滑行，经过不断改进后终于取得成功。从此轮滑运动便在欧洲兴起。1861 年，轮滑项目在巴黎世界博览会上的精彩表演，确立了其在体育运动大家庭中的地位。1863 年美国的詹姆斯·普利姆普顿用金属轮子代替木质轮子，发明了更为适用的新型轮滑鞋滑。

1884 年，英国首次举办了全国轮滑锦标赛。1892 年 4 月 1 日，国际轮滑联盟在瑞士成立，使得轮滑运动向正规化、国际化进一步发展。后来由德国、法国、英国和瑞士 4 个国家发起，于 1924 年成立了国际轮滑联合会，现在总部设在西班牙的巴塞罗那。1936 年在德国的斯图加特举行了首届世界轮滑球锦标赛。1937 年在美国制定了第一个速度轮滑比赛规则，1938 年在英国伦敦举行了首届速度轮滑世界锦标赛。1939 年制定了花样轮滑规则，1947 年，在美国的华盛顿举行了首届世界花样轮滑锦标赛，从此，轮滑运动在世界各国得到迅猛的发展，并真正走上轮滑竞赛的道路。

轮滑的装备主要有轮滑鞋和护具，介绍如下。

1. 轮滑鞋

（1）竞速轮滑鞋（见图 16 - 15）：通常用于专业选手追求速度的轮滑竞赛。一般为 5 轮鞋，为了减轻负载及充分发挥脚踝力量，鞋帮都比较低，鞋身采用全皮，一般不装制动器。一般都选用更高级的轮子及更精密的轴承，轮子直径多在 76～80 毫米，且较尖，以减少与地面的摩擦力。其特点是重心较低，以便在滑行中求稳。

（2）休闲轮滑鞋（见图 16 - 16）：用于一般休闲和健身活动。我们常在公园、校园或自行车道上看到的轮滑鞋就是这种鞋。它一般由 4 个轮子排成一线，轮子后方装有制动器，高鞋腰、中等鞋跟。这种鞋的刀架和鞋为一体，鞋壳不能太软，否则有可能造成脚踝扭伤。

（3）特技轮滑鞋（见图 16 - 17）：用于特技轮滑，如在跳板、滑杆或"U"形滑道上做特技动作。一般为 4 轮直排，多采用系带加扣式，这样在做特技时不会因鞋扣松开而发生危险。特技轮滑运动经常有跳跃等动作，因此强调底座厚实、抗冲击性较强，鞋体内套包覆性较强，以防止运动中的伤害事故。特技轮滑鞋的轮子通常较小，直径一般在 47～62 毫米，形状较宽而平，以使落地动作更平稳，也便于滑动。

（4）花样轮滑鞋（见图 16 - 18）：4 轮双排，用于花样轮滑或表演。其主要特点是：4 个轮子排成两排，前后各两个，且前后两个轮子间距略宽于脚，鞋尖前下方装一个制动器，高鞋腰、高鞋跟。

图 16 - 15　竞速轮滑鞋　　图 16 - 16　休闲轮滑鞋　　图 16 - 17　特技轮滑鞋　　图 16 - 18　花样轮滑鞋

（5）轮滑球鞋：轮滑球鞋用于轮滑球运动。此类鞋是为专门从事轮滑球运动而设计的，采用一次成型无内套的鞋体，使脚与鞋更紧密贴合，以利于轮滑球运动中快速前进、转弯、射门等瞬间移动。材质以皮质为主。

2. 轮滑护具

轮滑护具一般有头盔、护肘、护腕、手套、护膝等。护具的功能在于当练习者在进行轮滑练习过程中一旦出现跌倒或撞击事故时，它能够起到将对身体的冲击力量加以分散、缓冲和吸收的作用。护具的选用可根据练习者自身的轮滑技术水平和所进行练习的技术动作而定。

轮滑运动的比赛主要有速度轮滑、花样轮滑和轮滑球等项目。

（1）速度轮滑：分为场地跑道比赛和公路比赛两种。

（2）花样轮滑：分男女单人滑（规定图形，自由滑），双人滑，舞蹈（规定舞、创编舞、自由舞）。比赛场地为 50 米×25 米的长方形，规定图形的圆圈直径一般为 5 米或 6 米。

（3）轮滑球：比赛双方各 5 人上场竞技。比赛时间上下各为 20 分钟，中间休息 5 分钟。要求每个队员只能用球杆接球、传球、带球、射门，不准用身体接触球和冲撞，不准有野蛮动作。

（二）轮滑基本技术

1. 站立

（1）丁字站立法：如图 16‐19 所示，前脚后跟卡住后脚的弓处，两脚成丁字形。上体稍前倾，两膝微屈，重心稍偏于后脚上。

（2）八字站立法：如图 16‐20 所示，两脚后跟靠紧，两脚尖自然分开，上体稍前倾，两膝微屈，两臂自然下垂于体侧，重心落在两脚中间。

（3）平行站立法：如图 16‐21 所示，两脚平行分开，大约与肩同宽，两脚尖稍内扣，膝部稍屈，上体稍前倾，重心落在两脚尖中间。

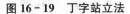

图 16‐19　丁字站立法　　　　图 16‐20　八字站立法　　　　图 16‐21　平行站立法

2. 滑行

（1）单蹬双滑：单蹬双滑是指单脚蹬地，双脚向前滑行的一种滑行方法。练习时左脚在前成"丁"字步站立，膝部弯曲，以右脚内侧轮向身体侧后方蹬地，左脚尖外撇向前滑出，此时重心随之移至左脚，同时右脚自然收至左脚旁成双足着地向前滑行。然后，左右脚交替蹬地进行练习。

（2）交替单蹬单滑：交替单蹬单滑是指两脚交替蹬地，两脚交替单足向前滑行的一种滑行方法。左脚在前，成"丁"字步站立，以右脚内侧轮向身体的侧后方蹬地，左腿屈膝向前滑出，重心逐渐移至左腿成单足支撑滑行。然后，再以左脚内侧轮蹬地形成右脚单足支撑向前滑行，重复交替进行。

（3）前滑压步转弯：左转弯时，右脚内侧轮蹬地，左脚以外侧轮着地并向前滑出，滑行

235

一段后，右脚内侧轮蹬地向前超越左脚在左前侧落地滑出，此时重心移至右脚内侧轮上。同时左脚用外轮在右后侧蹬地，蹬后前移至左前侧，支撑滑行。右转弯与左转弯动作相同，方向相反。

（4）葫芦形后滑：两脚稍稍分开，平行站立，开始脚尖稍向内，两腿弯曲，用两脚内刃向前蹬地，同时两脚跟向两边分开，向后外滑至两脚稍宽于肩时，两脚跟内收靠拢，恢复至开始姿势，随后重复上述滑行动作，两脚一开一合向后滑行。

（5）蛇形后滑：两脚成内八字，用右脚内刃蹬地，身体重心移向左侧，成左脚向后滑行。右腿在体前伸直，随即右脚放在左脚内侧，恢复开始的姿势。然后再用左脚蹬地，身体重心移向右侧，成右脚向后滑行。左腿在体前伸直，随即左脚放在右脚的内侧。然后依次重复上述动作。

3. 停止

（1）正中切法：重心放低，双脚平行，把有制动器的那一脚向前推出，脚尖微向上，让制动器摩擦地面而逐步停止。

（2）转弯减速法：利用做惯性转弯的动作来消耗滑行的速度惯性，逐渐减速直至停止。

（3）丁字停止法：单脚向前滑行时，浮足在滑行脚的后跟处成丁字形放好，使浮足的轮子横向与地面摩擦，减缓滑行，直至停止。

（4）侧向停止法：在向前滑行时，两脚和上体同时做顺时针（或逆时针）方向急转90°，上体向前进的反方向倾斜，两腿弯曲，使滑轮横向摩擦而急停。这是一种难度较高的方法，初学者慎用。

任务3 体育欣赏

随着现代社会物质文明和精神文明的高度发展，人们的业余生活越来越丰富多彩，对业余生活质量的要求也越来越高。特别是在高节奏、高效率的压力下，需要不断调节生活节奏，自我放松、愉悦身心。而欣赏体育比赛、体育表演，则成为人们业余生活中不可缺少的重要内容。

一、体育欣赏的方法

1. **欣赏体育精神** 从整体上说，它包括竞争精神，自我超越精神和团结协作精神。体育比赛的最大魅力在于永恒的竞争，在于有规则的公平、公开、公正的竞争。从运动员的内在智慧及精神的角度观赏体育竞赛，竞技体育最能吸引观众的重要原因，是因为比赛不仅比技术，而且比战术、比智慧、比精神。

2. **欣赏体育比赛的形式与过程** 竞技体育比赛大致可分为三大类：

（1）欣赏直接对抗性竞技项目：欣这类比赛项目，应注意欣赏比赛过程中个人技术的运用和整体战术的配合以及运动员所表现出的那种勇敢精神。

（2）欣赏对比性竞赛项目：为类项目比赛的特点是对比，要求运动员按规定动作和动作质量去完成比赛的技术动作，比赛中强调动作难度、美观和富有艺术性。

（3）欣赏记录性竞赛项目：欣赏这类比赛项目，应注意欣赏比赛过程中运动员那种你追我赶的拼搏精神及勇敢坚毅、刻苦耐劳和优良品质。

3. **体育欣赏特性** 体育欣赏特性一般有直觉性、创造性、趣味性等。在体育教学中应加强体育欣赏直觉性教学，使学生的感性世界具有丰富多彩的多样性。结合体育欣赏内容充分调动学生的积极性和多种思维能力，培养学生多方位创新能力。依据体育欣赏的趣味性培养学生的个性，使学生对自己喜欢的体育项目产生兴趣，提高对该项目的欣赏水平，养成习惯，培养意识，为终身体育打好基础。要多利用体育欣赏的超越性，改善学生的不良心理、增强自信、担当责任、正确对待成功与失败，促进学生心理正常发展。

二、培养欣赏的方法

1. 体育教学必须增加体育欣赏基础知识的传授，才能满足学生对体育的渴求。根据培养目标内容来看，只有提高学生的体育欣赏能力才能更好地完成培养目标。了解体育必须通过体育欣赏的手段，体育欣赏就是为我们提供了科学的方法，通过对体育的欣赏才能懂得健康的含义，才能通过观察、思维、创造去进行体育实践，养成良好的体育锻炼习惯，形成终身体育意识。而我们现有的体育教学大纲上根本没有这些内容。因此我们的体育教学内容应包括有体育欣赏方法的基础知识，才能满足学生的需求，把体育教学改革落实到实处，增加学生想要的知识传授。为形成终身的体育锻炼习惯作准备。

2. 加快对体育欣赏的实践和理论研究，满足现代学生需求。只有为体育教学改革提供更高理论依据，进一步完善体育文化科学体系，才能更好更有效地去指导体育教学，提高学生的体育欣赏能力，充分发展学生的个性，更好地完成教学目标。

3. 重视学校体育文化建设。体育运动作为一种实践活动的文化价值就在于人自身的价值，体育文化的产生是满足人类的需要，体育欣赏也是现代学生的基本需要。因此，我们必须重视体育文化的建设。才能满足现代学生的渴求。

4. 加强学校体育环境的建设。学校体育环境的建设项目必须从两个方面考虑；一是体育物质环境，在一定程度上改善学生的体育锻炼、医疗保健、饮食卫生，文化娱乐等方面的条件，为学生安全健康生动活泼的成长发展创造一个良好的体育物质环境。二是体育精神环境，让学生处处可以通过传播媒介获取他们需要的体育文化知识，感受到体育人文的亲和力。

【思考与练习】

1. 保龄球的基本技术包括哪些？

2. 台球的基本技术包括哪些？

3. 轮滑的基本技术包括哪些？

情境 17 拓展训练

任务 1 拓展训练概述

一、拓展训练的渊源

拓展训练（Outward Bound）意为一艘小船，在暴风雨来临之际，驶离平静、熟悉的港湾，义无反顾地投向未知的旅程，去迎接一次次挑战和考验！

Outward Bound 的雏形源于二战期间的英国。当时，英国的商务船队屡遭德国潜艇的袭击，大批船只被击沉，绝大多数落水船员不幸牺牲，只有极少数人在经历了长时间的磨难之后得以生还。多数生还者不是身体强健、反应机敏的年青船员，而恰恰是年纪相对偏大的船员。救生专家们通过调查、分析发现：这些人之所以能逃脱巨大的危难，坚强的意志和相互的支持起了决定性的作用，即成功并非取决于充沛的体能，而是依靠强大的意志力。他们正是凭借良好的心理素质，以其强大的求生欲望和求生能力，勇敢地面对危险，沉着地分析处境，坚韧地对抗困难，最终摆脱了死亡厄运。而许多身强力壮的年轻水手，当灾难来临之际，缺乏信心、无法坚持，精神的沮丧和不知所措的恐慌导致了心理防线的全面崩溃，进而智力和体能迅速下降，最终葬身海底。

鉴于上述判断，1941 年，库尔特·汉恩（Kurt Hahn，德国教育家）等人在英国创办了阿德伯威海海上训练学校。训练船员的海上生存能力，使其养成坚毅的性格，树立无惧的勇气，全力以赴地面对险情、排解逆境。库尔特·汉恩还提出了 Outward Bound 的哲学依据。19 岁时，他因划船及被太阳灼伤小脑，严重地威胁到四肢的正常功能，经过长期的治疗和坚持不懈的体育活动才最终康复。在自己经长期磨炼而具备打败病魔的能力之后，他不断思考如何使别的病人、普通人也具备同样的意志和能力？又怎样在正规的教育体系之外加强个人意志的训练？经过潜心研究，库尔特·汉恩提出了两条核心内容：①Your disability is your opportunity（你的挫折就是你的机会）；②There is more in you than you think（你有很多意想不到的能力）。他认为培养学生面对挫折的能力与培养学生的智力同样重要。

第二次世界大战以后，工业化社会进程带来的竞争空前激烈。一方面，保守思想给人们的工作和生活带来许多不利影响；另一方面，快节奏、高效率的社会氛围也让人们疲于奔命，不堪重负，致使精神压抑、情绪焦躁。拓展训练以其独特的创意和训练方式，逐渐推广开来。其训练对象由最初的海员扩大到军人、学生、工商业人员等各类群体，训练目标也由单纯的体能训练、生存训练和心理训练扩展到人格训练、管理训练、团队训练等。

Outward Bound 的发展极为迅速，20 世纪 70 年代传入美国，之后进入亚洲。1995 年传入中国大陆，被翻译为"拓展训练"，引领了国内体验式培训的蓬勃发展。

拓展训练或利用崇山峻岭、瀚海大川等自然环境，或就地取材，通过精心设计的活动达到"磨炼意志、陶冶情操、挑战自我、完善人格、激发潜能、熔炼团队"的培训目的。其实质是通过一些模拟场景的体验，获取积极的、突破自我的经验，取代以前经历中沉淀的一些消极经验，构建积极思维的心智模式，在生活和工作中能够更加积极地面对问题、处理问题。

二、拓展训练的特点

有人认为，拓展训练充满未知性，不像其他运动那么循规蹈矩；有人认为，拓展训练就是玩个心跳，找个刺激，是考验胆量，不像其他运动那么平淡；也有人认为，拓展训练可以更好地培养团队合作精神，不像其他运动那么内涵简单。这些说法都在一定层次上反映了拓展训练的表面特征。就本质而言，拓展训练的特点有以下 6 点。

1. 亲身体验性

亲身体验是拓展训练的真谛。研究表明，人类对听到的知识大约可以记住 10％；对看到的知识大约可以记住 25％；对亲自经历过的则大约可以记住 70％。也就是说，人们更容易接受并记住亲身经历的事情。而拓展训练最大的特点之一就在于抓住了人类学习的要害，以各种方式模拟在实际工作生活中可能会遇到的矛盾，通过身体力行，从中悟出道理。

简而言之，拓展训练是以学员的亲身体验为核心，对人深层次的心理施加影响的训练方式。它在人的心理、性格、态度等方面的教育具有突出的优势，能够真正切实有效地改变一个人的行为习惯，塑造积极的行为方式。

2. 综合活动性

拓展训练以体能活动为引导，蕴涵认知活动、情感活动、意志活动和交往活动，有明确的操作过程，要求参与者全身心投入。

3. 挑战极限性

拓展训练的部分项目需要参与者通过鼓励克服心理障碍，跨越"心理极限"。

4. 集体协作性

拓展训练强调集团合作性，力求每位参与者都能从团队中汲取力量，并竭尽全力地为团体争光。

5. 高峰成就性

在克服困难、顺利完成扩展训练的项目要求后，参与者能够体会到发自内心的成就感、胜利感和自豪感，获得人生的高峰体验。

6. 自我发展性

参与者在训练中占据主体地位，充分发挥主观能动性，发现自己的问题所在，并努力克服弊端。通过拓展训练，参与者能够提升群体意识，改善人际关系，学会关注他人，发掘自身潜能，增强自信自立，克服懒惰懦弱，磨炼品性意志，启发想象力和创造力。

三、拓展训练的流程

如图 17-1 所示，拓展训练的流程包括 5 个步骤：亲历、感受、分享、总结、应用。

1. 亲历

亲历也就是亲身体验。任何一个训练项目的开始都是学生在教师的指引下去经历一种模拟场景，去完成一项任务。

学生在十分开放（这种方式令个体充满疑惑和好奇，对获取知识充满了渴望，这时人的

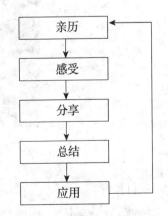

图 17-1　拓展训练流程图

状态是完全开放的）的状态下，体悟到自身在性格、思维、处事方式、应急反应等深层次方面的优势和劣势，进而将影响直接施加到心灵的最深处。

2. 感受

通过置身其中，才能得到最真切的、全方位的、印象深刻的感受。学生在经历的过程中，会产生一些想法、观点，意识到自己的"症结"所在。

3. 分享

"三人行必有我师"，完成任务的过程，也是磨合切磋，交流共进的过程。分享感受、畅所欲言的同时，每个人就会得到数倍的经验，这也正是拓展训练的魅力所在。

4. 总结

通过实践、观察、交流和讨论，个人都会有所心得，其认识亦由感性上升到理性。

5. 应用

这个过程是训练之后的个人收获。认识由实践获得，最终再用来指导实践，这也是拓展训练的终极意义所在。

任务 2　拓展训练项目

一、齐心桥

【项目描述】

探险小分队，前往一片原始森林探险，在前进途中发现前面有一条激流拦住了去路，在激流的中间有几个礁石。激流边有 3 块木桩和一条藤条，探险小分队必须在 30 分钟内全体队友成功到达对岸，因为 30 分后即将有一场暴雨来临。任何人都不能掉队，必须全部成功穿越激流。任何物品一旦接触到水面将立即冲走（图 17 - 2）。

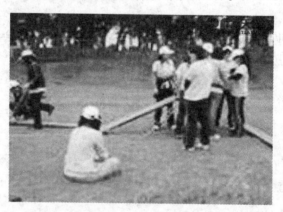

图 17 - 2　齐心桥

项目目标：

1. 提高队员组织、沟通和协作的能力和技巧。

2. 团队的领导艺术和技巧、压力管理和应急处理技巧。

3. 人力资源的合理分配和运用。

4. 培养队员集体荣誉感，为团队勇于奉献的精神，各部门之间的沟通协作。

二、风雨人生路

【项目描述】

人生的缩影，这一路走来的艰辛和不易，有风有雨，有坎坷；你有对自己身边曾经帮助过您的朋友，同事，家人说一声"谢谢"了吗？您体会到作为您的父母或者领导身上的责任有多么沉重吗？平时他们只是默默地承受，无论他们心里有多么累！作为子女或者下属的您有发自内心地对他们的付出表示感恩吗？这一次的风雨人生路正如我们这么多年来一路走过来的缩影。

项目说明：

所有蒙上眼睛赤脚的学员在一位队员的扶持下走过一段崎岖不平的人生路（图 17-3），体验人在迷茫，无助，恐惧时最需要什么？是不是您现在所拥有的一切都是您应该得到的或者说是别人该给您的！当别人给予您的时候，您珍惜了吗？您感恩了吗？您回报了吗？

项目目的：

1. 勇于承担自己的责任，相信队友、相信自己。

2. 一个人可以成就的事情实在是太少太少，需要和同伴相互协作，正所谓高水平的独立带来高水平的协作。

3. 在面临风险的时候，你是否敢于相信自己的同伴？（事实上，没有风险就不存在信任）

4. 你的自信会影响你对同伴的判断，你又如何通过主动要一个承诺来保障信任完美完成？

5. 我们彼此的情感在空气中无声的交流加强！

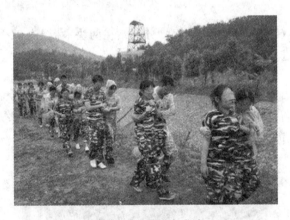

图 17-3　风雨人生路

三、定向寻宝

【项目描述】

这是一个一流的户外游戏，但它需要一个广大的场地和相当的人手。

玩法：在一个指定范围内（如一个营地）设定数个关卡，而参加者则分成若干组，他们首先会得到一个指示，要他们到其中一个关卡去（每组都会有不同的指示）。当他们到达关卡之后，他们要受到一些考验，例如：一起唱一首歌、回答问题、做掌上压、吃东西（如一人两只香蕉），等等。

当他们通过了考验，这个关卡的负责人便会给他们一个证明，并告诉他们下一个关卡在哪里。如此类推，到他们完成了最后一个关卡的考验之后，他们便需要回到总部报到，先到者为胜出（图17-4）。

注意：

1. 这个游戏需要详细的策划和准备，例如要设定每一个组的路线不能重叠。

2. 每个关卡的考验也最好不要重复。事前亦要先知道场地的资料。

3. 并让各主持人和各组都有场地的地图。要留意天气。

4. 若下雨或太晒都很容易令玩者怨声载道，甚至出意外。

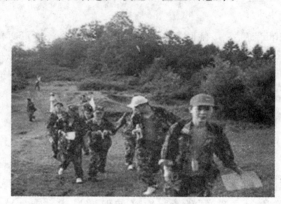

图17-4　定向寻宝

四、有轨电车

【项目描述】

两块木板就是一双鞋子，全组队员双脚分别站在两块木板上，双手抓住系于木板上的绳子，向指定的方向行进（图17-5）。

项目目的：

提高队员组织、沟通和协作的能力和技巧，团队的领导艺术和技巧，人力资源的合理分配和运用，行动之前的讨论和计划对于事情的成败起重要作用，培养人处理事情良好的计划性和条理性，培养队员集体荣誉感，为团队勇于奉献的精神。

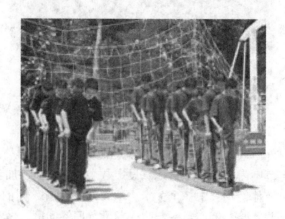

图17-5　有轨电车

五、同心竹

【项目描述】

所有的学员，并列排成两列，每位学员伸出指同时托着一条竿，每位学员手指不能离开竿，按照培训师的指令放到地面上（图 17-6）。

项目目的：

锻炼团队协作精神、养成默契、什么叫万众一心？什么叫众志成城？什么叫齐心协力的真实写照。

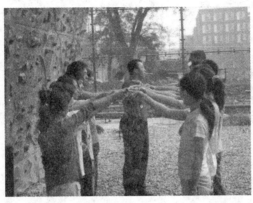

图 17-6 同心竹

六、生日线

【项目描述】

所有的学员，自由排列成一列，按照的指令，在指定的范围内，按队员生日的大小，进行重新排列（图 17-7）。

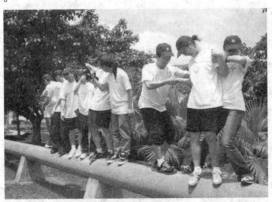

图 17-7 生日线

项目目的：

1. 学习如何构建团队，发现团队合作的价值，深入体会团队发展不同阶段所需要的"情景领导"技术。

2. 了解个人的优缺点，在今后的生活和工作中保持正面和积极上进的心态；改善团队沟通障碍，创建良性的沟通策略；加强共同解决问题的能力。

项目操作程序：

老师宣布：现在我们要做一个风中劲草的游戏。这个游戏要求每位学员都要做一次"草"。现在我来说明规则并做一个"草"的示范。

项目规则：

A）学员围成一个向心圆，"草"（培训师）则站在圆中央。

B）"草"要双手抱在胸前，并拢双脚，闭上眼睛，身体绷直地倒下去。倒的整个过程中不能移动脚或双脚分开。就像一个"不倒翁"的样子。倒下之前，"草"要问："我要倒下去了，你们准备好了没有？"当全体团队成员回答："准备好了。"时，"草"可以选择任何方向倒下去。"草"倒向哪个方向，站在那个方向的团队成员就要在"草"即将要倒在自己身上时，伸出双手把"草"轻轻推向另一个任意方向，注意用力不要太猛。

项目意义：

1. 信任，是精诚合作的基石。

2. 了解有效的沟通环节和步骤。

3. 如果将自己的生命完全交给别人，你会信任对方吗？

4. 如果团队之间缺少了信任，那么不仅这个大家庭不会和睦，而且也直接影响到了整体的战斗力。

七、齐心棍

【项目描述】

这是一个考察团队是否同心协力的体验。在所有学员手指上的同心杆将按照培训师的要求完成一个看似简单但却最容易出现失误的项目。此活动深刻揭示了团队内部的协调配合之问题（图17－8）。

项目目的：

1. 在团队中，如果遇到困难或出现了问题，很多人马上会找到别人的不足，却很少发现自己的问题。队员间的抱怨、指责、不理解对于团队的危害……

2. 如何找出正确办法来处理工作中出现的问题？

3. 这个项目将告诉大家："照顾好自己就是对团队最大的贡献"。

4. 提高队员在工作中相互配合、相互协作的能力。

5. 统一的指挥＋所有队员共同努力对于团队成功起着至关重要的作用。

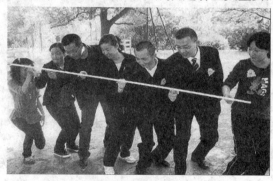

图17－8　齐心棍

八、背 摔

【项目描述】

参加实施的队员，两手反交叉握拢弯曲贴紧自胸前，两脚并拢，全身绷紧成一体；后倒时，头部内扣，身体不能弯曲，两手不得向外打开，参加保护的队员，两腿成弓步且相互抵紧，两手搭于对方肩上，掌心向上，上体和头部尽量后仰，当实施队员后倒落时，全身协力将实施队员平稳接住（图 17-9）。

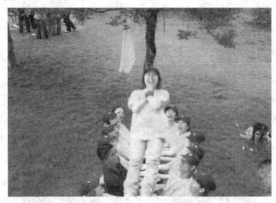

图 17-9　背摔

项目目的：

1. 信任环境的营造。
2. 建立换位思考的意识。
3. 通过身体接触、实现情感的沟通信任与责任。

九、毕业墙

【项目描述】

团队在没有任何器材的情况下共同努力翻越 5 米高的墙壁（图 17-10）。

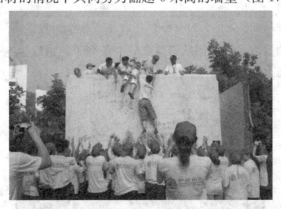

图 17-10　毕业墙

项目目的：

1. 自我管理与定位、有甘为人梯的精神。
2. 团队的协作与激励。
3. 共建高效团队。

十、七巧板

【项目描述】

将团队分成若干个小组，模拟企业的不同部门或各个分支机构，共同完成一系列复杂的任务，深刻体验沟通、合作、创新、信息共享、资源配置、领导风格、科学决策等管理主题，系统整合团队。"七巧板"为培训道具，变幻无穷，寓教于乐，带给学员无限体验的空间（图17-11）。这个项目在沟通、协调、团队意识、领导力、执行力方面都有所展示并对提升这些能力非常有益……

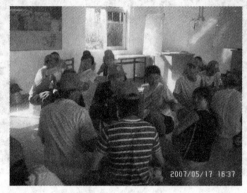

图17-11　七巧板

项目目的：

1. 学习领导者的思维、观念与意识。
2. 培养团队成员主动沟通的意识，体验有效的沟通渠道和沟通方法。
3. 强调团队的信息与资源共享。通过加强资源的合理配置来提高整体价值。
4. 体会团队之间加强合作的重要性。合理处理竞争关系，实现良性循环。
5. 培养市场开拓意识，更新产品创新观念。培养学员科学系统的思维方式，增强全局观念。

十一、人猿泰山

【项目描述】

一个团队在预定的区域，利用团队智慧拿到一条绳子，再通过绳子使全体队员与一桶水荡过雷区，站在一个岛上成功逃生（图17-12）。

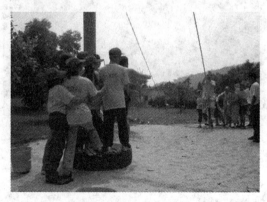

图17-12　人猿泰山

项目目的：

1. 考验团队的计划和组织能力，分工协作能力和向心力。

2. 提高工作谨慎度充分合理的利用有限资源。

3. 团队的奉献精神、领导的组织能力。

4. 破自己的盲点，建立解决问题的共同模式，促使团队共同完成目标。

十二、油桶架桥

【项目描述】

利用两条木板和三只油桶搭建一座桥梁，将所有队员从沼泽地的一侧到达另一侧。每名队员通过的时候，不能掉落地面，在规定的时间内，所有队员必须全部通过（图 17 - 13）。

项目目的：

1. 组织、策划及人力和物质资源的合理利用。

2. 人员的分工与定位。

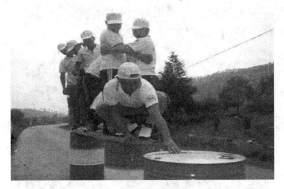

图 17 - 13　油桶架桥

十三、梅花桩

【项目描述】

团队的所有队员在手拉手的条件下，从高低不一、距离不等的梅花桩上通过，并且所有队员都必须过起点、中点和终点的三个桩点后才视为成功完成（图 17 - 14）。

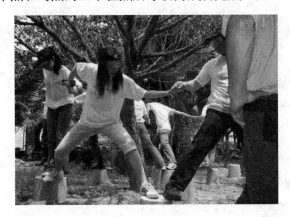

图 17 - 14　梅花桩

项目目的：

1. 对现实环境，作行动计划。

2. 共同目标的整清与协作。

3. 培养团结一致，密切合作克服困难的团队精神。

4. 突破自己的盲点，建立解决问题的共两路模式，促使别团队共同写成目标。

十四、盲人方阵

【项目描述】

用教练给的绳索围成一个面积最大的正方形，看似简单吧？但是当所有的人被蒙上眼睛的时候，队员会发现，原来难度一点也不小，并且大家将体会到团队的指挥、沟通、协调能力还真不能被忽视（图 17 - 15）。

项目目的：

1. 高效有序的沟通对团队至关重要。

2. 学会倾听，学习在困难和挑战面前保持清醒和冷静的头脑。

3. 改善沟通技巧，学习运用多种沟通方式与人交流。

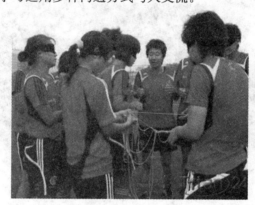

图 17 - 15　盲人方阵

十五、十字塞车

【项目描述】

在地面上画比各队人数多一个的一条直线方格，每个方格的大小以能站一人为标准。将各队学员分成两组，一组从左边最后的方格开始，依次每个人各站在一个方格内。另一组则从右边最后的方格开始，依次每个人各站在一个方格内。两组中间空出一个方格，两组人员相对而站。小组以最少的步伐及最短的时间把左右两组的成员对调（图 17 - 16）。

项目目的：

1. 发挥团队合作精神是寻求解决问题的很好方法。

2. 领导的作用。

3. 如何看待团队冲突？

4. 当你的建议不被团队采纳时你如何反应？

5. 民主与集中的优劣？

6. 领导者的作用如何？

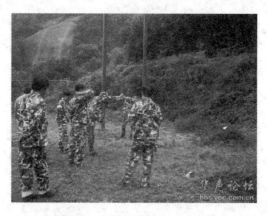

图 17-16 十字塞车

十六、无敌风火轮

【项目描述】

前面是一条不可正常穿越的路，怎么办？团队有的是报纸、剪刀、胶带、还有大家的智慧（图 17-17）。

项目目的：

合理配置资源，分工配合；检验组织成员工作主动性，建立团队自己的节奏，协调一致对组织的重要性，个人与团队的相互作用（个人的能量只有透过组织才能发挥出来，如果个人与团队目标不统一，个人能量越大，对组织的破坏性越大，个人发展必须跟上组织的节奏对领导的认同，明确的团队目标，有效的沟通与合作。

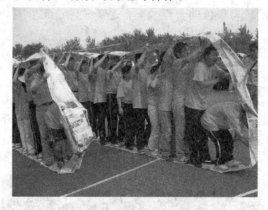

图 17-17 无敌风火轮

十七、时速极限

【项目描述】

下达开始的口令后才可以采取行动。所有队员不能进入绳圈内，不能接触除数字外的区域。拍数字必须按数字的顺序进行，不能漏拍或同拍。项目过程中，不能有队员讲话或发出其他声音，必须在规定的时间内完成（图 17-18）。

项目目的：

群体决策的方法及意义，启发战略管理眼光。大胆尝试，勇于全力付出。挑战未知领域，培养创新意识合理的分工与合作，资源的优化配置认识统一指挥的意义与重要作用体会

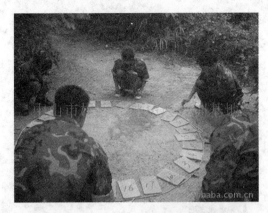

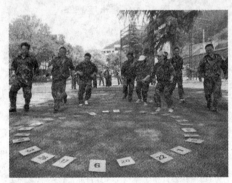

图 17－18　时速极限

对于团队的领导技巧运用、与角色的合理分配，避免"熟练工"对团队造成的负面影响。团队学习保证新的创意。

十八、人　椅

【项目描述】

所有的学员，排列成一行并围成圆圈，要求脚尖碰到前面学员的脚跟，举高双手慢慢坐到后面同事的双腿上，跟着教练的开始声，同迈步向前行走（图 17－19）。

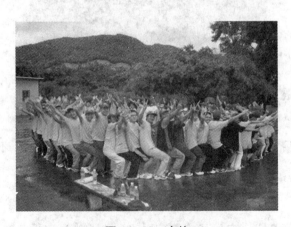

图 17－19　人椅

项目目的：

体会相互支持的力量，信任与被信任的关系＼体验坚持与责任的联系，同时也是午休后伸腰踢腿让精神更加集中、精力更加充沛的良方。

十九、力拔千斤

【项目描述】

用 8 根手指将团队中最重的人从椅子上抬起来我们能做到吗？讲究团队协调、默契、统一才能达成目标（图 17 - 20）。

项目目的：

1. 了解体验式培训的起源与培训形式。

2. 初步建立团队、体验 1＋1＞2 的团队力量。深入了解同伴、打破人与人之间的隔膜。营造团队气氛、奠定团队训练基础。

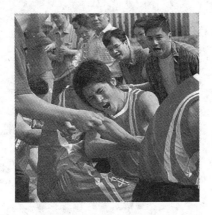

图 17 - 20　力拔千斤

二十、怪兽过河

【项目描述】

分组团队在连成一体的情况下，通过一条宽度 6 米的长河。过程中至多有八只手、四只脚可以接触河面，而且全体人员必须连接在一起成为一个整体（图 17 - 21）。

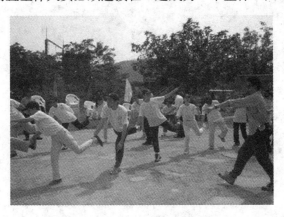

图 17 - 21　怪兽过河

项目目的：

团队需要确定一个组合方案成员必须高度配合去执行该组合方案组合方案要考虑到成员身上的个体差异大家用什么方法达成共识？培养团队协作精神，训练团队创新意识。

思考与练习

1. 拓展训练的特点是什么？

2. 拓展训练的流程包括哪几步？

情境 18 民族传统体育

任务 1 认知民族传统体育

一、民族传统体育概述

我国民族传统体育历史悠久，源远流长，种类繁多，丰富多彩。他们各自伴随着本民族的历史发展，与劳动生产相结合，与风俗习惯紧密联系，是各民族在不同历史发展进程中为适应生存和生产而创作出来的智慧结晶，是中国灿烂文化的一个重要组成部分。

中国民族传统体育，是指在中华历史上一个或多个民族内流传或继承的体育活动的总称。民族传统体育是对具有民族特色的体育活动的总称，其主要是指我国各民族传统的祛病、健身、习武和娱乐活动项目。

二、民族传统体育的特点和功能

（一）民族传统体育的特点

1. 民族性

人类创造了文化，文化塑造人类本身，在各种因素的影响制约下，人类难以创造同一格式的文化，然而人类创造的不同类型、不同格式的文化又将自己塑造成为各具不同文化特征的群体——民族。可见文化的不同特点充分体现在物质、精神、生活和社会关系的各个层面上，塑造着不同的民族，也就是所谓民族性。它为某一民族或某一些民族所有，而非各民族的。我国的民族传统体育内容丰富，形式多样，几乎每个民族都有各自独特风格和浓郁民族色彩的传统体育项目，带有强烈的民族文化气息和内涵，在相当程度上成为本民族和地区的象征。如藏族的赛牦牛、纳西族的东巴跳、彝族的跳火绳、朝鲜族的顶水罐赛跑、傣族的孔雀拳等都是其他民族所没有的。即使是同一体育项目，也各有其民族特点，如已列为全国民运会比赛项目的蒙古族式摔跤"搏克"、维吾尔族式摔跤"且里西"、彝族式摔跤"格"、藏族式摔跤"北嘎"等，虽然都是民族式摔跤，但比赛方式和规则都各不相同，表现了迥然不同的风格。中华民族传统体育强调人与自然的和谐，追求内外合一、形神合一和身心全面发展，以静为主，动静结合，修身养性，以"健"和"寿"为目的。武术强调"内外兼修、形神兼备"的民族风格，追求形体和精神的同步发展。其他如风筝、龙舟、秋千、舞龙、舞狮等都具有浓郁的民族文化特色，而区别于世界流行的现代体育运动。此外，民族性还表现在服饰、活动仪式、风俗、历史传承等方面。中华各民族开展的项目不尽相同，但它共同组成民族体育的统一体。中国传统文化比较重视人与自然、人与人之间的和谐统一关系，侧重于内心修为、自然和继承传统等，使民族传统体育文化在此文化底蕴之下就自然而然地注重自然、和谐和内心的愉悦。因此，许多民族传统体育项目有较多的原始初文化的影子，如武术、风筝、龙舟、秋千、舞龙、舞狮等。民族传统体育项目是民族传统文化的有机载体，由于民族语言、民族性格、风俗习惯、生活方式、宗教信仰等差异，使得民族传统文化呈现出相对的独立性，这种特性决定了传统体育文化和价值观念不可能很快被其他民族全盘接受，甚至在一个民族被另一个民族征服和同化的极端情况下，它原有的体育方式也会在新的民族共同体中顽强地有所表现。由此可见，民族传统体育的生存力极强，具有强烈的民族性。

2. 地域性

某一地区的一个民族或几个民族所处的区域环境以及由区域环境所带来的自然条件不同，使各个民族都在自己文化背景的基础上形成了有别于其他民族的传统体育活动方式，这就是民族传统体育的地域性。一定地域的地理环境是一个民族长期生息、繁衍的空间条件。在古代由于各民族所处的地理环境以及由地理环境所带来的自然条件的不同，加之交通不便、信息量少、受经济自给性和地方封闭的影响，常常有较强的地域性。因此，各民族都在自己的文化背景上形成了独具特色的传统体育项目，所谓"北人善骑，南人善舟"就反映了地理环境对生产方式和传统体育的影响。如"草原骄子"的蒙古族，过着随草迁移的游牧生活，精骑善射，"随草迁移"形成了以骑射为特点的赛马、赛骆驼等传统体育项目。居住在青藏高原的藏族以及西南地区的其他民族，善于攀登、爬山、骑马、射箭等传统体育；而南方气候温和，江河较多，多数少数民族善于游戏，赛龙舟活动长久不衰。总之，南方民族以集体性体育项目为主，如赛龙舟、抢花炮等；北方民族更多以个体化的体育项目为主，如摔跤、马上项目等。基于各自区域独特的自然环境下的生产方式因素，造成了各民族间体育的差异。如从事畜牧业生产的蒙古族、哈萨克族等，得天独厚的生产、生活方式创造了赛马、叼羊、骑射、飞马拾银、姑娘追等马上骑术项目。苗、侗等少数民族，在以小农经济为主的农业生产中，牛的作用较大，因此保留了在节日里"斗牛"的风俗。被誉为"沙漠之舟"的骆驼，历来是漠北少数民族载货和骑乘的工具，由此产生了"赛骆驼"。另外，赫哲族的叉草球项目与叉鱼有关，同时也是叉鱼工作的陆上训练；鄂伦春族、鄂温克族的滑雪项目与林海雪原中的游猎活动有关；高山族的投梭镖、挑担赛、舂米赛；畲族的赛海马、登山；壮族的打扁担等都来源于当地人民的生产劳动。人文地域环境的不同，如文化、风俗习惯、民族心理等，同样会造成民族体育的差异。北方人崇尚勇武、豪爽奔放，因此，力量型的项目较为突出，如摔跤、奔跑、搏斗、举重等；南方人的性格趋于平和而细腻，富于思考，擅长心智活动类和技巧型项目，如游泳、弈棋等。仅以舞龙为例，即可明显反映出南北方体育风格的差异。北方以武为主，强调龙的威武豪迈，气壮山河；南方以文为主，突出龙的灵活敏捷，变化自如。这些都是地域人文心理和性格差异造成了各民族体育文化的异质性。

3. 交融性

民族传统体育在数千年的发展过程中，形成了独具风格的文化体系，它是一个相对封闭而又开放的系统。不同文化模式的相互碰撞和交流，促进了民族体育的发展，随着社会的进步和文明程度的提高，以及民族之间的交流与渗透，民族文化进一步融合，民族产生时所具有的共同地域、血缘关系、文化等都发生了不同的变化。因此，人们在进行体育活动的同时，便将各民族许多传统的体育项目相互交融，共同学习，最终达成共识。这种现象被某些学者称为"文化辏合"。同时，它体现了民族体育发展规律中的一种共融性特征。每一种传统体育项目最初总是从某一地区、某一民族中首先发展起来，而后随各民族间文化交流，逐渐被具有相同自然条件的民族接受和改造，这一项目也因此丰富、成熟起来。以龙舟比赛为例，据考证最初应源于古越一带，后来由于古越文化和长江中游文化的往来，逐渐扩展到我国南方大部分省区。据统计，仅地方史书对龙舟活动有详细记载者多达数百条，涉及我国南方部分省区。其他如马球、秋千、骑术、武术、气功、围棋等项目也都是各族人民共同创造的结果。在民族体育融合与交流的过程中，不断发展和创造出一些新的项目。如清代乾隆年间满族人就把足球与滑冰结合起来，发明了一种称为"冰上蹴鞠之戏"的冰上足球，作为禁卫军的训练内容。另外，把射箭与马术结合，出现骑射；把球技与马术结合，发展出马球等。此外，民族体育的交融性还表现在文化和艺术的相互融合。我国少数民族能歌善舞、能骑善射，产生了技击性和艺术性相统一的传统体育项目，既强身健体又愉悦身心，达到健、力、美和谐统一。如黎族的"跳竹竿"，击竿者跪、蹲交替，节奏越打越快，难度越来越大，跳竿者随竿的分合与高低变化灵巧地跳跃其间，展现出各种优美的姿势。这就要求参与者不仅具有良好的身体素质，还要具备较高的音乐素质和舞蹈技巧，在这些因素互相交融作用下，构成了民族传统体育丰富多彩的内涵。

4. 多样性

民族传统体育是由各民族共同创造的，其内容丰富、形式多样。据《中华民族传统体育志》统计，有 55 个少数民族的传统体育 676 项，汉族传统体育 301 项，共计 977 项，每一个民族都有自己的传统体育项目，分布之广，项目之多，在世界上绝无仅有。有的项目与种族的繁衍有关，如哈萨克等民族的姑娘追、羌族的推杆、朝鲜族的跳板等；有的活动源自生产、生活习俗，如赫哲族的叉草球、草原的赛马和骑射以及江南水乡的竞渡等；有的项目来自宗教习俗；有的项目则直接由军事技能转化而来，如各个民族的武术等，从而构成了多姿多彩的民族传统体育项目。民族传统体育类别繁多，结构多元，由于项目不同，动作结构各异，技术要求也不同，如舞龙、舞狮、龙舟竞渡、扭秧歌、斗牛、拔河、风筝、姑娘追、武术、毽球、抢花炮、珍珠球、蹴球、木球、射弩、打陀螺、押加、马术、踩高跷、荡秋千、赛马等各种活动都具有各自不同的技术特征，因而形成了各具特色、风格迥异的运动项目。有以养生、健身、康复和预防疾病为目的的导引术、太极拳、气功等；有富有趣味性、轻松愉快的各种民族舞蹈、钓鱼、围棋、象棋、风筝等娱乐性体育；也有按竞赛规则规定的比赛场地、器械以及其他特定的条件进行的智力、体力、心理、技术、战术等方面的竞技体育活动。同时，有些项目是人们在农忙之后、生产之余进行；有些则附着在民俗的一些祭祀、节令中；有一人参加的运动，也有多人参加的集体运动；有适合成年男子的运动，也有适合妇女、儿童的运动。总之，民族传统体育多种多样，异彩纷呈。中国是一个多民族的国家，地域经纬跨度大，各民族各地区的人们生产、生活方式的迥异是民族传统体育项目的起源和组织活动形式多样性的主要原因。同时，在中国 56 个民族大家庭中，由于民族之间传统的差异，从而形成不同民族的文化类型和特点。每一民族的人民都生活在一定的文化氛围中，有区别于其他民族的宗教、信仰、礼仪、习俗、制度、规范、文化心理等，这也是导致民族传统体育多样性特征的重要原因。

5. 适应性

民族传统体育内容丰富、形式多样，其动作结构、技术要求、运动风格和运动量也各具差异，个人可根据需要从中选择适合于自己的项目进行健身活动。有的项目不受时间、季节的限制，有的项目在场地、器材上可因地制宜，就地取材，还有的项目可徒手或持器械进行，给开展群众性体育活动提供了便利条件。因此，民族传统体育有着广泛的适应性，可以满足不同年龄、不同性别、不同层次、不同人群的需要。少年儿童天真好动，但力量弱小，多三五成群开展一些娱乐性强、体力消耗在中度以下的活动，如抽陀螺、踢毽子、跳皮筋、跳绳等；中青年的体育活动重视规则，讲究形式，在较高的力量及技巧水平上强调竞技性，这些竞技项目在各民族中开展得最为广泛；老年人体力渐衰，在从事体育活动时以修身养性、祛病延年为核心，如太极拳、养生气功、钓鱼这些项目不仅使筋骨得到基本的舒展，而且还可以使丰富的文化内涵与社会生活相结合，达到开阔心胸、颐养天年的目的。男性可以参加如赛马、摔跤、骑射等运动，崇尚力量与惊险，力求表现勇武精神；女性可以参加秋千、跳板等活动。也有许多项目是男女共同参与的，如哈萨克族的姑娘追，就需要男女青年借助于骑马追逐，显示他们朝气蓬勃、热情奔放的精神风貌。人们也可根据各自的生理、心理特点和喜好选择不同的项目进行锻炼，无论是舞龙、舞狮、赛龙舟、拔河等群体对抗的项目，还是摔跤、赛马等个体项目，或者各种娱乐游戏等活动。民族传统体育中许多项目不受场地、器材的限制，可以因地制宜地选择项目进行锻炼。民族传统体育的广泛适应性将推动全民健身计划的实施，促进大众体育的发展。

6. 竞技性

竞技性是现代体育项目的特点，强竞技性是西方体育项目所具有的最具代表性的属性。我国早在原始社会就出现了体育竞技的萌芽，竞赛活动是自黄帝以来为报答神灵赐福的宗教庆典的重要内容。虽然以武术技击为代表的民族传统体育项目代表了中国古代竞技精神，但总体来看，中华民族传统体育呈现出弱竞技性，这是由于我国特有的地理环境、文化底蕴、生活习惯等方面因素决定的。然而少数民族传统体育由于受汉族文化影响较小，加上少数民族为求生存强烈的"自危"意识，使许多少数民族传统体育项目如赛马、摔跤、射箭、叼羊等充满激烈的竞技性特点。

（二）民族传统体育项目的主要功能

民族传统体育作为一种文化形态，它是一个民族经济、政治、教育、科学、文化相互作用、相互渗透、同步发展的产物。在不同的历史时期有着不同的社会价值和功能，它作为一项体育运动，能够满足个体和社会的需要。随着人类社会的发展和民族文化的相互交融与渗透，其功能已经向着多元化的方向发展，具备了多重的社会功能和实用价值。主要表现在健身功能、娱乐功能、教育功能、整合功能等方面。

1. 强身健体、延年益寿，表现出强身、修身养性的功能

民族传统体育项目主要来自于人们的生产、生活方式中，与身体活动有着密切联系，它要求人们直接参与运动，在娱乐身心的运动中逐步改善民族体质，提高各民族人民健康水平。因此，强身健体就成为其主要的功能之一，通过参与运动锻炼能促进有机体的生长发育，提高运动能力，改善和提高中枢神经系统的机能，调节人的心理，提高人体对环境的适应能力。在我国少数民族运动会中开展的 14 个竞技项目，如木球、珍珠球、蹴球、毽球、押加、秋千、抢花炮、射弩、马术、武术、龙舟、打陀螺等对身体素质有着较高的要求，能全面提高身体的各项机能，但是像拔河、打手毽、跳绳、跳皮筋、爬杆、荡秋千等，以及其他具有民族特色的各种娱乐游戏类项目作为健身的手段更适合广大群众进行锻炼，经常参与这些运动，可以增强体质，达到强身健体的目的。民族传统体育不仅可以强身健体，而且还可以修身养性，促进身心全面发展，提高生命质量。联合国计划署在《人类发展报告》中指出："人类发展是一个提高人们生存机会的过程，从总体上说，健康、长寿、接受良好教育和生活幸福美满是人类发展的基本标志。"倡导娱乐、健康第一，通过愉快而健康的身体活动来提高人们的生活质量，是现代体育发展的新趋势。而民族传统体育中的"导引养生术"、"五禽戏"、"八段锦"、"太极拳"等成为人们健身与修身养性的最好方法和最具实效性的健身运动。民族传统体育为全民健身活动的开展提供了丰富多彩的练习形式和方法，展现了无限的发展空间，它与全民健身活动的统一，是民族文化与体育文化发展的价值回归。

2. 融自娱自乐、沟通情感、谐和气氛为一体，表现出愉悦身心的功能

民族传统体育是一种以娱乐身心为主要目的的活动，它着重于人的身心需要和情感愿望的满足，不以高超复杂的技艺对应大众，而是以自娱自乐的消遣性与游戏性的活动方式迎合大众，使人们在这些娱乐性的活动中，直接得到令人愉快的情感挥发。从简单易行、随意性较强的项目，到技艺精巧、有规则要求的竞技，从因时因地、自由灵活的娱乐嬉耍，到配合岁时节令的民族体育，不仅把民族体育融合于宗教礼仪、生产劳动、欢度佳节、喜庆丰收之中，而且还将民族体育与文化艺术形式、民族舞蹈等融合在一起，使民族传统体育活动的娱乐性体现得更加充分。民族传统体育活动以其独特的魅力和积极健康的文化娱乐方式以及观赏性吸引着更多的人参与，并成为人们休闲生活中的重要内容之一。一次体育活动的举办，往往成为民族的盛会，如2003年第7届全国少数民族运动会在宁夏回族自治区银川举行，共有34个代表团，参赛人数近万，规模之大，真可谓是民族情感和文化交流的盛会。又如蒙古族的"那达慕"盛会和土家族在正月初三至十五举行的摆手舞，气氛非常热烈；苗族的划龙舟和壮、黎、侗、布依等族的打铜鼓，伴以歌、载以舞，表演各种动作，风格突出，具有浓郁的民族特色和欢乐气氛。还有民间游戏活动的内容也非常丰富，元宵观灯、舞狮子、舞龙、踩高跷、跑旱船、扭秧歌等难以计数。这些游戏活动在流传演变过程中不断丰富发展，形成了独特的风格和娱乐形式。民众以观赏此类文娱、体育表演而取乐，不仅拓宽了社会交往，增进相互间情感交流，而且使人们形成了积极向上、乐观开朗的心理状态。其他如拔河、秋千、打手毽等也都具有相当的娱乐成分，深受人们的喜爱。

随着社会的迅速发展，生活节奏的不断加快，人们承受的生理和心理负荷愈加沉重，为了解除精神的紧张和身心的疲劳，通过参加各种民族体育活动的锻炼，获得一种精神上的享受和超越自然的感觉，达到愉悦身心的目的。民族传统体育有自娱和他娱的功能，是一种"快乐体育"，在现代社会生活中发挥着重要作用，它以突出娱乐性作为主要目的，并用快乐身心的方式增进健康。

3. 通过口传身授，结合竞技、游戏等身体活动方式，表现出教育、文化传承的功能

体育运动本身是一种很有说服力的教育手段，对整个社会的教育作用是非常广泛而深刻的。在我们的现实生活中，体育教育往往能够影响人们的价值观、伦理道德观、审美观以及人们的行为模式。在我国民族传统体育从产生到发展始终与教育有着密切的联系，它作为教育的内容和手段，在历史发展的过程中发挥了积极而重要的作用。民族传统体育在人类的早期教育中，是通过娱乐游戏、舞蹈等身体活动的方式来实现的，在没有文字和书本的时代，教育主要靠口传心授、摹仿等达到传授知识的目的，它具有早期启蒙的功能。据《中国古代教育史》载："人们除了在生产实践、劳动活动中受教育外，又在政治、经济和文体活动中受教育，他们利用游戏、竞技、舞蹈、唱歌、记事符号等进行教育。"西周时"礼、乐、射、御、书、数"六艺成为学校教授的内容；春秋末期教育家孔子将"礼、乐、射、御"等与体育有关的内容列入了教育的范围；唐代创立了武举制，武举科考试，设有骑射、步射、举重等项目；宋代的"武学"，明代的"武备"课堂，都把武技作为教育的内容；近代，以武术为主体的民族体育被列为学校体育课程；进入现代以后，民族传统体育在学校教育中得到了前所未有的发展，一些高等院校为民族体育专业的学生开设了武术、八段锦、五禽戏等课程，同时摔跤、围棋等也作为民族体育项目进行教学。另外，骑竹马、跳山羊等被编入幼儿园和小学的体育课，还有一些传统体育项目如秋千、毽球、木球、蹴鞠等被一些地区列为课外的体育锻炼项目。把民族传统体育的教学融入到学校体育教育中，丰富和充实了教学内容，激发和调动了学生参与练习的积极性，可以培养坚强的意志品质和团结、合作、勇敢的精神，继承和发扬中华民族谦虚、善良的传统美德。民族传统体育也是培养民族认同感和民族精神的有效方式，在文化传承的过程中，充分体现着自身的教育价值。

4. 发展民族传统体育，促进社会经济发展，提高经济实用价值

民族传统体育的活动内容大多与生产、生活方式关系密切，它以经济活动方式为基础。民族传统体育资源丰富，呈现出地域性、主体化、广泛性分布的特点，利用民族传统体育资源建立本地域特色经济，对推进民族地区经济的发展有着特殊的作用。开展民族传统体育可以加速体育产业的发展，如建立民族体育竞赛表演市场、健身娱乐市场、民族体育用品市场等，组织精彩的民族传统体育项目的比赛活动，宣传广告和电视转播，取得一定的经济效益；拓展人们文化教育体育消费和健身娱乐消费的空间，提升和丰富民族传统文化，满足人们日益增长的健康消费需求；建立生产与民族体育服饰、活动器材等有关的经济实体，促进民族体育用品的制造与销售。另外，还可以把具有区域民族特色的民族体育与旅游有机地结合在一起，作为体育旅游资源来开发，拉动区域性整体经济的发展，使经济效益和社会效益得到更好的体现。

5. 培养认同感和民族精神，增强凝聚力，表现出整合的功能

在民族发展过程中，随着时代与社会的变迁、民族之间的融合，民族产生时所具有的共同地域及血缘关系、文化等都可能发生不同的变化，人们对一个民族存在和发展的态度就构成了民族的认同。民族传统体育活动起到使本群体、本民族认同的作用。如每年端午节举行的龙舟竞渡，其发生基础是龙图腾崇拜的遗存形式，但在其传承过程中，增加了纪念屈原这一受人们敬佩的人物内容，由于屈原是一位凝聚着中国传统伦理道德和价值观念的著名历史人物，使得子子孙孙的认同感得以更好地实现，使人们产生强烈的民族自豪感和自信心，从一个侧面增加了民族的向心力、凝聚力和号召力。又如舞龙、舞狮、踩高跷、赛马、拔河、斗牛、摔跤等活动，多是以集体为参赛单位，参与者除具有强烈的竞争心外，还有着集体荣誉感。因此，通过参加集体性的民族传统体育运动，培养了团结、协作精神，使人们的群体意识得到加强，对增强民族认同感和凝聚力起到重要的作用。它以极大的吸引力、聚合力，使成员的态度和行为存在个体差异的前提下，集聚于一定的文化运动轨道，整合为一个普通文化现象的运动势态。民族传统体育作为一种文化载体，起着民族间相互联系和交流的桥梁与纽带作用。新中国成立后，党和政府对民族工作高度重视，为加强民族间体育文化交流，先后举办了7届全国少数民族传统体育运动会，比赛规模、参赛人员日益扩大，各民族欢聚一堂，既振奋了民族精神、促进了民族团结，又大大地推动了民族事业的发展和繁荣。进入21世纪，中华民族正在实现伟大的复兴，作为一个统一多民族的社会主义国家，如果没有民族地区生产力的解放和发展，就不可能取得有中国特色的社会主义现代化建设的全面胜利。因此，加快民族地区体育事业的发展，大力开展民族传统体育活动，对加强民族团结、政治统一，实现富民、兴边、康体、强国、睦邻具有十分重要的意义。可见，民族传统体育对促进社会的进步，仍然发挥着重要的功能和作用。

任务 2　民族体育项目

一、板鞋竞速

板鞋竞速是壮族民间传统体育项目，起源于明代。相传明代倭寇侵扰我国沿海地带，广西河池地区的瓦氏夫人率兵赴沿海抗倭。瓦氏夫人为了让士兵步调一致，令 3 名士兵穿上一副长板鞋齐跑。长期如此训练，士兵的素质大大提高了，斗志高涨，所向披靡，击败了倭寇。后来南丹那地州壮族人民模仿瓦氏夫人练兵方法，开展 3 人板鞋竞技活动自娱自乐，挖掘了这项民间体育活动。

板鞋竞速是由多名运动员一起将足套在同一双板鞋上，在田径场上进行的比赛，以在同等距离内所用的时间多少决定名次。

板鞋竞速在标准的田径场地上进行，场地线宽为 5 厘米，跑道分道宽 2.44～2.50 米。比赛板鞋以长度为 100 厘米、宽度为 9 厘米、厚度为 3 厘米的木料制成（以三人板鞋为例）。每只板鞋配有三块宽度为 5 厘米的护足面皮，分别固定在板鞋规定的距离上。第一块护皮前沿距板鞋前端 7 厘米，第二块护皮在第一块护皮与第三块护皮的中间，第三块护皮后沿距板鞋末端 15 厘米。

2005 年，国家民委、国家体育总局批准将"板鞋竞速"项目列为全国少数民族传统体育运动会的正式比赛项。

二、高脚竞速

"高脚竞速"是源于湘、鄂、渝、黔四省边界地区广大土家族、苗族群众中的一项民间传统运动，即"高脚马"。"高脚马"又称竹马，是土家族"吉么列"的汉语翻译意思。据传，"高脚马"最初是土家族、苗族人在雨天或穿越水浅的河流时为了不湿鞋袜，而采用的代步工具，对于喜欢穿布鞋的土家族人来说，这是一种极好的代步工具。在闲暇时则进行竞速、对抗、越野、角斗和花样表演、嬉戏、娱乐，其起源时间已无法考证。"高教竞速"就是"骑"在"高脚马"上进行竞速的运动。

与北方民间和广西京族人中流行的"踩高跷"不同，"高脚马"是用两根齐肩高的竹杆在离地面高 25～40 厘米处安一踏蹬做成。北方民间的踩高践通常是：表演者涂脂抹粉，身穿各种戏服，在高跷上做各种动作。在民间节日里增加喜庆气氛。"高脚马"则是骑"马"竞速，比谁跑得快或在距离、条件相等的情况下看谁先跑完全程。对抗就是常说的撞架，在规定的场地上骑在竹马上用各种攻防技巧，将对方撞倒或撞出场地，自己仍骑在竹马上者为胜。

如今"高脚竞速"这项古老的民族传统运动随着人民生活水平的不断提高，作为防湿代步工具的功能已逐渐被作为日常游戏、娱乐、健身的活动功能所代替。随着"高脚马"项目在全国各地的推广，必将受到更多青少年的喜爱。

改革开放以来，党和政府非常重视民族传统体育工作，把发展民族传统体育事业作为民族工作和体育工作的一项重要任务来抓。提出了"积极提倡，加强领导，改革提高，稳步发展"的方针。在这一方针的指引下各级政府和有关部门采取一系列有力措施，对民族传统体育进行挖掘保护，"高脚马"运动就是在这样的背景下借助国家弘扬民族传统文化的政策，由民间走向体育赛场的。1986 年湖南省首届少数民族传统体育运动会在湘西土家族苗族白治州首府举行，之后湖南省体委和省民委制定了《高脚马竞赛规则》，并将"高脚竞速"列入正式比赛项目。"高脚竞速"实现了从民间娱乐向体育竞技项目的转变。同年，湖南省组团参加第二届全国民运会。"高脚竞速"项目成为民运会表演项目，第一次向全国人民展示了其独特魅力。在以后的连续四届湖南省少数民族传统体育运动会上，每届"高脚马"都作为正式比赛项目。比赛距离有 60 米、100 米、200 米、4×50 米接力，4×100 米接力等。在第四届和第六届全国民运会上，"高脚竞速"又被列为表演项目，并获得表演一等奖。

2001 年 8 月，国家民委、国家体育总局在全国第七届民运会第一次筹备会上做出决定，将"高脚马"（竞速）正式列为全国第七届民运会比赛项目。2002 年 8 月在宁夏回族自治区第五届民运会上，"高脚马"（竞速）作为正式比赛项目，设立了男女 100 米、男女 200 米、男女 4×100 米接力和男女混合 4×100 米接力，并取得了较好成绩。

高脚马的基本技术

（一）高脚马握"马"、上"马"和行走技术

1. 高脚马的握法

两脚开立，将"高脚马"立于体前，两"马"宽度 40～50 厘米，两手虎口向上，四指并拢，两手握紧"高脚马"，位置高于肘低于肩。

2 靠墙上高脚马

背靠墙壁站立。双手握住"高脚马"上端，然后两脚依次踏上"高脚马"踏蹬使身体重心适当靠后，站稳后将高脚马下端逐渐向后移动使身体重心落在"高脚马"上，减少靠墙力量注意保持身体平衡。

3 靠墙原地踏步，离墙原地踏步

依靠墙或肋木维持身体平衡，原地提竿抬腿踏步练习，练习时注意身体直立，两眼向前平视。向前迈出一到两步，注意维持平衡，双腿轮换抬起放下，双臂配合上提、下放，动作幅度不易过大。同侧腿的上抬和臂的上提协调一致。

4 在他人帮助下上"高脚马"行走

练习者手握"高脚马"上端站立，帮助者站在练习者的对面，手握"高脚马"中段帮助练习者上"高脚马"及维持平衡和提竿、抬腿原地踏步或向前迈进。练习者体会控制身体重心、抬腿提竿的肌肉用力和腿臂配合。

5 独立的"高脚马"行走

当练习者能控制住自己的身体，基本掌握立在"高脚马"上的平衡，腿和臂能够协调配合后，可以进行"高脚马"的行走练习，行走时要握紧"高脚马"防止"高脚马"转动影响身体重心，破坏平衡。刚开始步幅不易过大.要注意上体的姿势，不要低头、弓背。在行走得比较自如，能够较好地控制身体重心后，可进行大步走，练习大步走时要注意摆动腿尽量向前上方高抬，小腿自然前伸要避免向前迈小腿，降低身体重心，支撑腿用力向后下方蹬直，尽量增大步幅，上体不要左右摆动，双手握紧"高脚马"不要使其旋转。

高脚马跑的技术

完整的"高脚马"（竞速）技术可分为起跑、起跑后的加速跑、途中跑和终点跑四个紧密相联的部分。

1 起跑

"高脚马"（竞速）的起跑技术包括"各就位"、"预备"、"鸣枪"三个技术环节。

运动员听到"各就位"口令后，手持"高脚马"轻快地走到起跑线前，将踏上踏蹬脚一

侧的"高脚马"杆的底端放到起跑线后，另一侧的"高脚马"稍靠后，两只手抓紧"高脚马"的上部，身体直立，两眼向前平视。

听到"预备"口令后，将一只脚踏上踏蹬，踩稳后身体稍前倾，重心前移，体重主要放在踏上踏蹬一侧的腿上。另一只脚仍立在地面，全神贯注，静听枪声准备起跑。

听到枪声后，立在地面的脚蹬地，迅速踏上踏蹬，并向前上方提起前迈，同侧臂配合用力，向上提摆，向前跑出。

2 起跑后的加速跑

起跑后的加速跑是指向前迈出的"高脚马"着地，到进入途中跑前这一段距离，其任务是在较短时间内尽快发挥较高速度，迅速转入途中跑。起跑后向前迈出的第一步不宜过大，否则会造成身体重心靠后，不利于第二步的前迈。加速时两腿交替用力后蹬和前摆，同时两臂配合，小臂上提"高脚马"，两只"高脚马"落地点的距离基本与肩同宽。逐步加快步频，逐渐加大步长，当加速到较高速度对时即转入途中跑。

3 途中跑

途中跑是"高脚马"（竞速）全程跑中距离最长、速度最快的一段，其任务是发挥并保持高速度跑。

途中跑技术包括两腿动作，提摆臂动作，头和身体姿势。因为"高脚马"跑动中拾腿动作和同侧臂的提摆是一致的，所以要注意摆腿和小臂上提的协调配合。摆动腿尽量高抬，同时同侧臂的小臂尽量上提"高脚马"，支撑腿要爆发用力后蹬，尽量减小"高脚马"腿与地面的夹角，缩短腾空时间，减小身体的上下起伏，同侧臂配合后蹬，控制好"高脚马"，小臂尽量下压。跑时要注意两手抓紧"高脚马"防止"马"的旋转，保持身体稳定。上体要正直，不要弓背，要适当前倾，不要低头，眼睛向前平视。

"高脚马"运动强度较大，后程的耐力是保持高速度跑完全程的不可忽视的重要素质，保持跑动时的步频和增大步长或增加步频保持步长都能提高跑速，但应正确理解步长与步频的关系。避免后程因力量不足，而失去对"马"的控制。

弯道跑时，由于身体在"马"上，重心较高，跑动中离心力较大，所以要控制好"高脚马"和身体向内倾斜的度，以获得合适的向心力保持人体在"高脚马"上的稳定和跑动的速度。

4 终点跑

终点跑的任务是尽力保持途中跑的高速度，跑过终点，争取有利名次。由于体力关系，要注意撞线时控制好身体以防跌倒。

三、押加

押加又称"大象拔河"和"藏式拔河"，在我国的藏族居住地已流传千年。"大象拔河"藏语称为"郎青山西合"。流行于甘南藏族自治州，相传已有四百多年历史，每逢达马节举行。这项运动盛行于西藏、甘肃、青海、四川、云南等藏族聚居区。它是藏族人民在漫长的生产劳动和生活实践中，为适应高原地理环境的需要，在紧张的劳动之余得到体力上的锻炼与情绪上的调节，展现个人体魄、气质与胆略，因地制宜形成和发展起来的一项集竞技、娱乐、健身功能为一体，具有浓郁民族气息、形象逼真、颇具情趣的民族体育活动。展现了藏族人民群众粗犷、豪放、坦诚、直率的性格。"大象拔河"是一种形象的称谓，因为参加这项比赛时，运动员须将绳套在颈上，由胸前经胯下拉过，双方背对背，四肢着地向各自前方用力拉，将对方拉过界线为胜。

押加已被列入民运会竞赛项目，一般比赛有单人拔河（两人对拉）、三人拔河（六人对拉）两种形式。

以单人拔河为例。双方把打好结的绳环套在脖子上，两人相背，将赛绳经过胸腹部从裆下穿过，然后趴下，双手、两膝、脚前掌着地，把赛绳拉直，绳子中间标志物垂直于中界。听到预备口令后，运动员两膝抬离地面 10～20 厘米，身体整体向前倾做好准备。当听到比赛开始的口令后，运动员用腿、腰、肩、颈及手臂的力量向前爬行，爬拉动作模拟大象行走，直至将绳上的垂直标志物拉过河界。两人或三人的技术相同，但需互相配合，才能完成得更好。

押加的基本技术

1. 基本姿势

基本姿势在押加比赛中非常重要，它能保证运动员最大限度地发挥力量，处于最佳的防守姿势而不被对手轻易取胜。

押加基本姿势根据运动员的个人特点如身高、体重、个性（善于进攻或是防守型）的不同，有不同的方法。基本姿势要领如下：两脚左右分开比肩稍宽，两脚内侧最大面积着地并与正前方呈 45°夹角，双腿弯曲．双手（内旋或正对前方）扒地俯撑，肩略低于髋，直腰顶颈，重心向前。注意力高度集中，呼吸短促平稳。

2. 发力技术

在保持好基本姿势的基础上，双脚前脚掌趴地用力交替快速蹬地，重心前移，同时腰腹用力绷紧双手要用力扒地，与脚配合前进。前移时，手与脚的配合非常重要，通常是双腿一前一后同时发力向前，在双腿没有完全伸直的情况下，双手扒地向前移动 10～20 厘米，同时，后面的腿快速向前移动 30～50 厘米。上体保持基本姿势，直腰挺胸，重心平稳。

3. 相持技术

在比赛中如果势均力敌，则进入相持阶段，这一阶段的技术动作对比赛胜负具有决定性的作用。相持阶段时，双腿持续快速短促发力，通过绳带传来的"力感"随时发力并根据情况不断变化前进的方向，打乱对手的发力节奏。

4. 防守技术

在被动防守时，要及时调整基本姿势，变被动为主动，伺机进攻。双脚要由脚前掌蹬地发力变为全脚掌支撑以最大限度地增大摩擦力，双腿稍直，髋高肩低，全身用力以静制动。根据绳带传来的"力感"在对手发力的间隙发力反击。

押加的基本战术

1. 体重的选择和调节

押加是全国少数民族运动会上按体重进行竞赛的项目，每个运动员只能参加属于自己体重级别的比赛，因此，体重问题是战术首要考虑的问题。有的为了获得在某个级别的优势，运动员往往要通过减轻体重来参加体重级别较低的比赛以获得体重上的优势，然而，盲目降低体重不但不能取得体重上的优势、取得优异成绩，而且还可能造成一些负面影响，如肌力下降、抽搐、体温调节紊乱等，不能参加比赛，造成某些疾病甚至威胁生命。科学调节体重是一个非常复杂的问题，需要制订详尽周密的计划、严格的医务监督和良好的营养供给。

体重的选择战术主要是指在 80 公斤以下时，队员的体重应超出所选级别 4～6 公斤。而当体重在 80 公斤以上时，队员的体重一般来说是越重越好。体重调节的战术主要有两种：

一是减重，主要是指运动员在正式比赛前通过各种途径减少体重以达到所报单项体重的标准，它又包括两种方式：第一种方式是急降方式，常用的急降力式有穿橡胶服做大运动以消耗更多的能量、热浴法、服用减肥药品、节饮食法等。这种方式的优点是速度较快，但它的缺点是对身体负面影响较大。第二种方式是缓慢降重法，即通过较长时期的运动与节食相结合，达到降低体重的目的。这种方式的优点是安全可靠，但缺点是时间较长。二是增加体重。主要是指 80 公斤以上级的运动员为了获得体重上的优势而采取的办法。主要方式是通过增加饮食量和饮水量来完成。

2. 抢攻战术

押加比赛对进攻时机的选择非常重要，因为两人在对抗用力时，谁抢先发力，谁就在战略上取得了主动权。听到裁判员发令后，己方主动发力，破坏对手的基本姿势，使其无法发力进攻而只能被动防守。

3. 相持战术

如果己方运动员耐力好，则可采用这种战术。在比赛开始后，采用力量对抗——相持战术，与对手打持久战，不轻易发力，从而有力地消耗对手的体力而为最后进攻创造有利条件。

4. 防守反击战术

这种战术与相持战术结合在一起使用，当对手在进攻时，采取有力措施，如增大脚与地面的接触面积，抬高髋部等，以静制动。在对手进攻出现漏洞时，如发力间隙或重心不稳时，突然发力，打乱对手的用力节奏。

四、毽球

毽球，俗称"踢毽子"又叫"攒花"等，是一种用鸡毛插在圆底上做成的游戏器具。是流传于湘、鄂、渝、黔等广大地区的民间传统体育娱乐项目。

我国民间踢毽活动起源于汉代，盛于六朝、隋唐，至今已有 2000 多年的历史。宋代高承著《事物纪原》记载："今时小儿以铜锡为钱，装以鸡羽，呼为毽子，三五成群走踢，有里外廉、拖枪、耸膝、突肚、佛顶珠、剪刀、拐子各色，亦蹴鞠之遗事也。"明清时，民间的踢毽活动更为普遍，河北承德更有"踢毽之乡"的美誉，"旧时，几乎家家有毽，人人会踢。一到新年，人们结伴成群，上街踢毽，一时彩蝶纷飞，似闻春讯"。此时的踢毽活动已成为中华民族的良风美俗。毽子多用铜钱、鸡羽、布、皮等材料手工制作，花样很多。其活动方法有各种踢法、跳法、承接法、旋转法、触弄法。如近代著名的北京踢毽高手谭俊川，人称"毽子谭"。他从小酷爱踢毽子，练就了一身绝技，他 78 岁高龄时还能一口气踢六千余下。不仅如此，他踢毽时可用身体各部位弄毽，用头顶、侧脸把踢、跳、接、旋、触各种动作、方法交织串编成不同的套路表演。如串蔓儿、三条腿钓鱼、飞葫芦、跳踢门坎等五花八门，竟有 23 套之多，表演时毽飞人舞，技艺精湛，令观者惊叹不止，这就是我国民间传统的踢花毽。

1984 年毽球运动被列为国家正式比赛项目之后，经国家体委的大力推动，毽球运动在全国各地雨后春笋般地开展起来，1988 年中国毽协正式成立，随后各省、市、自治区也纷纷成立了毽球协会，各类毽球竞赛体制也相继建立，目前全国大型毽球比赛有全国毽球锦标赛、全国职工毽球赛、全国甲级队联赛、全国中学生毽球比赛、全国花毽邀请赛等，以上比赛均为每年举行一次。另外，我国每两年举行一次国际邀请赛，现已举行了三届，国际影响日益扩大。不仅如此，毽球技术、战术水平也不断有新的突破、创新和提高，毽球规则几经修订后日趋科学合理，有力地推动着毽球运动朝健康科学的方向发展，在全民健身运动中发挥着越来越大的作用。

毽球运动的基本技术

（一）发球

发球是进攻的开始。掌握良好的发球技术发出的球可直接得分，也可以破坏对方一传和战术配合，为防守反击创造有利条件。

常用的发球技术有以下三种：

1. 脚内侧发球

两脚前后分立，左脚在前。抛球后，右腿膝关节外展，由后向前摆动，小腿发力，用足弓击球过网。

2. 正脚背发球

两脚前后分立，左脚在前。抛球于右脚前，右腿由后向前摆动，脚面绷平抖动，发力击球过网。

3. 脚外侧发球

两脚前后分立，左脚在前。抛球于右脚前，右腿由后向前摆动，足踝内转，用脚外侧加力击球过网。

（二）起球

起球技术是指根据来球线路和落点，用不同的脚法把过网的攻球或突破拦网后的球接起来，也就是组织进攻的击球动作。起球基本技术主要有脚内侧起球、脚外侧起球和脚背起球。

1. 脚内侧起球（以右脚为例）

起球前，两脚前后自然分立，两腿微屈，击球脚在后，两臂放松垂于体侧，目视来球。起球时，身体重心前移到支撑脚上，击球脚大腿带动小腿内后向前上方摆动。在向上摆腿的过程中，髋关节外张，膝关节弯曲外展，踝关节内翻击球。击球瞬间足弓击球面应端平，用脚内侧足弓中部击球，击球点一般在支撑腿膝关节高度和体前40厘米处。起球的全过程中，动作柔和，协调用力适当，大腿、小腿应顺用力方向完成送球的动作。

2. 脚外侧起球

两脚自然分立，呈准备姿势目视来球。当来球在自己身体的侧面时，重心移到支撑脚上，击球腿的髋、膝内扣，屈踝，屈膝，踝关节外翻，触球脚外侧端平。击球时利用小腿内翻快速上抬的动作完成，触球部位一般在脚外侧的中部和后部，击球点的高度一般不超过膝关节。当来球较高并快速向体侧后方飞行时，击球腿快速从下向后摆，踝关节自然勾起、外翻，脚趾向外，使脚的外侧基本成平面，上体成前俯姿势。击球时大腿后摆，小腿屈膝，用迅速向上摆动的动作向身体前上方击球，触球部位在脚外侧的中部或中后部。

3. 脚背起球

击球前做好准备姿势，目视前方。正面来球时，先移动调整体位，前脚为支撑脚，后脚从后向前摆起，脚背与地面基本水平，利用适度的伸膝和踝关节背屈协调用力的勾踢动作，把球向上踢起。击球部位应在脚的足趾关节处，击球点在离地面10～15厘米的高度为好。起球的方向、弧度和落点可以通过脚背的变化、踝关节背屈勾踢的幅度来调整。

（三）进攻技术

1. 正面脚掌前踏攻球

进攻队员面对环网站立，两膝微屈做好攻球准备姿势，当二传传球至攻球点时，进攻队员支撑脚迅速上步，也可二步、三步助跑，然后击球腿大腿带动小腿迅速上摆至最高点，支撑腿伸直、提踵式跳起提高击球点，同时两臂放松上摆，提高身体重心并保持平衡。击球时，击球腿、髋、膝、踝依次发力鞭打式下压，用脚掌前 1/3 处击球。击球点一般保持在攻手头前上方离身体 50 厘米的高度，远网球宜展腹直腿发力踏球，近网球可屈膝，小腿主动发力踏球，还可以利用身体转动和脚腕的变化改变攻球路线和落点。

2. 外摆脚背倒勾攻球

进攻队员稍向右侧背对球网站立，两腿微屈做好攻球准备姿势，密切观察二传传球信号。当传球至击球点时，采用一步或两步助跑，起跳时膝踝关节充分蹬直，摆动腿和摆臂协调用力。身体腾空后，摆动腿下落，击球腿迅速外摆，膝关节猛力伸踢，屈踝用脚背勾踢动作攻球过网。击球部位在脚背外侧的脚趾根处，击球点应在攻手头上方右侧约 50 厘米的落点上。击球后，应注意控制击球腿的腾空摆动幅度，避免触网，两腿依次缓冲落地，保持身体平稳。

3. 里合脚背倒勾攻球

进攻队员背网站立，做好准备姿势并注意观察传球情况。攻球多采用一步助跑或原地起跳，起跳要充分，摆动腿和摆臂要协调有力。起跳腾空后，摆动腿膝外展同时向左转体，击球腿从右向左里合摆腿使身体向左旋转。击球时膝关节快速发力，并用踝关节的勾踢动作把球攻入对方场区。击球点应在身体左侧头上方，击球部位在脚背内侧的脚趾根处，击球后左右腿依次缓冲落地，身体保持平衡。

4. 正倒勾脚掌吊球

攻球前，进攻队员背网站立，做好攻球准备姿势，密切观察传球情况，当二传传来的球离身体较近，落点在头前上方时，迅速调整好位置，采用原地或调整一步起跳做脚背倒勾佯攻，当身体腾空时突然变脚背倒勾攻球为脚掌触击将球吊入对方场区。击球时，击球腿微曲上摆，逐步伸直，勾脚尖屈踝使脚掌在头前呈水平状，脚掌触球并用腿向后摆的托送动作将球吊入对方场区的空当，完成攻球动作后，摆动腿和击球腿依次缓冲下落，保持身体平衡。

5. 凌空里台脚背倒，勾攻球

背网站立并做好攻球准备，当二传传球至攻球点时，进攻队员要判断准确，及时采取一步或二步助跑，起跳要屈膝高跳，摆腿和手臂上摆并伴有向左转体的动作。身体腾空后，摆动腿屈膝外展，身体左转，起跳腿迅速屈膝里合上摆，踝关节自然绷直，整个空中击球过程中身体几乎处于平卧凌空状态。击球时，击球腿充分抬高，利用腰腹力量转动和小腿加速摆动，最后用踝关节有力的勾踢动作把球攻入对方场区。击球部位在脚背的脚趾根处，击球点在左肩外侧头的前上方。击球后身体继续左转，击球腿顺势下落，然后左右脚依次缓冲着地，并保持身体平稳。

参考文献

1. 苏欣，吴桂叶. 体育与健康. 北京：中央民族大学出版社，2010
2. 王健，马军. 健康教育. 北京：高等教育出版社，2004
3. 阮晟辉，董清正. 大学体育与健康. 长沙：湖南教育出版社，2008
4. 杨乃彤. 新编体育与健康. 北京：人民体育出版社，2007
5. 吴萍. 民族高等院校体育教程. 北京：北京师范大学出版社，2010
6. 黄平波. 黔东南民族民间传统体育教程. 成都：电子科技大学出版社，2009
7. 王静. 大学体育. 北京：人民邮电出版社，2009
8. 刘清黎. 体育与健康. 北京：高等教育出版社，2007
9. 杨文轩. 大学体育. 北京：高等教育出版社，2008
10. 季济. 体育与健康. 上海：华东师范大学出版社，2006
11. 卢元镇. 社会体育学. 北京：高等教育出版社，2001
12. 体育教材编委会. 体育. 北京：高等教育出版社，1997
13. 陈万章. 大学体育与健康. 北京：北京体育大学出版社，2004
14. 郑厚成. 体育. 北京：高等教育出版社，2003
15. 张雅云. 体育与健康理论教程. 北京：高等教育出版社，2001
16. 张山. 武术初级教程. 北京：人民体育出版社，1999
17. 谭奇余. 大学生健康教育. 天津：南开大学出版，2011
18. 尹大川. 体育健身高职体育实践教程. 北京：高等教育出版社，2010
19. 胡振浩. 职业体能训练. 北京：高等教育出版社，2008
20. 陈春军. 健美优选训练法. 北京：人民体育出版社，2007
21. 张庆霞. 体育与健康. 北京：人民卫生出版社，2008
22. 程毅. 高职体育实践教程. 北京：高等教育出版社，2007

国家学生体质健康标准

（一）为贯彻落实健康第一的指导思想，切实加强学校体育工作，促进学生积极参加体育锻炼，养成良好的锻炼习惯，提高体质健康水平，特制定本标准。

（二）本标准是《国家体育锻炼标准》的有机组成部分，是《国家体育锻炼标准》在学校的具体实施，是国家对学生体质健康方面的基本要求，适用于全日制小学、初中、普通高中、中等职业学校和普通高等学校的在校学生。

（三）本标准从身体形态、身体机能、身体素质和运动能力等方面综合评定学生的体质健康水平，是促进学生体质健康发展、激励学生积极进行身体锻炼的教育手段，是学生体质健康的个体评价标准。

（四）本标准将测试对象划分为以下组别：小学一、二年级为一组，三、四年级为一组，五、六年级为一组，初、高中每年级各为一组，大学为一组。

小学一、二年级组和三、四年级组测试项目分为三类，身高、体重为必测项目；其他二类测试项目各选测一项。小学五、六年级组，初、高中各组，大学组测试项目均为五类，身高、体重、肺活量为必测项目，其他三类测试项目各选测一项。

选测项目每年由地（市）级教育行政部门、高等学校在测试前两个月确定并公布。选测项目原则上每年不得重复。

（五）学校每学年对学生进行一次本标准的测试，本标准的测试方法按《国家学生体质健康标准解读》（人民教育出版社出版）中的有关要求进行。

（六）本标准各评价指标的得分之和为本标准的最后得分，满分为100分。根据最后得分评定等级：90分及以上为优秀，75分～89分为良好，60分～74分为及格，59分及以下为不及格。学生体质健康标准成绩每学年评定一次，按评定等级记入《国家学生体质健康标准登记卡》。学生毕业时体质健康标准的成绩和等级，按毕业当年得分和其他学年平均得分各占50％之和进行评定。因病或残疾免予执行本标准的学生，填写《免予执行＜国家学生体质健康标准＞申请表》。

（七）本标准由教育部负责解释。

《国家学生体质健康标准》评分表

表1　大学一年级～四年级男生身高标准体重（体重单位：千克）

身高段（厘米）	营养不良	较低体重	正常体重	超重	肥胖
	50分	60分	100分	60分	50分
144.0～144.9	<41.5	41.5～46.3	46.4～51.9	52.0～53.7	≥53.8
145.0～145.9	<41.8	41.8～46.7	46.8～52.6	52.7～54.5	≥54.6

身高段（厘米）	营养不良	较低体重	正常体重	超重	肥胖
	50分	60分	100分	60分	50分
146.0 ～ 146.9	＜42.1	42.1 ～ 47.1	47.2 ～ 53.1	53.2 ～ 55.1	≥55.2
147.0 ～ 147.9	＜42.4	42.4 ～ 47.5	47.6 ～ 53.7	53.8 ～ 55.7	≥55.8
148.0 ～ 148.9	＜42.6	42.6 ～ 47.9	48.0 ～ 54.2	54.3 ～ 56.3	≥56.4
149.0 ～ 149.9	＜42.9	42.9 ～ 48.3	48.4 ～ 54.8	54.9 ～ 56.6	≥56.7
150.0 ～ 150.9	＜43.2	43.2 ～ 48.8	48.9 ～ 55.4	55.5 ～ 57.6	≥57.7
151.0 ～ 151.9	＜43.5	43.5 ～ 49.2	49.3 ～ 56.0	56.1 ～ 58.2	≥58.3
152.0 ～ 152.9	＜43.9	43.9 ～ 49.7	49.8 ～ 56.5	56.6 ～ 58.7	≥58.8
153.0 ～ 153.9	＜44.2	44.2 ～ 50.1	50.2 ～ 57.0	57.1 ～ 59.3	≥59.4
154.0 ～ 154.9	＜44.7	44.7 ～ 50.6	50.7 ～ 57.5	57.6 ～ 59.8	≥59.9
155.0 ～ 155.9	＜45.2	45.2 ～ 51.1	51.2 ～ 58.0	58.1 ～ 60.7	≥60.8
156.0 ～ 156.9	＜45.6	45.6 ～ 51.6	51.7 ～ 58.7	58.8 ～ 61.0	≥61.1
157.0 ～ 157.9	＜46.1	46.1 ～ 52.1	52.2 ～ 59.2	59.3 ～ 61.5	≥61.6
158.0 ～ 158.9	＜46.6	46.6 ～ 52.6	52.7 ～ 59.8	59.9 ～ 62.2	≥62.3
159.0 ～ 159.9	＜46.9	46.9 ～ 53.1	53.2 ～ 60.3	60.4 ～ 62.7	≥62.8
160.0 ～ 160.9	＜47.4	47.4 ～ 53.6	53.7 ～ 60.9	61.0 ～ 63.4	≥63.5
161.0 ～ 161.9	＜48.1	48.1 ～ 54.3	54.4 ～ 61.6	61.7 ～ 64.1	≥64.2
162.0 ～ 162.9	＜48.5	48.5 ～ 54.8	54.9 ～ 62.2	62.3 ～ 64.8	≥64.9
163.0 ～ 163.9	＜49.0	49.0 ～ 55.3	55.4 ～ 62.8	62.9 ～ 65.3	≥65.4
164.0 ～ 164.9	＜49.5	49.5 ～ 55.9	56.0 ～ 63.4	63.5 ～ 65.9	≥66.0
165.0 ～ 165.9	＜49.9	49.9 ～ 56.4	56.5 ～ 64.1	64.2 ～ 66.6	≥66.7
166.0 ～ 166.9	＜50.4	50.4 ～ 56.9	57.0 ～ 64.6	64.7 ～ 67.0	≥67.1
167.0 ～ 167.9	＜50.8	50.8 ～ 57.3	57.4 ～ 65.0	65.1 ～ 67.5	≥67.6
168.0 ～ 168.9	＜51.1	51.1 ～ 57.7	57.8 ～ 65.5	65.6 ～ 68.1	≥68.2
169.0 ～ 169.9	＜51.6	51.6 ～ 58.2	58.3 ～ 66.0	66.1 ～ 68.6	≥68.7
170.0 ～ 170.9	＜52.1	52.1 ～ 58.7	58.8 ～ 66.5	66.6 ～ 69.1	≥69.2
171.0 ～ 171.9	＜52.5	52.5 ～ 59.2	59.3 ～ 67.2	67.3 ～ 69.8	≥69.9
172.0 ～ 172.9	＜53.0	53.0 ～ 59.8	59.9 ～ 67.8	67.9 ～ 70.4	≥70.5
173.0 ～ 173.9	＜53.5	53.5 ～ 60.3	60.4 ～ 68.4	68.5 ～ 71.1	≥71.2
174.0 ～ 174.9	＜53.8	53.8 ～ 61.0	61.1 ～ 69.3	69.4 ～ 72.0	≥72.1
175.0 ～ 175.9	＜54.5	54.5 ～ 61.5	61.6 ～ 69.9	70.0 ～ 72.7	≥72.8
176.0 ～ 176.9	＜55.3	55.3 ～ 62.2	62.3 ～ 70.9	71.0 ～ 73.8	≥73.9

身高段（厘米）	营养不良	较低体重	正常体重	超重	肥胖
	50分	60分	100分	60分	50分
177.0～177.9	<55.8	55.8～62.7	62.8～71.6	71.7～74.5	≥74.6
178.0～178.9	<56.2	56.2～63.3	63.4～72.3	72.4～75.3	≥75.4
179.0～179.9	<56.7	56.7～63.8	63.9～72.8	72.9～75.8	≥75.9
180.0～180.9	<57.1	57.1～64.3	64.4～73.5	73.6～76.5	≥76.6
181.0～181.9	<57.7	57.7～64.9	65.0～74.2	74.3～77.3	≥77.4
182.0～182.9	<58.2	58.2～65.6	65.7～74.9	75.0～77.8	≥77.9
183.0～183.9	<58.8	58.8～66.2	66.3～75.7	75.8～78.8	≥78.9
184.0～184.9	<59.3	59.3～66.8	66.9～76.3	76.4～79.4	≥79.5
185.0～185.9	<59.9	59.9～67.4	67.5～77.0	77.1～80.2	≥80.3
186.0～186.9	<60.4	60.4～68.1	68.2～77.8	77.9～81.1	≥81.2
187.0～187.9	<60.9	60.9～68.7	68.8～78.6	78.7～81.9	≥82.0
188.0～188.9	<61.4	61.4～69.2	69.3～79.3	79.4～82.6	≥82.7
189.0～189.9	<61.8	61.8～69.8	69.9～79.9	80.0～83.2	≥83.3
190.0～190.9	<62.4	62.4～70.4	70.5～80.5	80.6～83.6	≥83.7

注：身高低于表中所列出的最低身高段的下限值时，身高每低1厘米，实测体重需加上0.5公斤，实测身高需加上1厘米，再查表确定分值。身高高于表中所列出的最高身高段时，身高每高1厘米，其实测体重需减去0.9公斤，实测身高需减去1厘米，再查表确定分值。

表2 大学一年级～四年级女生身高标准体重（体重单位：千克）

身高段（厘米）	营养不良	较低体重	正常体重	超重	肥胖
	50分	60分	100分	60分	50分
140.0～140.9	<36.5	36.5～42.4	42.5～50.6	50.7～53.3	≥53.4
141.0～141.9	<36.6	36.6～42.9	43.0～51.3	51.4～54.1	≥54.2
142.0～142.9	<36.8	36.8～43.2	43.3～51.9	52.0～54.7	≥54.8
143.0～143.9	<37.0	37.0～43.5	43.6～52.3	52.4～55.2	≥55.3
144.0～144.9	<37.2	37.2～43.7	43.8～52.7	52.8～55.6	≥55.7
145.0～145.9	<37.5	37.5～44.0	44.1～53.1	53.2～56.1	≥56.2
146.0～146.9	<37.9	37.9～44.4	44.5～53.7	53.8～56.7	≥56.8
147.0～147.9	<38.5	38.5～45.0	45.1～54.3	54.4～57.3	≥57.4
148.0～148.9	<39.1	39.1～45.7	45.8～55.0	55.1～58.0	≥58.1
149.0～149.9	<39.5	39.5～46.2	46.3～55.6	55.7～58.7	≥58.8
150.0～150.9	<39.9	39.9～46.6	46.7～56.2	56.3～59.3	≥59.4

身高段（厘米）	营养不良	较低体重	正常体重	超重	肥胖
	50分	60分	100分	60分	50分
151.0 ～ 151.9	<40.3	40.3 ～ 47.1	47.2 ～ 56.7	56.8 ～ 59.8	≥59.9
152.0 ～ 152.9	<40.8	40.8 ～ 47.6	47.7 ～ 57.4	57.5 ～ 60.5	≥60.6
153.0 ～ 153.9	<41.4	41.4 ～ 48.2	48.3 ～ 57.9	58.0 ～ 61.1	≥61.2
154.0 ～ 154.9	<41.9	41.9 ～ 48.8	48.9 ～ 58.6	58.7 ～ 61.9	≥62.0
155.0 ～ 155.9	<42.3	42.3 ～ 49.1	49.2 ～ 59.1	59.2 ～ 62.4	≥62.5
156.0 ～ 156.9	<42.9	42.9 ～ 49.7	49.8 ～ 59.7	59.8 ～ 63.0	≥63.1
157.0 ～ 157.9	<43.5	43.5 ～ 50.3	50.4 ～ 60.4	60.5 ～ 63.6	≥63.7
158.0 ～ 158.9	<44.0	44.0 ～ 50.8	50.9 ～ 61.2	61.3 ～ 64.5	≥64.6
159.0 ～ 159.9	<44.5	44.5 ～ 51.4	51.5 ～ 61.7	61.8 ～ 65.1	≥65.2
160.0 ～ 160.9	<45.0	45.0 ～ 52.1	52.2 ～ 62.3	62.4 ～ 65.6	≥65.7
161.0 ～ 161.9	<45.4	45.4 ～ 52.5	52.6 ～ 62.8	62.9 ～ 66.2	≥66.3
162.0 ～ 162.9	<45.9	45.9 ～ 53.1	53.2 ～ 63.4	63.5 ～ 66.8	≥66.9
163.0 ～ 163.9	<46.4	46.4 ～ 53.6	53.7 ～ 63.9	64.0 ～ 67.3	≥67.4
164.0 ～ 164.9	<46.8	46.8 ～ 54.2	54.3 ～ 64.5	64.6 ～ 67.9	≥68.0
165.0 ～ 165.9	<47.4	47.4 ～ 54.8	54.9 ～ 65.0	65.1 ～ 68.3	≥68.4
166.0 ～ 166.9	<48.0	48.0 ～ 55.4	55.5 ～ 65.5	65.6 ～ 68.9	≥69.0
167.0 ～ 167.9	<48.5	48.5 ～ 56.0	56.1 ～ 66.2	66.3 ～ 69.5	≥69.6
168.0 ～ 168.9	<49.0	49.0 ～ 56.4	56.5 ～ 66.7	66.8 ～ 70.1	≥70.2
169.0 ～ 169.9	<49.4	49.4 ～ 56.8	56.9 ～ 67.3	67.4 ～ 70.7	≥70.8
170.0 ～ 170.9	<49.9	49.9 ～ 57.3	57.4 ～ 67.9	68.0 ～ 71.4	≥71.5
171.0 ～ 171.9	<50.2	50.2 ～ 57.8	57.9 ～ 68.5	68.6 ～ 72.1	≥72.2
172.0 ～ 172.9	<50.7	50.7 ～ 58.4	58.5 ～ 69.1	69.2 ～ 72.7	≥72.8
173.0 ～ 173.9	<51.0	51.0 ～ 58.8	58.9 ～ 69.6	69.7 ～ 73.1	≥73.2
174.0 ～ 174.9	<51.3	51.3 ～ 59.3	59.4 ～ 70.2	70.3 ～ 73.6	≥73.7
175.0 ～ 175.9	<51.9	51.9 ～ 59.9	60.0 ～ 70.8	70.9 ～ 74.4	≥74.5
176.0 ～ 176.9	<52.4	52.4 ～ 60.4	60.5 ～ 71.5	71.6 ～ 75.1	≥75.2
177.0 ～ 177.9	<52.8	52.8 ～ 61.0	61.1 ～ 72.1	72.2 ～ 75.7	≥75.8
178.0 ～ 178.9	<53.2	53.2 ～ 61.5	61.6 ～ 72.6	72.7 ～ 76.2	≥76.3
179.0 ～ 179.9	<53.6	53.6 ～ 62.0	62.1 ～ 73.2	73.3 ～ 76.7	≥76.8
180.0 ～ 180.9	<54.1	54.1 ～ 62.5	62.6 ～ 73.7	73.8 ～ 77.0	≥77.1
181.0 ～ 181.9	<54.5	54.5 ～ 63.1	63.2 ～ 74.3	74.4 ～ 77.8	≥77.9

续表

身高段（厘米）	营养不良	较低体重	正常体重	超　重	肥胖
	50分	60分	100分	60分	50分
182.0～182.9	＜55.1	55.1～63.8	63.9～75.0	75.1～79.4	≥79.5
183.0～183.9	＜55.6	55.6～64.5	64.6～75.7	75.8～80.4	≥80.5
184.0～184.9	＜56.1	56.1～65.3	65.4～76.6	76.7～81.2	≥81.3
185.0～185.9	＜56.8	56.8～66.1	66.2～77.5	77.6～82.4	≥82.5
186.0～186.9	＜57.3	57.3～66.9	67.0～78.6	78.7～83.3	≥83.4

注：身高低于表中所列出的最低身高段的下限值时，身高每低1厘米，实测体重需加上0.5公斤，实测身高需加上1厘米，再查表确定分值。身高高于表中所列出的最高身高段时，身高每高1厘米，其实测体重需减去0.9公斤，实测身高需减去1厘米，再查表确定分值。

表3　大学男生评分标准

等级	单项得分	肺活量体重指数	1000米（分.秒）	台阶试验	50米跑（秒）	立定跳远（米）	掷实心球（米）	握力体重指数	引体向上（次）	坐位体前屈（厘米）	跳绳（次/1分钟）	篮球运球（秒）	足球运球（秒）	排球垫球（次）
优秀	100	84	3′27″	82	6.0	2.66	15.7	92	26	23.0	198	8.6	6.3	50
	98	83	3′28″	80	6.1	2.65	15.2	91	25	22.6	193	9.0	6.5	49
	96	82	3′31″	77	6.2	2.63	14.4	90	24	22.0	186	9.6	6.9	46
	94	81	3′33″	74	6.3	2.62	13.6	89	23	21.4	178	10.3	7.3	44
	92	80	3′35″	71	6.4	2.60	12.5	87	22	20.6	168	11.1	7.7	41
	90	78	3′39″	67	6.5	2.58	11.5	86	21	19.8	158	12.0	8.2	38
良好	87	77	3′42″	65	6.6	2.56	11.3	84	20	18.9	152	12.4	8.5	37
	84	75	3′45″	63	6.8	2.52	10.9	81	19	17.5	144	12.9	8.9	34
	81	73	3′49″	60	7.0	2.48	10.5	79	18	16.2	136	13.5	9.3	32
	78	71	3′53″	57	7.3	2.43	10.0	75	17	14.3	124	14.3	9.9	29
	75	68	3′58″	53	7.5	2.38	9.5	72	16	12.5	113	15.0	10.4	26
及格	72	66	4′05″	52	7.6	2.35	9.3	70	15	11.3	108	15.6	10.7	25
	69	64	4′12″	51	7.7	2.31	8.9	66	14	9.5	101	16.6	11.2	23
	66	61	4′19″	50	7.8	2.26	8.5	63	13	7.8	94	17.5	11.7	21
	63	58	4′26″	48	8.0	2.20	8.0	59	12	5.4	85	18.8	12.3	18
	60	55	4′33″	46	8.1	2.14	7.5	54	11	3.0	75	20.0	12.9	15

等级	单项得分	肺活量体重指数	1000米(分·秒)	台阶试验	50米跑(秒)	立定跳远(米)	掷实心球(米)	握力体重指数	引体向上(次)	坐位体前屈(厘米)	跳绳(次/1分钟)	篮球运球(秒)	足球运球(秒)	排球垫球(次)
不及格	50	54	4′40″	45	8.2	2.12	7.3	53	9	2.4	71	20.6	13.3	14
	40	52	4′47″	44	8.3	2.09	7.0	51	8	1.4	64	21.6	13.8	12
	30	51	4′54″	43	8.5	2.06	6.7	49	7	0.5	58	22.5	14.3	10
	20	49	5′01″	42	8.6	2.03	6.2	47	6	−0.8	49	23.8	15.0	8
	10	47	5′08″	40	8.8	1.99	5.8	44	5	−2.0	40	25.0	15.7	5

表4 大学女生评分标准

等级	单项得分	肺活量体重指数	1000米(分·秒)	台阶试验	50米跑(秒)	立定跳远(米)	掷实心球(米)	握力体重指数	引体向上(次)	坐位体前屈(厘米)	跳绳(次/1分钟)	篮球运球(秒)	足球运球(秒)	排球垫球(次)
优秀	100	70	3′24″	78	7.2	2.07	8.6	74	52	21.1	190	11.2	7.3	46
	98	69	3′27″	75	7.3	2.06	8.5	73	51	20.8	184	11.5	7.8	44
	96	68	3′29″	72	7.4	2.05	8.4	72	50	20.3	175	12.0	8.6	41
	94	67	3′32″	69	7.5	2.03	8.2	71	49	19.8	166	12.6	9.4	38
	92	65	3′35″	64	7.7	2.01	8.0	69	47	19.2	154	13.3	10.5	34
	90	64	3′38″	60	7.8	1.99	7.8	67	45	18.6	142	14.0	11.5	30
良好	87	63	3′42″	59	7.9	1.97	7.7	66	44	17.7	137	14.6	11.9	29
	84	61	3′46″	57	8.0	1.93	7.6	63	43	16.3	130	15.6	12.5	27
	81	59	3′50″	55	8.2	1.89	7.5	61	42	15.0	122	16.5	13.2	25
	78	57	3′54″	52	8.3	1.84	7.4	58	40	13.1	112	17.8	14.0	23
	75	54	3′58″	49	8.5	1.79	7.2	55	38	11.3	102	19.0	14.9	20
及格	72	53	4′03″	48	8.6	1.76	7.1	53	37	10.1	98	19.8	15.6	19
	69	51	4′08″	47	8.7	1.72	7.0	50	35	8.3	92	20.9	16.7	17
	66	49	4′13″	46	8.8	1.69	6.8	48	33	6.5	86	22.0	17.8	15
	63	46	4′18″	44	8.9	1.63	6.6	44	31	4.1	78	23.5	19.3	13
	60	43	4′23″	42	9.0	1.58	6.4	40	28	1.7	70	25.0	20.8	10
不及格	50	42	4′30″	41	9.1	1.56	6.2	39	27	1.5	66	25.8	21.2	9
	40	41	4′37″	40	9.3	1.53	6.0	38	26	1.3	59	26.9	21.9	8
	30	39	4′44″	39	9.5	1.50	5.7	36	25	1.0	53	28.0	22.5	7
	20	37	4′51″	38	9.8	1.46	5.4	34	23	0.6	44	29.5	23.4	6
	10	35	5′00″	36	10.0	1.42	5.0	32	21	0.2	35	31.0	24.3	4